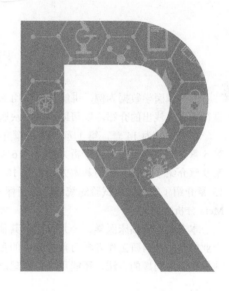

R语言医学数据
分析实战

赵军 编著

人民邮电出版社
北京

图书在版编目（CIP）数据

R语言医学数据分析实战 / 赵军编著. -- 北京：人民邮电出版社，2020.8
ISBN 978-7-115-53915-1

Ⅰ. ①R… Ⅱ. ①赵… Ⅲ. ①程序语言－应用－医学统计－统计分析 Ⅳ. ①R195.1-39

中国版本图书馆CIP数据核字(2020)第073623号

内 容 提 要

本书以医学数据为例，讲解如何使用 R 进行数据分析，结合大量精选的实例对常用分析方法进行了深入浅出的介绍，以帮助读者解决医学数据分析中的实际问题。

本书共分为 14 章，第 1 章～第 3 章介绍了 R 语言的基本用法；第 4 章介绍了数据可视化；第 5 章介绍了基本的统计分析方法；第 6 章～第 8 章介绍了医学研究中最常用的三种回归模型；第 9 章介绍了生存分析的基本方法；第 10 章～第 12 章介绍了几种常用的多元统计分析方法；第 13 章介绍了临床诊断试验的统计评价指标和计算方法；第 14 章介绍了在医学科研实践中常用的 Meta 分析方法。

本书适用于临床医学、公共卫生及其他医学相关专业的本科生和研究生使用，亦可作为其他专业的学生和科研工作者学习数据分析的参考书。阅读本书，读者不仅能掌握使用 R 及相关包快速解决实际问题的方法，还能更深入地理解数据分析。

◆ 编　著　赵　军
　　责任编辑　王峰松
　　责任印制　王　郁　焦志炜
◆ 人民邮电出版社出版发行　　北京市丰台区成寿寺路 11 号
　　邮编　100164　　电子邮件　315@ptpress.com.cn
　　网址　https://www.ptpress.com.cn
　　北京科印技术咨询服务有限公司数码印刷分部印刷
◆ 开本：787×1092　1/16
　　印张：18.25　　　　　　　　2020 年 8 月第 1 版
　　字数：426 千字　　　　　　2025 年 3 月北京第 26 次印刷

定价：99.80 元
读者服务热线：(010)81055410　印装质量热线：(010)81055316
反盗版热线：(010)81055315

序　言

　　大数据给生物医学领域带来了巨大的影响，而生物医学领域的发展离不开数据分析。数据的开发、利用、整理和分析为临床实践及科学研究提供了大量有价值的信息。

　　医学研究中的数据分析离不开计算机统计软件。R 语言最早由新西兰奥克兰大学统计学系的 Ross Ihaka 和 Robert Gentleman 两位教授编写，并于 1997 年成立了一个核心团队负责管理和更新。国际上许多知名的统计学家和计算机科学家也不断利用 R 语言开发新的统计软件包供用户使用。R 给用户提供了一个开放的统计分析和制图环境，因而其应用日益广泛。

　　本书从医学临床实践和科研中的实际问题出发，运用 R 语言结合具体的应用案例深入浅出地介绍了经典的数据分析方法。统计方法的学习需要和相应的计算机软件的学习紧密结合，要深入到应用领域中去。在一定的环境条件下，从实践中获取的知识比单纯通过课堂讲授所学到的知识要扎实得多。常言道"实践出真知"就是这个道理。

　　本书的作者具有很好的数学基础，长期在医学院校讲授医学统计学，具有丰富的教学经验。在介绍统计方法时，本书没有拘泥于烦琐而非必要的细节，让读者很容易看到问题的本质和整体结构，并很快获取重要信息。无论从统计方法或编程的角度，还是从应用的角度，本书对于广大读者都具有很好的参考价值。

　　预期本书的出版对于推动我国医学统计学和 R 语言的应用将具有积极的意义。

余松林

华中科技大学同济医学院

2019 年 12 月 16 日

前　言

在大数据时代，数据分析无疑是最红火的技术之一。随着我国医疗卫生事业的发展与壮大，广大医学工作者对数据分析方法的需求也越来越大。医学数据分析已经成为当前的热门领域，它是医学、统计学和计算机科学等领域的交叉学科。数据分析离不开软件。R是一款免费开源软件，它提供了先进的统计计算与可视化功能。本书的主要目的是结合医学数据介绍如何使用 R 进行数据分析，帮助读者解决数据分析中的实际问题。

本着让非统计专业读者易理解的原则，本书强调实战和应用，着重介绍数据分析的思路和方法，以及数据分析的实质、特点、应用条件和结果，尽量淡化统计方法的推导和计算。第 1 章和第 2 章介绍了 R 语言的基本用法；第 3 章介绍了数据预处理的方法，涵盖了基本的数据处理和一些高级数据操作的技巧；第 4 章介绍了如何用 R 语言进行数据可视化；第 5 章介绍了基本统计分析方法，包括描述性统计分析和各种单因素分析方法；第 6 章至第 8 章结合实际数据介绍了医学研究中最常用的三种回归模型，即线性回归、Logistic 回归和 Poisson 回归；第 9 章介绍了生存分析；第 10 章至第 12 章介绍了几种最常用的多元分析方法，即聚类分析、判别分析、主成分分析和因子分析；第 13 章介绍了临床诊断试验的评价指标和计算方法；第 14 章介绍了循证医学研究中常用的 Meta 分析方法。

本书假定读者有一定的统计学基础，了解诸如均值、标准差等常用的统计量，以及 t 检验、χ^2 检验等基本的统计推断方法。书中配有大量的案例解析和程序示例，以及使用 R 绘制的图形，所有代码均在 R 3.6.0 环境下运行通过，书中的数据绝大部分都包含在各个 R 包里，读者只需加载相关包就可以直接使用。书中每一章都配有练习题，书末附有习题的参考答案。书中示例和习题解答的源程序文件可以从异步社区（https://www.epubit.com）下载。为了降低印刷成本，书中的图片以黑白形式呈现，如果读者运行书中代码，得到的图形将会是彩色的。此外，书中所有 R 语言的函数，均会带上小括号，以便同普通文本区分，函数名的索引附在书后以方便读者速查。

本书适合临床医学、公共卫生及其他医学相关专业的本科生或研究生使用，亦可作为其他专业的学生和科研工作者进行数据分析的参考书。读者可以从头至尾逐章学习，也可以根据自己在实际中遇到的问题有选择地在相应章节寻找解决方案。希望本书能够让读者更深入地理解数据分析，并进一步促进 R 语言在国内的普及。

感谢华中科技大学同济医学院公共卫生学院的余松林教授审阅本书并为本书作序。对于本书，余教授提出了许多宝贵的意见，帮助我改正了不少错误。余教授丰富的学识、严谨的治学态度和高尚的敬业精神使我受益匪浅、终生难忘。感谢我的老师泰国宋卡王子大学的 Virasakdi Chongsuvivatwong 教授、Hutcha Sriplung 教授、Alan Geater 博士和 Edward McNeil 副教授在我学习和使用 R 语言进行数据分析时的悉心指导。

本书参阅了许多国内外教材和资料，在此向相关作者表示衷心的感谢。本书得到了湖北医药学院研究生院和公共卫生与管理学院的支持，在此也表示诚挚的谢意。此外，特别感谢人民邮电出版社的王峰松编辑在本书出版过程中给予的支持和协助。

由于笔者水平有限，书中难免有不妥和谬误之处，欢迎读者不吝指正并提出宝贵建议，我的电子邮箱地址是 zhaojun@hbmu.edu.cn。

赵 军
于湖北医药学院
2019 年 10 月

资源与支持

本书由异步社区出品，社区（https://www.epubit.com/）为您提供相关资源和后续服务。

配套资源

本书提供如下资源：

- 书中示例和习题解答的源程序文件；
- 书中彩图文件。

要获得以上配套资源，请在异步社区本书页面中单击 配套资源，跳转到下载界面，按提示进行操作即可。注意：为保证购书读者的权益，该操作会给出相关提示，要求输入提取码进行验证。

提交勘误

作者和编辑尽最大努力来确保书中内容的准确性，但难免会存在疏漏。欢迎您将发现的问题反馈给我们，帮助我们提升图书的质量。

当您发现错误时，请登录异步社区，按书名搜索，进入本书页面，单击"提交勘误"，输入勘误信息，单击"提交"按钮即可，如下图所示。本书的作者和编辑会对您提交的勘误进行审核，确认并接受后，您将获赠异步社区的 100 积分。积分可用于在异步社区兑换优惠券、样书或奖品。

扫码关注本书

扫描下方二维码，您将会在异步社区微信服务号中看到本书信息及相关的服务提示。

与我们联系

我们的联系邮箱是 contact@epubit.com.cn。

如果您对本书有任何疑问或建议，请您发邮件给我们，并请在邮件标题中注明本书书名，以便我们更高效地做出反馈。

如果您有兴趣出版图书、录制教学视频，或者参与图书翻译、技术审校等工作，可以发邮件给我们；有意出版图书的作者也可以到异步社区在线投稿（直接访问 www.epubit.com/selfpublish/submission 即可）。

如果您是学校、培训机构或企业用户，想批量购买本书或异步社区出版的其他图书，也可以发邮件给我们。

如果您在网上发现有针对异步社区出品图书的各种形式的盗版行为，包括对图书全部或部分内容的非授权传播，请您将怀疑有侵权行为的链接发邮件给我们。您的这一举动是对作者权益的保护，也是我们持续为您提供有价值的内容的动力之源。

关于异步社区和异步图书

“**异步社区**”是人民邮电出版社旗下 IT 专业图书社区，致力于出版精品 IT 技术图书和相关学习产品，为作译者提供优质出版服务。异步社区创办于 2015 年 8 月，提供大量精品 IT 技术图书和电子书，以及高品质技术文章和视频课程。更多详情请访问异步社区官网 https://www.epubit.com。

“**异步图书**”是由异步社区编辑团队策划出版的精品 IT 专业图书的品牌，依托于人民邮电出版社近 30 年的计算机图书出版积累和专业编辑团队，相关图书在封面上印有异步图书的 LOGO。异步图书的出版领域包括软件开发、大数据、人工智能、软件测试、前端、网络技术等。

异步社区

微信服务号

目　　录

第 1 章　R 语言介绍

本章主要介绍为什么要使用 R，以及初次使用 R 时的一些基本操作，包括安装、获取帮助、R 命令的基本语法和其他文档操作等。

1.1　什么是 R 语言

R 语言的前身是 S 语言，S 语言是 John M. Chambers 和他的同事们于 1976 年在贝尔实验室开发的一种专用于统计分析的解释型语言。这种语言后来发展成一个商用版本 S-PLUS，并被全世界的统计学家广泛使用。

1992 年，新西兰奥克兰大学的 Ross Ihaka 和 Robert Gentleman 为了教学目的基于 S 语言开发了一门新的语言，并根据二人名字的首字母，将其命名为 R。1995 年，R 作为开源软件发布，两位作者也吸纳了其他开发者参与 R 的更新。到了 1997 年的时候，成立了 11人的 R 语言核心团队，从 2011 年至今，该团队一直维持在 20 人。

R 语言早期主要是学术界统计学家在用，后来逐渐被其他很多领域的学者使用。尤其是随着大数据的爆发，越来越多有计算机和工程背景的人加入这个圈子，对 R 的计算引擎、性能以及各种程序包进行改进和升级，大大推动了 R 语言的发展。

1.2　为什么使用 R 分析数据

医学数据分析是统计学与医学专业知识的结合。而无论是统计计算还是数据的可视化都离不开计算机软件。市面上有很多流行的统计和作图软件，如 SAS、SPSS、Stata 等。为何要选择 R 呢？具体来讲，R 有如下优势。

（1）大多数统计软件需要付费，而 R 是基于 GNU 通用公共许可协议发布的，它可以免费使用和传播。

（2）R 可以在多种平台下使用，如 Windows、macOS、各种版本的 Linux 和 UNIX 等。有用户甚至在浏览器和手机操作系统上运行 R。

（3）R 编程简单，仅需要熟悉一些函数的参数和用法，不需要了解程序实现的细节。

（4）R 小巧但功能强大，被称为数据分析界的"瑞士军刀"。R 的安装文件大小不到 100MB，大部分函数存在于扩展包里。这些扩展包涵盖了各行各业中数据分析的前沿方法。

（5）R 实现了可重复性分析，用户可以从重复性分析工作中抽身出来，也能与同行分享分析过程并从中获益。借助 R 及其扩展包，用户能在一份文档中混合编写 R 代码和标记文本，并自动生成分析报告。

但是 R 也存在一些固有缺点，例如学习曲线相对比较陡峭、第三方包的质量良莠不齐等。在本书的学习过程中，建议读者"边学边做"，即输入书中的代码、观察输出结果，并尝试改变代码（例如函数里的参数）以掌握 R 的用法。另外，建议读者尽量使用官方网站的扩展包或者有经验的用户推荐的包。本书中使用的包全都来自 R 主站，而且都是笔者长期使用和验证过的，读者可以放心下载、安装和使用。

1.3　R 的下载与安装

如果读者使用的是 Windows 操作系统，可以从 R 主站下的网页 https://cran.r-project.org/bin/windows/base/下载最新版本的 R 安装文件，下载完成后双击该.exe 执行文件就可以进行安装。安装过程中全程默认即可，R 会自动检测计算机操作系统所使用的语言，并在菜单和对话框中用该语言显示。例如，如果使用的是中文 Windows 操作系统，则菜单和对话框将会用中文显示。安装成功后，R 的快捷方式图标应该会出现在桌面上或者程序菜单里。

如果读者使用的是 macOS，首先从 https://cran.r-project.org/bin/macosx/下载二进制的安装文件，然后默认安装即可。

1.4　启动和退出 R

双击 R 图标即可启动 R。下面的信息将会显示在 R 控制台上。

```
R version 3.6.0 (2019-04-26) -- "Planting of a Tree"
Copyright (C) 2019 The R Foundation for Statistical Computing
Platform: x86_64-w64-mingw32/x64 (64-bit)

R is free software and comes with ABSOLUTELY NO WARRANTY.
You are welcome to redistribute it under certain conditions.
Type 'license()' or 'licence()' for distribution details.

R is a collaborative project with many contributors.
Type 'contributors()' for more information and
'citation()' on how to cite R or R packages in publications.

Type 'demo()' for some demos, 'help()' for on-line help, or
'help.start()' for an HTML browser interface to help.
Type 'q()' to quit R.
>
```

在本书中，R 命令和输出将采用 CourierNew 字体在浅灰色背景下显示。第一段显示的是 R 3.6.0 版本的信息，该版本于 2019 年 4 月 26 日发布。第二段信息简要解释了版权和许可问题。第三段提供了有关 R 的贡献者以及如何在出版物中引用 R。第四段为初次使用 R 的用户提供了一些建议尝试的命令。最下面的符号"＞"是命令输入提示符，用户可以在后面直接输入命令。例如：

```
> print("Hello, world")
[1] "Hello, world"
```

R 提供的是一种交互式的运行环境，用户输入需要执行的命令，然后按 Enter 键将命令提交给 R。如果命令符合语法规则，R 就会执行该命令，并将输出结果直接显示在后面。

1.5　RStudio

在进行数据分析时，通常需要输入很多命令来完成一项工作，这时在 R 控制台编辑命令将会很不方便。R 本身提供了一个简单的图形用户界面（Graphic User Interface，GUI），即 R 编辑器，但是其功能非常有限。RStudio 是目前最受欢迎的 R 语言编辑器之一。它除了具有高亮显示代码、自动补全命令等基本功能，还提供了图形设备、对象管理器、调试工具等高级功能。我们可以从 RStudio 的主页免费下载其 Desktop 版本。RStudio 的启动界面如图 1-1 所示，由代码编辑区（左上）、命令控制台（左下）、环境资源栏（右上）和其他菜单栏（右下）组合而成。

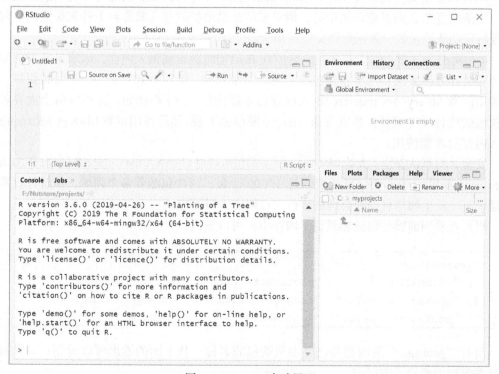

图 1-1　RStudio 启动界面

代码编辑区可以进行代码的编辑和调试。代码运行后会在下方的命令控制台显示相应的代码和返回结果。也可以在命令控制台单独输入命令，这和 R 的命令模式相同。环境资源栏显示当前工作环境下的全部对象，以及输入命令的历史记录。其他菜单栏包括文件管理（Files）、图形输出（Plots）、包（Packages）、帮助文档（Help）等。

最上面的菜单栏与其他常用软件类似，包括文件（File）、编辑（Edit）、查看（View）、工具（Tools）和帮助（Help）等。其中，最常用的是工具菜单下面的全局选项（Global Options）命令，里面包含了很多关于文件管理和代码编辑的设置。这里可以将其中的默认工作目录（Default working directory）设为自己定义的一个文件夹。用户还可以根据不同的项目在工作目录文件夹下创建多个子文件夹。另外，建议将退出时保存工作空间（Save workspace to .Rdata on exit）从"总是"（Always）改为"从不"（Never）。菜单栏最右边的帮助（Help）菜单里的"Cheatsheets"提供了 RStudio 旗下的几个功能强大的扩展包的函数备忘单；"Keyboard Shortcuts Help"给出了代码编辑的快捷键，使用常用的快捷键会大幅提高代码编辑的效率。

1.6   R 包

1.6.1   什么是包

R 可以被定义为包含许多经典和现代统计技术（称为函数）的运行环境。这些技术中有一些是内置在 R 的基础环境中的，但更多的是借助扩展包（简称包）补充提供的。包是实现特定功能的函数、数据集和文档的集合。

R 包可分为 3 类：（1）基本包，它们在 R 启动时就自动调入内存，以满足基本的数据处理和统计分析要求；（2）备用包（或称为"推荐包"），这些包已随 R 安装而安装，但需要用函数 library( )或 require( )调入内存后才能使用；（3）捐赠包，这些包由全世界各专业领域的统计学专家各自独立发布，用户需要单独下载，然后再用函数 library( )或 require( )调入内存后才能使用。

安装 R 时默认安装了大约 25 个包，更多的包可通过 CRAN（the Comprehensive R Archive Network）获得。目前 CRAN 上有超过 10000 个包，这些包涵盖多个领域，从统计计算到机器学习，从生物信息到社会网络分析，可以说无所不包。

想要查看当前哪些包被加载到了内存中，可以输入：

```
> search()
[1] ".GlobalEnv"        "package:methods"   "package:stats"
[4] "package:graphics"  "package:grDevices" "package:utils"
[7] "package:datasets"  "Autoloads"         "package:base"
```

所有"package:"后面都是已经加载的包的名称。从上面的输出可以看到，一共有 7 个基本包被加载到了内存中。

1.6.2 包的安装

R 包的安装有多种方式，安装时请确保计算机处于联网状态。

在 R 的菜单交互界面下，单击"程序包"→"安装程序包"按钮后选择一个镜像站点。镜像站点列表以国家名为前缀，一般选择自己所在国家的镜像站点下载速度会比较快。找到需要安装的包的名字，然后单击"确定"即可安装。

如果使用 RStudio，可以通过单击 RStudio 界面右下方其他菜单栏的"Packages"→"Install"按钮，然后输入包的名字进行安装。

或者，在 R 或 RStudio 的控制台使用函数 install.packages( )进行安装。例如：

```
> install.packages("epiDisplay")
```

上面的命令安装了名为"epiDisplay"的包。R 同时也安装了 foreign、survival、MASS 和 nnet 四个包，这是因为 epiDisplay 包的建立是基于这四个包的。

1.6.3 包的使用和更新

除了基本包以外，备用包和捐赠包都需要用函数 library( )或 require( )加载到内存以后才能使用其中的函数或数据集。例如：

```
> library(epiDisplay)
Loading required package: foreign
Loading required package: survival
Loading required package: MASS
Loading required package: nnet
```

正如上面所述，加载 epiDisplay 包的同时也加载了另外四个包，这四个包里面的函数和数据集现在也可以使用了。

一个 R 包仅需安装一次，但 R 包经常会有更新，尤其是捐赠包。要想更新包，单击 RStudio 界面右下方其他菜单栏的"Packages"→"Update"按钮，就会看到目前可以更新的包，勾选要更新的包后单击"Install Updates"即可。或者，在控制台使用函数 update.packages( )更新包，例如：

```
> update.packages("epiDisplay")
```

1.7 开始使用 R

1.7.1 获取帮助

在使用 R 时，在线帮助是非常有用的，尤其是对于初学者来说。输入以下命令：

```
> help.start()
```

系统将从 R 的主菜单上打开一个浏览器窗口，我们可以在其中查看入门和高级的帮助手册、常见问题集，以及参考材料等。推荐读者首先阅读 "An Introduction to R"。另一个有意思的部分是 "Packages"，单击这里可以看到所有可以使用的包。单击包里函数的函数名，将会看到该函数的帮助文档。我们也可以使用函数 help( )获取帮助文档。例如，为了得到函数 mean( )的帮助信息，可以输入：

```
> help(mean)
```

或者，更简单地，输入：

```
> ?mean
```

R 包中的大多数函数都附带例子，函数 example( )用于运行示例代码。例如：

```
> example("mean")
mean> x <- c(0:10, 50)
mean> xm <- mean(x)
mean> c(xm, mean(x, trim = 0.10))
[1] 8.75 5.50
```

从上面的示例代码可以看出，函数 mean( )可用于计算一组数据的算术平均值或截尾均值。如果不记得函数的准确名字，可以使用函数 help.search( )进行模糊搜索。例如：

```
> help.search("test")
```

或者，更简单地，输入：

```
> ??test
```

然后，我们就可以在搜索结果中找到想要获取的相关帮助文档了。

1.7.2   把 R 当作一个计算器

R 的一个最基本但又很有用的功能是进行简单的数值计算。表 1-1 列出了 R 中常用的算术运算符。

表 1-1   算术运算符

运算符	描述
+	加法
−	减法
*	乘法
/	除法
^或**	求幂
%%	求余
%/%	整数除法

下面分别使用这些运算符，看看会得到什么样的结果。

```
> 1 + 1
[1] 2
> 2*3
[1] 6
> 4/2
[1] 2
> 2^3
[1] 8
```

对于稍微复杂一些的数值计算，R 提供了一系列的数学函数。表 1-2 列举了其中的一部分常用函数。

表 1-2   常用数学函数

函数	描述
abs(x)	求 x 的绝对值
sqrt(x)	求 x 的平方根
sin(x)、cos(x)、tan(x)	求 x 的正弦、余弦、正切
asin(x)、acos(x)、atan(x)	求 x 的反正弦、反余弦、反正切
exp(x)	求 x 的 e 指数
log(x)、$\log_2(x)$、$\log_{10}(x)$	求 x 的自然对数、以 2 为底的对数、以 10 为底的对数
round(x, n)	四舍五入 x 到指定位数
ceiling(x)	求不小于 x 的最小整数
floor(x)	求不大于 x 的最大整数
trunc(x)	截取 x 的整数部分

例如，计算 25 的平方根：

```
> sqrt(25)    # 计算 25 的平方根
[1] 5
```

括号前面的表达式称为函数名，括号里的内容为函数的参数选项。因此在上面例子中，"sqrt"是一个函数名，当输入 25 时，结果为 5。符号"#"后面的文字是对代码的说明，R 会自动忽略每行命令里面"#"后面所有的输入。对比较复杂的代码添加注释是一个很好的习惯。

想要得到 e 的数值，输入：

```
> exp(1)
[1] 2.718282
```

类似地，e^{-3} 的值为：

```
> exp(-3)
[1] 0.04978707
```

当输入正确的命令时，R 将执行相应的计算。如果左括号的数目多于右括号的数目时按下了 Enter 键，则新的一行将会显示 "+" 号，提示等待这个命令的完成。当左右括号数相等后，R 就会执行计算并显示结果。

```
> log(3.2
+ )
[1] 1.335001
```

如果括号不匹配，结果就会提示出现语法错误。

```
> log(3.2))
Error: syntax error
```

在 R 中，用 "pi" 表示圆周率，它是一个无理数，即无限不循环小数。

```
> pi
[1] 3.141593
```

对于小数位数很多的数值，R 的默认输出显示 7 位有效数字。如果想把 pi 四舍五入，只保留两位小数，可以使用函数 round( )：

```
> round(pi, digits = 2)
[1] 3.14
```

其中，"digits" 是函数 round( ) 里的一个参数，我们可以改变它的值以得到不同的输出效果。此外，因为这个参数位于该函数所有参数的第二个位置，所以参数名在这里可以省略，R 会自动将第二个输入的值赋给该参数。例如：

```
> round(pi, 4)
[1] 3.1416
```

1.7.3　R 对象

面向对象是 R 语言的一个突出特点。在 R 语言中，"一切皆对象"。数据分析包括很多步骤，从数据整理、探索、建模到可视化，每个步骤都需要处理不同的对象，例如向量、矩阵、函数、模型等。

对于一些简单的计算，可以把计算结果直接显示在屏幕上而不储存。但更多的时候我们需要把结果储存在某个对象中。例如：

```
> a = 3 + 5
```

我们可以通过输入这个新建对象的名字来检查命令是否已执行成功：

```
> a
[1] 8
```

更一般地，可以输入以下命令：

```
> a <- 3 + 5
> a
[1] 8
```

对于普通用户来说，使用符号"="和"<-"赋值没有什么太大不同。至于它们在 R 编程方面的不同，这里不做讨论。虽然输入符号"<-"比输入"="略微麻烦，但建议使用"<-"符号以避免与比较操作符"=="相混淆。注意，在赋值符里"<"和"-"之间不能有空格。

R 区分大小写，字符"a"与"A"的意义是不同的。这点对于初学者来说是非常值得注意的。

```
> A
Error: object 'A' not found
```

现在创建第二个对象"b"：

```
> b <- sqrt(36)
```

然后，把两个对象相加：

```
> a + b
[1] 14
```

我们也可以在左边计算它的值，然后通过右赋值"->"把结果赋给一个新的对象"c"。

```
> a + 3*b -> c
> c
[1] 26
```

但是，下述命令将不会被执行：

```
> a + 3b -> c
Error: syntax error
```

R 不能识别"3b"。符号"*"是必不可少的，表示乘法。
输入如下命令是没有意义的：

```
> qwert
Error: Object "qwert" not found
```

R 提示找不到该对象。问题在于"qwert"既不是一个可识别的函数，也不是一个定义了的对象。

对象的名字可以由一个或一个以上的字符组成。对象名一般只能以字母开头，可以包含数字、点"."和下划线"_"。例如：

```
> xyz <- 1
> xyz
```

```
[1] 1
> hours.per.day <- 24
> hours.per.day
[1] 24
```

概括来说，当我们在 R 控制台上输入对象名时，R 总是设法显示该对象的内容。如果遇到符号 "="、"<-" 或 "->"，值将被储存在相应位置的对象中。

前面定义的都是数值型对象，R 中还有字符型和逻辑型对象等。字符型对象由字符串构成，用引号来指定。例如人的名字、地址、邮政编码等。这种类型的对象不能进行算术运算。

```
> A <- "Hubei University of Medicine"
> A
[1] "Hubei University of Medicine"
```

逻辑型对象常常是一些关系运算或逻辑运算的结果，其取值为 TRUE 或 FALSE，可以简写为 T 和 F。表 1-3 列出了常用的关系和逻辑运算符。

表 1-3　关系和逻辑运算符

运算符	描述
>	大于
<	小于
==	等于
!=	不等于
>=	大于等于
<=	小于等于
&	逻辑与
|	逻辑或
!	逻辑非

现在看看下面几个命令：

```
> 3*3 == 3^2
[1] TRUE
> 3*2 == 3^2
[1] FALSE
> 3*2 < 3^2
[1] TRUE
```

注意，检查等价性需要用双等号，一个等号用于赋值。

我们可以使用 "&"（逻辑与）和 "|"（逻辑或）连接多个逻辑型对象，其连接结果为 TRUE 或 FALSE。

```
> 3*3 == 3^2 & 3*2 == 3^2
[1] FALSE
```

```
> 3*3 == 3^2 | 3*2 == 3^2
[1] TRUE
```

另外，从数值上来看，TRUE 的值为 1，FALSE 的值为 0。

```
> TRUE == 1
[1] TRUE
> FALSE == 0
[1] TRUE
> (3*3 == 3^2) + (5 > 4)
[1] 2
```

1.8 工作空间管理

工作空间（workspace）就是 R 的工作环境。在上面的 R 命令中，所有创建的对象都被临时保存在工作空间（也可称为全局环境，.GlobalEnv）中。我们可以用函数 ls( )列出当前工作空间中的所有对象：

```
> ls()
[1] "a"        "A"        "b"        "c"        "hours.per.day"        "xyz"
```

在退出 R 时，如果选择保存工作空间，R 将会在工作空间所在文件夹中创建两个新文件。之前在 R 中输入的任何命令都将保存到一个名为 ".Rhistory" 的文件中，而当前工作空间中的所有对象将保存到一个名为 ".Rdata" 的文件中。注意，这两个文件名都没有前缀。当 R 下一次在这个文件夹中启动后，将自动恢复上一次保存的工作环境以及使用过的命令。如果选择不保存当前工作空间，则不会产生这两个文件，R 会直接退出。

工作目录（working directory）是 R 用来读取文件和保存结果的一个文件夹。我们可以使用函数 getwd( )来查看当前的工作目录，也可以使用函数 setwd( )设定当前的工作目录。把某个分析项目的所有文件保存在一个文件夹里会给项目管理带来便利，提高分析效率。因此，在一个代码脚本文件的第一行，通常可以先设定工作目录。例如：

```
> setwd("C:/myprojects/project1")
```

注意，这里的指定路径下必须存在文件夹 "project1"，如果没有，可以用函数 dir.create( )创建，或者在计算机操作系统里面手动创建。

想要把当前工作空间保存到一个指定的文件，可以在退出 R 时输入以下命令：

```
> save.image("MyFile.Rdata")
```

文件 "MyFile.Rdata" 将会保存在当前工作目录下。下次我们只需使用函数 load( )就可以载入保存的工作空间并继续进行该项目的分析工作。

1.9   小结

本章中，我们认识了 R，了解了它的一些优点，学会了用 R 进行一些简单的操作，并能够管理自己的工作空间了。本章中用到的函数及其来源包和功能描述见表 1-4。

表 1-4   本章中使用的函数

函数	来源包	功能描述
dir.create( )	base	创建文件夹
example( )	utils	运行示例代码
exp( )	base	e 指数函数
getwd( )	base	获取当前工作目录
help( )	utils	获取帮助文档
help.search( )	utils	在帮助系统中进行模糊搜索
help.start( )	utils	打开帮助系统的首页
install.packages( )	utils	安装包
library( )	base	加载包
load( )	base	载入 R 数据集
log( )	base	对数函数
ls( )	base	列出当前工作空间中的所有对象
mean( )	base	求算术平均值
print( )	base	显示对象
require( )	base	加载包
round( )	base	将数值四舍五入到指定小数位数
save.image( )	base	保存当前工作空间
search( )	base	显示搜索路径
setwd( )	base	设置工作目录
sqrt( )	base	求平方根
update.packages( )	utils	更新包

1.10   习题

1-1   请在 R 的控制台依次输入以下命令，理解 R 的交互过程。

```
> 2 + 3 * 5
> x <- 4 - pi/2
```

```
> x + 1
> print(y <- x + 1)
> round(y, 2)
```

1-2　请在 RStudio 的界面下安装 "ggplot2" 包和 "dplyr" 包,前者用于数据可视化,后者用于数据处理,我们会在后续章节用到。

1-3　在患病率调查研究中,计算样本量的公式为

$$n = \frac{1.96^2}{\delta^2} p(1-p)$$

其中 n 为样本量, p 为总体的患病率, δ 为估计的精确度(置信区间长度的一半)。如果患病率估计为 20%,并且 95% 置信区间不超过估计的患病率的 30%,试用 R 计算所需的样本量。

第 2 章　创建数据集

任何数据分析的第一步都是按照所需要的格式创建数据集。在 R 中，这个任务包括两个步骤：首先选择一种数据结构来存储数据，然后将数据输入或者导入这个数据结构中。本章分两部分，第一部分介绍 R 中用于存储数据的多种数据结构；第二部分介绍怎样用 R 获取数据，包括 R 中的内部数据和其他数据源的数据。

2.1　R 的数据结构

在大多数情况下，结构化的医学数据是一个由很多行和很多列组成的数据集。在 R 中，这种数据集被称为数据框。在学习数据框之前，我们先来认识一些用于存储数据的数据结构：向量、因子、矩阵、数组和列表。这些数据结构在存储类型、创建方式和操作方式等方面均有所不同，熟悉它们的基本概念和操作技巧，将会让我们能够灵活高效地处理数据。

2.1.1　向量

向量（vector）是用于存储数值型、字符型、逻辑型数据的一维数组。标量可以看作是只含有一个元素的向量。函数 c( ) 可用来创建向量，例如：

```
> x1 <- c(2, 4, 1, -2, 5)
> x2 <- c("one", "two", "three")
> x3 <- c(TRUE, FALSE, TRUE, FALSE)
```

这里 x1 是数值型向量，x2 是字符型向量，而 x3 是逻辑型向量。每一个向量中的数据类型必须一致。如果想创建有规律的向量，R 提供了一些简便的操作和函数，例如：

```
> x4 <- 1:5     # 等价于 x4 <- c(1, 2, 3, 4, 5)
> x5 <- seq(from = 2, to = 10, by = 2)    # 等价于 x5 <- c(2, 4, 6, 8, 10)
> x6 <- rep("a", times = 4)     # 等价于 x6 <- c("a", "a", "a", "a")
```

有时候我们只想使用向量中的某个部分，即选取向量的子集。假设有一个从 3 到 100 的步长为 7 的整数向量，那么第 5 个数的值是多少呢？

```
> x <- seq(from = 3, to = 100, by = 7)
> x
 [1]   3 10 17 24 31 38 45 52 59 66 73 80 87 94
```

请注意，向量 x 的最后一个数并不是 100 而是 94，因为 94 再加一个步长 7，结果就将超过 100 了。

```
> x[5]
[1] 31
```

在方括号"[ ]"中的数字被称为下标，它指定向量的索引位置。在上面的命令里，x[5] 表示向量的第 5 个元素，其值为 31。下面的命令显示向量的第 4、第 6 和第 7 个元素：

```
> x[c(4, 6, 7)]
[1] 24 38 45
```

下标中的向量可以取负值，表示去除指定位置上的元素。例如，要去掉 x 的前 4 个元素，可以输入下面的代码（注意命令里的括号）：

```
> x[-(1:4)]
 [1] 31 38 45 52 59 66 73 80 87 94
```

R 中的运算都是向量化的，例如：

```
> weight <- c(68, 72, 57, 90, 65, 81)
> height <- c(1.75, 1.80, 1.65, 1.90, 1.72, 1.87)
> bmi <- weight / height ^ 2
> bmi
[1] 22.20408 22.22222 20.93664 24.93075 21.97134 23.16337
```

在上面计算 bmi 的过程中，运算符"^"被循环使用了，所以计算的结果仍然是一个向量。如果参与运算的向量的长度不一致，R 会自动补全后计算，同时给出警告信息。

```
> a <- 1:5
> b <- 1:3
> a + b
[1] 2 4 6 5 7
Warning message:
In a + b : longer object length is not a multiple of shorter object length
```

上面向量 a 的长度为 5，向量 b 的长度为 3。在计算 a + b 时，因为向量 b 的长度比向量 a 的短，所以向量 b 会从第一个元素开始循环使用。因此，在最后的输出中，a 中的第四个元素 4 加上了 b 的第一个元素 1，a 中的第五个元素 5 加上了 b 的第二个元素 2。

R 提供了种类繁多的计算统计量的函数，常用的统计函数见表 2-1。用这些函数计算向量的统计量非常方便。下面这段代码演示了其中的几个函数作用于向量 bmi 后的输出结果。

```
> length(bmi)        # 计算向量 bmi 的长度
[1] 6
> mean(bmi)          # 计算向量 bmi 的均值
[1] 22.5714
> var(bmi)           # 计算向量 bmi 的样本方差
```

```
[1] 1.841265
> sd(bmi)              # 计算向量 bmi 的样本标准差
[1] 1.356932
```

表 2-1　常用的统计函数

函数	描述
length(x)	求 x 中元素的个数
mean(x)	求 x 的算术平均值
median(x)	求 x 的中位数
var(x)	求 x 的样本方差
sd(x)	求 x 的样本标准差
range(x)	求 x 的全距
min(x)	求 x 的最小值
max(x)	求 x 的最大值
quantile(x)	求 x 的分位数
sum(x)	求 x 中所有元素的和
scale(x)	将 x 标准化

2.1.2　因子

一般来说，变量有数值型、名义型和有序型之分。名义型变量是没有顺序关系的分类变量，例如人的性别、血型、民族等。而有序型变量是有层级和顺序关系的分类变量，如患者的病情（较差、好转、很好）。名义型变量和有序型变量在 R 中称为因子（factor）。因子在 R 中非常重要，它决定了数据的展示和分析方式。数据存储时因子经常以整数向量形式存储。所以在进行数据分析之前，经常需要将它们用函数 factor( ) 转换为因子。例如：

```
> sex <- c(1, 2, 1, 1, 2, 1, 2)
> sex.f <- factor(sex, levels = c(1, 2), labels = c("Male", "Female"))
> sex.f
[1] Male   Female Male   Male   Female Male   Female
Levels: Male Female
```

上面的命令先定义了一个变量 sex 表示性别，假设其取值 1 表示男性，2 表示女性。接着用函数 factor( ) 将变量 sex 转换成了因子并存为对象 sex.f，其中参数 levels 表示原变量的分类标签值，参数 labels 表示因子取值的标签。注意，这两个参数在赋值时需要一一对应，R 会将它们相关联。因子型变量与一般的字符型变量的区别就是它有一个水平（level）属性。因子的属性可以使用函数 levels( ) 查看：

```
> levels(sex.f)
[1] "Male"   "Female"
```

在统计模型中，对于因子型变量，R 会将其第一个水平当作参考组。很多时候我们需要改变因子水平的排列顺序以改变参考组，这可以通过两种方法实现。第一种方法是在函数 factor( )中改变参数 levels 和 labels 的排列顺序，例如：

```
> sex.f1 <- factor(sex, levels = c(2, 1), labels = c("Female", "Male"))
> sex.f1
[1] Male    Female Male    Male    Female Male    Female
Levels: Female Male
```

第二种方法是使用函数 relevel( )：

```
> sex.f1 <- relevel(sex.f, ref = "Female")
> sex.f1
[1] Male    Female Male    Male    Female Male    Female
Levels: Female Male
```

要表示有序因子，需要在函数 factor( )里指定参数 ordered = TRUE。例如：

```
> status <- c(1, 2, 2, 3, 1, 2, 2)
> status.f <- factor(status,
                      levels = c(1, 2, 3),
                      labels = c("Poor", "Improved", "Excellent"),
                      ordered = TRUE)
> status.f
[1] Poor     Improved Improved Excellent Poor     Improved Improved
Levels: Poor < Improved < Excellent
```

2.1.3　矩阵

矩阵（matrix）是一个由行和列组成的二维数组。矩阵里的每个元素具有相同的模式（数值型、字符型或逻辑型）。在大多数情况下，矩阵里的元素是数值型的，它具有很多数学特性和运算方式，可以用来进行统计计算，例如因子分析、广义线性模型等。函数 matrix( )常用于创建矩阵，例如：

```
> M <- matrix(1:6, nrow = 2)
> M
     [,1] [,2] [,3]
[1,]    1    3    5
[2,]    2    4    6
```

上面的命令用向量 1 到 6 创建了一个行数为 2 的矩阵，R 会根据向量的长度和参数 nrow 设定的行数自动计算列数。参数 byrow 默认为 FALSE，即按列将数值进行排列，如果需要按行排列，只需将参数 byrow 设为 TRUE。

常见的矩阵运算都可以在 R 中实现，如矩阵加法、矩阵乘法、求逆矩阵、矩阵转置、求方阵的行列式、求方阵的特征值和特征向量等。

矩阵乘法中要求第一个矩阵的列数等于第二个矩阵的行数，其运算符为 "%*%"。先创建两个矩阵：

```
> mat1 <- matrix(1:6, nrow = 3)
> mat1
     [,1] [,2]
[1,]   1    4
[2,]   2    5
[3,]   3    6
> mat2 <- matrix(5:10, nrow = 2)
> mat2
     [,1] [,2] [,3]
[1,]   5    7    9
[2,]   6    8   10
```

函数 dim( )可以得到矩阵的维数，即行数和列数：

```
> dim(mat1)
[1] 3 2
> dim(mat2)
[1] 2 3
```

结果表明，mat1 是一个 3 行 2 列的矩阵，mat2 是一个 2 行 3 列的矩阵，因此它们可以相乘，结果应该是一个 3 行 3 列的矩阵。

```
> mat1 %*% mat2
     [,1] [,2] [,3]
[1,]  29   39   49
[2,]  40   54   68
[3,]  51   69   87
```

矩阵的转置运算就是把矩阵的行和列互换。例如，求矩阵 mat1 的转置矩阵：

```
> t(mat1)
     [,1] [,2] [,3]
[1,]   1    2    3
[2,]   4    5    6
```

求方阵的行列式和逆矩阵分别可以使用函数 det( )和函数 solve( )实现，例如：

```
> mat3 <- matrix(1:4, nrow = 2)
> det(mat3)
[1] -2
> solve(mat3)
     [,1] [,2]
[1,]  -2  1.5
[2,]   1 -0.5
```

此外，我们还可以对矩阵按行、列求和或者求平均，例如：

```
> rowSums(mat1)
[1] 5 7 9
> colSums(mat1)
[1]  6 15
> rowMeans(mat1)
[1] 2.5 3.5 4.5
> colMeans(mat1)
[1] 2 5
```

与矩阵运算有关的函数在此无法一一详述，读者有需要时可以通过查阅 CRAN 的相关文档了解更多矩阵运算函数用法的细节。

使用索引访问矩阵元素也是矩阵的基本操作，与向量类似，我们可以用"[]"来索引访问矩阵中的元素。不同的是，对于矩阵，在"[ ]"中需要用逗号分隔行号和列号。例如，选取矩阵 mat1 的前两行和前两列，可以使用下面的命令：

```
> mat1[1:2, 1:2]
     [,1] [,2]
[1,]    1    4
[2,]    2    5
```

如果省略了行号或列号，则表示选取所有行或者所有列，例如：

```
> mat1[2:3,]
     [,1] [,2]
[1,]    2    5
[2,]    3    6
```

2.1.4 数组

通常所说的数组（array）指的是多维数组，它与矩阵类似，但是维数大于 2。数组有一个特殊的维数（dim）属性。下面的命令给一个向量加上维数后定义了一个数组，请注意数值的排列顺序。

```
> A <- 1:24
> dim(A) <- c(3, 4, 2)
> A
, , 1

     [,1] [,2] [,3] [,4]
[1,]    1    4    7   10
[2,]    2    5    8   11
[3,]    3    6    9   12

, , 2

     [,1] [,2] [,3] [,4]
[1,]   13   16   19   22
```

```
[2,]  14   17   20   23
[3,]  15   18   21   24
```

上面的数组还可以通过函数 array( ) 创建，并给各个维度添加名称和标签。

```
> dim1 <- c("A1", "A2", "A3")
> dim2 <- c("B1", "B2", "B3", "B4")
> dim3 <- c("C1", "C2")
> array(1:24, dim = c(3, 4, 2), dimnames = list(dim1, dim2, dim3))
, , C1
   B1 B2 B3 B4
A1  1  4  7 10
A2  2  5  8 11
A3  3  6  9 12

, , C2
   B1 B2 B3 B4
A1 13 16 19 22
A2 14 17 20 23
A3 15 18 21 24
```

2.1.5　列表

列表（list）是 R 中最灵活也最复杂的一种数据结构，它可以由不同类型的对象混合组成。例如，它可以是向量、数组、表格和任意类型对象的组合。

```
> list1 <- list(a = 1, b = 1:5, c = c("red", "blue", "green"))
> list1
$a
[1] 1

$b
[1] 1 2 3 4 5

$c
[1] "red"   "blue"   "green"
```

注意，函数 list( ) 的参数由一系列新对象组成，这些对象从现有对象或值中分配值。显示列表时，每个新对象名都以符号 "$" 作为前缀。

在普通的数据分析中，创建列表并不是一项常见的任务。但是，很多函数的返回值是一个列表。例如：

```
> set.seed(123)
> dat <- rnorm(10)
> bp <- boxplot(dat)
> class(bp)
[1] "list"
```

上面的命令用函数 rnorm( )从标准正态分布中生成了一个由 10 个数组成的随机样本。为了使结果具有可重复性，我们在该命令前用函数 set.seed( )设置了生成随机数的种子。如果不设定种子，每次显示的结果很可能不同。然后，用函数 boxplot( )对这个随机样本作箱线图，并把结果保存为 bp。函数 class( )用于查看对象的类型，这里 bp 是一个列表。查看这个列表里面的内容：

```
> bp
$stats
          [,1]
[1,] -1.26506123
[2,] -0.56047565
[3,] -0.07983455
[4,]  0.46091621
[5,]  1.71506499

$n
[1] 10

$conf
          [,1]
[1,] -0.5901626
[2,]  0.4304935

$out
numeric(0)

$group
numeric(0)

$names
[1] "1"
```

这里列表 bp 包含了多个对象，如果想查看或使用某一个对象，只需用 "$" 符号引用。例如，要查看列表 bp 中的对象 stats 的内容，可以输入：

```
> bp$stats
          [,1]
[1,] -1.26506123
[2,] -0.56047565
[3,] -0.07983455
[4,]  0.46091621
[5,]  1.71506499
```

2.1.6　数据框

数据框（dataframe）是一个由行和列组成的二维结构，其中行表示观测（observation）或记录（record），列表示变量（variable）或指标（indicator）。数据框与 Excel、SAS 和 SPSS 中的数据集类似。数据框看起来与矩阵很相似，而且矩阵的很多操作也适用于数据框，如子集的选择。与矩阵不同的是，数据框里不同的列可以是不同模式（数值型、字符型等）的数据。数据框可以通过函数 data.frame( )创建。例如，下面的代码创建了一个包含 5 个观测对象、4 个变量的数据框：

```
> ID <- 1:5
> sex <- c("male", "female", "male", "female", "male")
> age <- c(25, 34, 38, 28, 52)
> pain <- c(1, 3, 2, 2, 3)
> pain.f <- factor(pain,
+                  levels = 1:3,
+                  labels = c("mild", "medium", "severe"))
> patients <- data.frame(ID, sex, age, pain.f)
> patients
  ID    sex  age  pain.f
1  1   male   25    mild
2  2 female   34  severe
3  3   male   38  medium
4  4 female   28  medium
5  5   male   52  severe
```

数据框本质上也是一种列表，要显示或使用数据框的某一变量（列），可以使用"$"符号加上变量名。例如：

```
> patients$age
[1] 25 34 38 28 52
> mean(patients$age)
[1] 35.4
```

大部分结构化的医学数据集均以数据框的形式呈现，因此，数据框是本书中最常处理的数据结构。关于数据框的操作将在第 3 章中详细讨论。

2.1.7　数据类型的转换

在进行数据分析时，分析者需要对数据的类型熟稔于心，因为数据分析方法的选择与数据的类型是有密切联系的。R 提供了一系列用于判断某个对象的数据类型的函数，还提供了将某种数据类型转换为另一种数据类型的函数。这些函数都存在于基本包 base 里，表 2-2 列出了其中的一部分常用函数。

表 2-2　数据类型的判断与转换函数

判断	转换
is.numeric( )	as.numeric( )
is.character( )	as.character( )
is.logical( )	as.logical( )
is.factor( )	as.factor( )
is.vector( )	as.vector( )
is.matrix( )	as.matrix( )

续表

判断	转换
is.array( )	as.array( )
is.data.frame( )	as.data.frame( )
is.list( )	as.list( )
is.table( )	as.table( )

以"is."开头的函数的返回值为 TRUE 或 FALSE，而以"as."开头的函数将对象转换为相应的类型。例如：

```
> x <- c(2, 5, 8)
> is.numeric(x)
[1] TRUE
> is.vector(x)
[1] TRUE
> y <- as.character(x)
> y
[1] "2" "5" "8"
> is.numeric(y)
[1] FALSE
> is.character(y)
[1] TRUE
> z <- c(TRUE, FALSE, TRUE, FALSE)
> is.logical(z)
[1] TRUE
> as.numeric(z)
[1] 1 0 1 0
```

2.2　用 R 获取数据

2.1 节介绍了 R 的数据结构，我们可以根据需要创建不同格式的数据了。实际上，R 中有大量的内置数据集可用于分析和实践，我们也可以在 R 中创建模拟特定分布的数据。而在实际工作中，数据分析者更多时候面对的是来自多种数据源的外部数据，即各式各样扩展名的数据文件，如.txt、.csv、.xlsx、.xls 等。不同扩展名的文件代表不同的文件格式，这常常会给分析者带来困扰。R 提供了适用范围广泛的数据导入工具。

2.2.1　获取内置数据集

R 中的内置数据集存在于各个包中，其中基本包 datasets 里只有数据集，没有函数。这个包提供了近 100 个数据集，涵盖医学、自然、社会学等各个领域，读者可以用下面的命令进行查看：

```
> data(package = "datasets")
```

如果想深入了解某个特定的数据集，可以使用命令 help(datasets)或?datasets 查看其帮助文档。例如，获取数据集 iris 的帮助文档：

```
> ?iris
```

如果想要调用某个数据集，可以使用 data( )函数。运行下面的命令，R 会加载数据集 iris 到工作空间。

```
> data(iris)
```

除了 datasets 包，R 中很多其他的包也带有数据集。如果不是运行 R 后自动加载的基本包，我们需要安装和加载这些包以后才能使用其中的数据。下面以 MASS 包里的数据集 bacteria 为例说明数据的调用过程：

```
> library(MASS)
> data(bacteria)
```

2.2.2 模拟特定分布的数据

R 提供了一系列可以用于数值模拟的函数。这些函数以"r"开头，常用的有：rnorm( )、runif( )、rbinom( )和 rpois( )等。例如：

```
> r1 <- rnorm(n = 100, mean = 0, sd = 1)
> r2 <- runif(n = 10000, min = 0, max = 100)
> r3 <- rbinom(n = 80, size = 100, prob = 0.1)
> r4 <- rpois(n = 50, lambda = 1)
```

函数 rnorm( )用于生成服从正态分布的随机数，其第一个参数表示模拟数值的个数，第二个和第三个参数分别表示正态分布的均值和标准差（默认为 0 和 1，即标准正态分布）。因此，r1 是由 100 个服从标准正态分布的随机数组成的向量。类似地，r2 是由 10000 个服从区间[0，100]上的均匀分布的随机数组成的向量；r3 是由 80 个服从参数 size = 100、prob = 0.1 的二项分布的随机数组成的向量；r4 是由 50 个服从参数 lambda = 1 的 Poisson 分布的随机数组成的向量。这 4 个变量的分布可以用直方图描述，如图 2-1 所示。

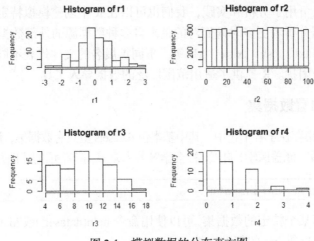

图 2-1   模拟数据的分布直方图

图 2-1 中的每幅图形都是用函数 hist( )绘制的，关于直方图的细节将在第 4 章中详细介绍。

2.2.3 获取其他格式的数据

1. txt 与 csv 格式

如果数据来源是一个用 Windows 记事本或其他纯文本编辑器所创建的 ASCII 格式文件，我们可以使用函数 read.table( )读取其中的数据，返回的是一个数据框。例如，假设上面创建的数据框 patients 的数据文件 "patients.txt" 存放于当前工作目录下，我们可以使用下面的命令读取该数据：

```
> patients.data <- read.table("patients.txt", header = TRUE)
> patients.data
  ID    sex age pain.f
1  1   male  25   mild
2  2 female  34 severe
3  3   male  38 medium
4  4 female  28 medium
5  5   male  52 severe
```

在电子表格和数据库应用中经常会生成带分隔符的文本文件，其中 .csv 文件是用逗号分隔取值（Comma Separated Values）。函数 read.csv( )是函数 read.table( )的一个变体，专用于读取 .csv 文件。需要注意的是，read.table( )和 read.csv( )两个函数中参数的默认值是不同的。在函数 read.table( )中，参数 header 默认值为 FALSE，即认为文件第一行开始就是数据而非变量名。而在函数 read.csv( )中，参数 header 默认值为 TRUE。因此，在读入数据前，建议先打开原始文件进行查看，然后设置恰当的参数正确地读入数据。例如：

```
> patients.data <- read.csv("patients.csv")
> patients.data
  ID    sex age pain.f
1  1   male  25   mild
2  2 female  34 severe
3  3   male  38 medium
4  4 female  28 medium
5  5   male  52 severe
```

2. xls 或 xlsx 格式

读取电子表格数据有很多种方式，其中最简单的方式是在 Excel 中将数据文件另存为一个逗号分隔（.csv）文件，然后用上述读取 .csv 文件的方法将其读入 R。还可以借助第三方包（例如 openxlsx 包、readxl 包和 gdata 包）直接读取 xlsx 或 xls 格式的数据文件。以 openxlsx 包为例（使用前请先安装该包）：

```
> library(openxlsx)
> patients.data <- read.xlsx("patients.xlsx", sheet = 1)
> patients.data
  ID    sex age pain.f
```

```
1   1     male   25     mild
2   2   female   34   severe
3   3     male   38   medium
4   4   female   28   medium
5   5     male   52   severe
```

3. 导入其他统计软件的数据

有时我们需要读取其他统计软件产生的数据，如 SPSS、SAS、Stata、Minitab 等。一种方法是从其他统计软件将数据输出为文本文件，然后使用函数 read.table( )或 read.csv( )将数据读入 R。另一种方法是借助扩展包，比如 foreign 包，该包的主要功能就是读写其他统计软件的数据。下面以导入 SPSS 数据文件为例进行说明。

假设数据文件"patients.sav"存放于当前工作目录下，我们可以使用下面的命令将该数据集读入 R：

```
> library(foreign)
> patients.data <- read.spss("patients.sav" , to.data.frame = TRUE)
```

上面把读入的数据存成了名为"patients.data"的对象。注意，函数 read.spss( )中的参数 to.data.frame 默认为 FALSE，如果不设置为 TRUE，返回的将是一个列表形式数据。我们可以使用函数 View( )查看数据以确保数据集读入无误。

```
> View(patients.data)
```

用 foreign 包导入 SAS、Stata 等软件的数据文件的过程与上面类似，在此不再一一赘述，读者可查看 read.xport( )、read.dta( )等函数的帮助文档。

2.2.4   导出数据

由于 R 主要用于数据分析，导入文件比导出文件更常用，但有时我们也需要将数据或分析结果导出。函数 write.table( )和 write.csv( )可以分别将数据导出到一个.txt 文件和.csv 文件。例如：

```
> write.csv(patients.data, file = "patients_data.csv")
```

此外，函数 save( )可以将工作空间中的指定对象保存为以 ".rdata" 为扩展名的 R 数据文件。例如：

```
> save(patients.data, file = "patients.rdata")
```

rdata 格式文件占用空间小，用 R 读入速度很快。因此，笔者建议用户在导入其他格式的数据并整理好后，将其保存为 rdata 格式。要导入这种格式的数据，只需调用 load( )函数。

```
> load("patients.rdata")
```

2.2.5   用 rio 包导入和导出数据

R 中的 rio 包以提供一个类似万能工具的包为目标，用统一的 import( )函数和 export( )函数简化了用户导入和导出数据的工作。此外，该包里的 convert( )函数可以实现不同文件格式之间的转换。rio 包支持多种文件格式，包括 SAS、SPSS、Stata、Excel、MATLAB、Minitab 等其他软件中使用的数据文件格式。下面以 datasets 包里面的数据集 infert 为例介绍 rio 包的几个常用功能。

```
> install.packages("rio")
> library(rio)
> data("infert")
> str(infert)
'data.frame':    248 obs. of  8 variables:
 $ education     : Factor w/ 3 levels "0-5yrs","6-11yrs",..: 1 1 1 1 2 2 2 2 ...
 $ age           : num  26 42 39 34 35 36 23 32 21 28 ...
 $ parity        : num  6 1 6 4 3 4 1 2 1 2 ...
 $ induced       : num  1 1 2 2 1 2 0 0 0 0 ...
 $ case          : num  1 1 1 1 1 1 1 1 1 1 ...
 $ spontaneous   : num  2 0 0 0 1 1 0 0 1 0 ...
 $ stratum       : int  1 2 3 4 5 6 7 8 9 10 ...
 $ pooled.stratum: num  3 1 4 2 32 36 6 22 5 19 ...
```

在加载 rio 包时，如果 R 提示有些建议安装的包没有安装，用户可以运行 install_formats( ) 命令进行安装。函数 str( )常用于查看数据集的大小（观测的记录数及变量个数），以及各个变量的类型。从上面的输出可以看出，infert 是一个包含 248 个观测记录、每个记录有 8 个变量的数据框。运行下面的命令将此数据框导出为.csv 文件：

```
> export(infert, "infert.csv")
```

在当前工作目录中可以找到刚才导出的名为"infert.csv"的数据文件。运行下面的命令将该文件从.csv 文件转换成.sav 文件：

```
> convert("infert.csv", "infert.sav")
```

然后用函数 import( )把上面生成的.sav 文件导入 R 中，并命名为 infert.data：

```
> infert.data <- import("infert.sav")
```

比较原始的 infert 数据集和导入的 infert.data 数据集，除了第一个变量 education 的类型不一样，其余没有差别。在 R 中，as 系列函数可以用于实现变量类型的转换。例如，这里将数据框 infert.data 中的字符型变量 education 转换为因子：

```
> infert.data$education <- as.factor(infert.data$education)
```

2.3 数据录入

在 R 中可以直接输入数据，但是如果数据量较大（超过 10 列或超过 30 行），在 R 里录入数据并不是一个最佳选择。我们可以选择电子表格软件录入小规模的数据，比如 Excel。

但是如果数据量很大，使用电子表格软件手工录入数据的出错概率也较大。这时，专门为数据录入而设计的程序软件更为合适，比如免费的软件 EpiData。该软件不仅可以方便地设置数据录入的约束条件，比如范围检查、自动换行等，还可以对每个变量和变量值添加标签。foreign 包里的函数 read.epiinfo( ) 可以直接读取 EpiData 生成的.rec 文件，但是笔者建议先在 EpiData 中将录入的数据导出为 Stata 数据文件，然后在 R 中使用函数 read.dta( ) 读入数据。这样做的好处是可以保留在 EpiData 中预设的变量的属性，例如变量标签和描述等。

2.4 小结

将数据导入 R 是数据分析过程中遇到的第一个具有挑战性的任务。本章概述了 R 中的多种数据结构，以及获取数据集的常用方法。本章中用到的函数和数据集、它们的来源包，以及功能描述见表 2-3。导入 R 的数据集往往还不能直接用于分析，我们需要将数据集转换为更有利于分析的格式。下一章我们将探索数据框的操作，这些操作在数据准备阶段是非常重要的。

表 2-3　本章中使用的函数和数据集

函数（或数据集）	来源包	功能描述
as.character( )	base	将对象转换为字符串
as.factor( )	base	将对象转换为因子
as.numeric( )	base	将对象转换为数值
array( )	base	创建数组
bacteria	MASS	数据集
boxplot( )	graphics	绘制箱线图
c( )	base	创建向量
class( )	base	获取对象的类型
colMeans( )	base	按列求均值
colSums( )	base	按列求和
convert( )	rio	转换数据格式
data( )	utils	加载 R 包里的数据集
data.frame( )	base	创建数据框
det( )	base	求矩阵的行列式
dim( )	base	获取对象的维数
export( )	rio	将数据框导出为一个数据文件
factor( )	base	将一个向量转换为因子
hist( )	graphics	绘制直方图
import( )	rio	导入数据文件
infert	datasets	数据集

续表

函数（或数据集）	来源包	功能描述
iris	datasets	数据集
is.logical( )	base	判断对象是否为逻辑型
is.numeric( )	base	判断对象是否为数值型
is.vector( )	base	判断对象是否为向量
length( )	base	获取对象的长度
levels( )	base	获取因子的水平
list( )	base	创建列表
matrix( )	base	创建矩阵
read.csv( )	utils	读取.csv 数据文件
read.dta( )	foreign	读取 Stata 数据文件
read.epiinfo( )	foreign	读取 EpiData 数据文件
read.spss( )	foreign	读取 SPSS 数据文件
read.table( )	utils	读取文本格式数据文件
read.xlsx( )	openxlsx	读取 Excel 数据文件
read.xport( )	foreign	读取 SAS 数据文件
relevel( )	stats	改变因子水平的顺序
rep( )	base	将对象重复显示
rbinom( )	stats	生成服从二项分布的随机数
rnorm( )	stats	生成服从正态分布的随机数
rpois( )	stats	生成服从 Poisson 分布的随机数
runif( )	stats	生成服从均匀分布的随机数
rowMeans( )	base	按行求均值
rowSums( )	base	按行求和
save( )	base	将对象保存为 R 数据文件
sd( )	stats	求样本标准差
seq( )	base	生成有规则的序列
set.seed( )	base	设置生成随机数的种子数
solve( )	base	求解矩阵方程
str( )	utils	显示对象的内部结构
t( )	base	矩阵的转置运算
var( )	stats	求样本方差
View( )	utils	打开数据浏览窗口
write.csv( )	utils	将数据框导出到一个.csv 文件
write.table( )	utils	将数据框导出到一个文本文件

2.5   习题

2-1   R 语言中包括哪些数据结构？矩阵和数据框的区别是什么？

2-2   请用函数 data.frame( ) 创建一个包含三个变量的数据框。其中第一个变量 x 是小写字母 a 到 j，第二个变量 y 是数字 1 到 10，第三个变量 z 是 10 个 1。

2-3   请将 survival 包里的数据集 lung 加载到工作空间中，并查看其帮助文档。

2-4   请用函数 rnorm( ) 生成服从均值为 168、标准差为 10 的正态分布的 1000 个随机数，然后使用函数 hist( ) 查看该数据的分布。

2-5   请用函数 write.csv( ) 将 datasets 包里面的数据集 iris 导出为一个 .csv 文件，然后再用函数 read.csv( ) 读入该文件。比较读入的数据集和原始数据集，查看是否存在差异。

第 3 章　数据框的操作

第 2 章讨论了 R 的数据结构和获取数据集的方法。在实际的数据分析中，分析者往往需要花费大量的精力在数据的准备上，将数据转换为分析所需要的形式。遗憾的是，大多数统计学教材很少涉及这一重要问题。整理数据是统计学的任务之一。本章关注 R 中最常用的数据格式——数据框的基本操作。我们将分别使用基本包和当前流行的 dplyr 包处理数据框，并介绍数据框的合并、长宽格式的转换、缺失值的处理、处理大型数据集的策略等操作。

3.1　用基本包处理数据框

先加载 epiDisplay 包里的一个小型数据集 Familydata。

```
> library(epiDisplay)
> data(Familydata)
```

函数 data( ) 把数据集 Familydata 加载到 R 的工作空间。如果操作无误，在当前工作空间中应该可以看到该数据集。

```
> ls()
[1] "Familydata"
```

3.1.1　查看数据框里的内容

如果数据框较小，比如本例（只有 6 个变量，11 条记录），只需输入数据框名即可查看其全部内容，这等价于调用函数 print( ) 显示对象的内容。

```
> Familydata
   code age  ht wt  money sex
1     K   6 120 22      5   F
2     J  16 172 52     50   M
3     A  80 163 71    100   M
4     I  18 158 51    200   F
5     C  69 153 51    300   F
6     B  72 148 60    500   F
7     G  46 160 50    500   F
8     H  42 163 55    600   F
```

```
9     D  58 170 67  2000    M
10    F  47 155 53  2000    F
11    E  49 167 64  5000    M
```

对于行数比较多的数据框，直接输入数据框名，数据可能会把屏幕"占满"，这种情况下可以用函数 head( )只显示其前几行。

```
> head(Familydata)
  code age  ht wt money sex
1    K   6 120 22     5   F
2    J  16 172 52    50   M
3    A  80 163 71   100   M
4    I  18 158 51   200   F
5    C  69 153 51   300   F
6    B  72 148 60   500   F
```

也可以用函数 tail( )显示其最后几行：

```
> tail(Familydata)
  code age  ht wt money sex
6    B  72 148 60   500   F
7    G  46 160 50   500   M
8    H  42 163 55   600   F
9    D  58 170 67  2000   M
10   F  47 155 53  2000   F
11   E  49 167 64  5000   M
```

函数 head( )和 tail( )默认显示 6 行，我们可以设置其中的参数 n 以显示不同数目的行。如果只想列出数据框中所有变量的名字，可以使用函数 names( )。例如：

```
> names(Familydata)
[1] "code"   "age"    "ht"     "wt"     "money"    "sex"
```

另一个可以用来方便地探索数据框结构的函数是 str( )。

```
> str(Familydata)
'data.frame':   11 obs. of  6 variables:
 $ code : chr  "K" "J" "A" "I" ...
 $ age  : int  6 16 80 18 69 72 46 42 58 47 ...
 $ ht   : int  120 172 163 158 153 148 160 163 170 155 ...
 $ wt   : int  22 52 71 51 51 60 50 55 67 53 ...
 $ money: int  5 50 100 200 300 500 500 600 2000 2000 ...
 $ sex  : Factor w/ 2 levels "F","M": 1 2 2 1 1 1 1 1 2 1 ...
 - attr(*, "datalabel")= chr "Anthropometric and financial data of a
hypothetical family"
 - attr(*, "time.stamp")= chr "23 Nov 2006 17:15"
 - attr(*, "formats")= chr   "%9s" "%8.0g" "%8.0g" "%8.0g" ...
```

```
 - attr(*, "types")= int  128 98 105 98 105 108
 - attr(*, "val.labels")= chr  "" "" "" "" ...
 - attr(*, "var.labels")= chr  "" "Age(yr)" "Ht(cm.)" "Wt(kg.)" ...
 - attr(*, "version")= int 7
================ remaining output omitted ================
```

函数 str( )的输出非常丰富，它首先给出了对象的类型（这里是数据框"data.frame"）、观测数和变量的个数；接着给出了数据框中每个变量的变量名和类型，以及变量的前几个取值，对于因子型变量还给出了因子的水平；最后给出了数据框的一些属性，例如数据标签（"datalabel"）、数据建立时间（"time.stamp"）、变量标签（"var.labels"）和版本号（"version"）等。这些属性可以增强用户对数据集的理解。要想显示数据框属性的全部信息，可以使用 attributes( )函数，该函数的输出是一个列表。

```
> attributes(Familydata)
$names
[1] "code"   "age"    "ht"     "wt"     "money"   "sex"
$row.names
 [1] 1 2 3 4 5 6 7 8 9 10 11
$class
[1] "data.frame"
$datalabel
[1] "Anthropometric and financial data of a hypothetical family"
$time.stamp
[1] "23 Nov 2006 17:15"
$formats
[1] "%9s"    "%8.0g" "%8.0g" "%8.0g" "%8.0g" "%8.0g"
$types
[1] 128  98 105  98 105 108
$val.labels
[1] ""     ""     ""     ""     ""       "sex1"
$var.labels
[1] ""     "Age(yr)"     "Ht(cm.)"     "Wt(kg.)"     "Pocket money(B.)"     ""
================ remaining output omitted ================
```

用户也可以修改和自定义这些属性。例如，从上面的输出可以看到，第一个变量和最后一个变量没有定义标签。现在为这两个变量添加标签：

```
> attr(Familydata, "var.labels")[1] <- "Identification number"
> attr(Familydata, "var.labels")[6] <- "Gender"
> attributes(Familydata)$var.labels
[1] "Identification number"  "Age(yr)"     "Ht(cm.)"     "Wt(kg.)"
[5] "Pocket money(B.)"     "Gender"
```

给变量添加标签能帮助我们更好地理解变量的含义。此外，后面用到的 epiDisplay 包里有些函数的输出还能直接使用这些变量标签。如果觉得函数 str( )的输出太繁杂，可以使用 epiDisplay 包里的 des( )函数。

```
> des(Familydata)
Anthropometric and financial data of a hypothetical family
 No. of observations =  11
  Variable       Class        Description
1 code           character    Identification number
2 age            integer      Age(yr)
3 ht             integer      Ht(cm.)
4 wt             integer      Wt(kg.)
5 money          integer      Pocket money(B.)
6 sex            factor       Gender
```

函数 des( )以一种比较简洁的方式给出了通常情况下分析者关注的一些数据框的信息，例如样本量、变量名、变量类型和描述等。

3.1.2 选取数据框的子集

与矩阵类似，我们可以用索引下标的方式选取数据框的子集。例如，选择数据框 Familydata 的第 3 列，可以输入：

```
> Familydata[, 3]
 [1] 120 172 163 158 153 148 160 163 170 155 167
```

上面的命令等价于：

```
> Familydata$ht
```

要提取一个以上的变量，可以使用变量的索引号或名字。例如，只显示变量 ht、wt 和 sex 的前 3 条记录，可以输入：

```
> Familydata[1:3, c(3, 4, 6)]
  Ht  wt  sex
1 120 22   F
2 172 52   M
3 163 71   M
```

也可以输入：

```
> Familydata[1:3, c("ht", "wt", "sex")]
  Ht  wt  sex
1 120 22   F
2 172 52   M
3 163 71   M
```

下标中的索引还可以是一个条件语句。例如，要选择性别为女性的数据，可以输入：

```
> Familydata[Familydata$sex == "F", ]
   code age  ht  wt money  sex
```

1	K	6	120	22	5	F
4	I	18	158	51	200	F
5	C	69	153	51	300	F
6	B	72	148	60	500	F
7	G	46	160	50	500	F
8	H	42	163	55	600	F
10	F	47	155	53	2000	F

注意，条件表达式后面必须跟一个逗号，表示选择所有的列。此外，条件表达式中用的是双等号（一个等号代表赋值）。

另一种选择数据框的子集的方法是使用 subset( )函数。

```
> subset(Familydata, sex == "F")
```

若只选择女性中的变量 ht 和 wt，输入：

```
> subset(Familydata, sex == "F", select = c(ht, wt))
```

注意，该命令只是选择一个子集来显示，不会对原来的数据框产生任何影响。如果还要进一步使用该子集，需要把它存为一个新的对象。

在机器学习领域，经常需要从数据集里随机抽取一部分样本。例如，我们想把一个大的数据集随机分成两份，其中一份用于构建预测模型，另一份用于验证模型的预测精度。函数 sample( )可用于随机抽样，下面的命令从数据框 Familydata 里随机抽取一个大小为 3 的样本：

```
> sample.rows <- sample(1:nrow(Familydata), size = 3, replace = FALSE)
> sample.rows
[1] 9 5 6
> Familydata[sample.rows, ]
  code age  ht  wt money sex
9   D  58 170  67  2000   M
5   C  69 153  51   300   F
6   B  72 148  60   500   F
```

函数 sample( )中的第一个参数是一个由要从中抽样的元素组成的向量，在这里是从 1 到数据框中的总观测数；第二个参数 size 是要抽取的元素的数量；第三个参数 replace 用于设定是否放回抽样，默认为 FALSE（不放回抽样）。函数 sample( )的返回值可用于选择数据框中的行。由于随机种子数的不同，每次运行得到的结果很可能不一样。

3.1.3 将数据框按照某个变量的值排序

有时我们想将数据框按照某个变量的值的大小进行排序显示，这可以借助函数 order( )实现。例如，将数据框 Familydata 以变量 age 的值从小到大显示，可以使用下面的命令：

```
> Familydata[order(Familydata$age), ]
  code age ht wt  money  sex
```

```
1       K    6 120 22       5    F
2       J   16 172 52      50    M
4       I   18 158 51     200    F
8       H   42 163 55     600    F
7       G   46 160 50     500    F
10      F   47 155 53    2000    F
11      E   49 167 64    5000    M
9       D   58 170 67    2000    M
5       C   69 153 51     300    F
6       B   72 148 60     500    F
3       A   80 163 71     100    M
```

如果想以变量 age 的值从大到小显示数据框，只需将函数 order( )中的参数 decreasing 设为 TRUE。例如：

```
> Familydata[order(Familydata$age, decreasing = TRUE), ]
   code age  ht wt money  sex
3     A  80 163 71   100   M
6     B  72 148 60   500   F
5     C  69 153 51   300   F
9     D  58 170 67  2000   M
11    E  49 167 64  5000   M
10    F  47 155 53  2000   F
7     G  46 160 50   500   F
8     H  42 163 55   600   F
4     I  18 158 51   200   F
2     J  16 172 52    50   M
1     K   6 120 22     5   F
```

或者，也可以将变量 age 取相反数得到等价的结果：

```
> Familydata[order(-Familydata$age), ]
```

3.1.4 查找和删除重复数据

原始数据集里经常会有重复的行。如果不是重复测量的数据，数据集的每一行应该是某一个对象的观测，而且数据集里通常有一个用于识别个体的变量（比如 id）。数据集 Familydata 中的变量 code 就是个体识别号，下面检查该变量有无重复值。

```
> duplicated(Familydata$code)
 [1] FALSE FALSE FALSE FALSE FALSE FALSE FALSE FALSE FALSE FALSE FALSE
```

函数 duplicated( )的返回值是逻辑值 TRUE 或 FALSE，这里全为 FASLE，表明变量 code 没有重复值。如果数据框的行数较多，逐一查看这些逻辑值会很麻烦。此时，可以将函数 any( )作用于函数 duplicated( )的输出结果：

```
> any(duplicated(Familydata$code))
[1] FALSE
```

函数 any( )用于检查逻辑向量的值，如果向量中有一个是 TRUE，其返回值就为 TRUE，否则为 FALSE。这里返回值是 FALSE，表明变量 code 没有重复值。或者使用函数 table( )，还能得到重复值的个数。

```
> table(duplicated(Familydata$code))

FALSE
   11
```

为了阐明怎样删除重复的行，下面建立一个数据框 Familydata1，将原数据框 Familydata 的第 2 行添加在其第 12 行。

```
> Familydata1 <- Familydata
> Familydata1[12, ] <- Familydata[2, ]
> Familydata1
   code age ht  wt  money sex
1     K   6 120  22      5   F
2     J  16 172  52     50   M
3     A  80 163  71    100   M
4     I  18 158  51    200   F
5     C  69 153  51    300   F
6     B  72 148  60    500   F
7     G  46 160  50    500   F
8     H  42 163  55    600   F
9     D  58 170  67   2000   M
10    F  47 155  53   2000   F
11    E  49 167  64   5000   M
12    J  16 172  52     50   M
> table(duplicated(Familydata1$code))

FALSE  TRUE
   11     1
```

使用函数 which( )可以找出变量 code 的重复值所在的行：

```
> which(duplicated(Familydata1$code))
[1] 12
```

然后，删除重复的行：

```
> unique.code.data <- Familydata1[!duplicated(Familydata1$code), ]
> identical(unique.code.data, Familydata)
[1] TRUE
```

数据框 unique.code.data 与原数据框 Familydata 完全相同。

3.1.5 在数据框中添加和删除变量

在处理数据框时，我们经常需要创建新的变量并把它添加到现有的数据框中。例如，建立一个新的变量“log10money”，其值等于变量 money 以 10 为底的对数。最直接地，可以输入：

```
> Familydata$log10money <- log10(Familydata$money)
```

或者可以使用 transform( )函数：

```
> Familydata <- transform(Familydata, log10money = log10(money))
> names(Familydata)
 [1] "code"    "age"     "ht"      "wt"      "money"   "sex"     "log10money"
```

现在数据框中添加了一个新变量 log10money。

与添加变量相反，如果想从数据框中删除一个变量，只需在方括号内下标号的前面添加一个减号。例如：

```
> Familydata[, -7]
   code age ht wt  money sex
1     K   6 120 22     5   F
2     J  16 172 52    50   M
3     A  80 163 71   100   M
4     I  18 158 51   200   F
5     C  69 153 51   300   F
6     B  72 148 60   500   F
7     G  46 160 50   500   F
8     H  42 163 55   600   F
9     D  58 170 67  2000   M
10    F  47 155 53  2000   F
11    E  49 167 64  5000   M
```

请注意，该命令只显示所需的子集，对数据框本身不会产生影响。但下面的命令会永久删除数据框中的变量：

```
> Familydata$log10money <- NULL
```

也就是说，赋一个空值（NULL）给数据框中的变量等同于删除该变量。

3.1.6 把数据框添加到搜索路径

在前面查看和使用数据框中的变量时，我们需要在变量名前面加上数据框名和符号"$"。这种方式有时候会显得比较烦琐，尤其是数据框和变量的名字都很长的时候。此时，函数 attach( )或者函数 with( )可以用来简化代码。

函数 attach( )可以将数据框添加到搜索路径中。输入以下命令：

```
> attach(Familydata)
```

然后用函数 search( )查看搜索路径中的所有对象：

```
> search()
 [1] ".GlobalEnv"        "Familydata"        "package:methods"
```

```
   [4] "package:datasets"   "package:epicalc"   "package:survival"
   [7] "package:splines"    "package:graphics"  "package:grDevices"
  [10] "package:utils"      "package:foreign"   "package:stats"
  [13] "Autoloads"          "package:base"
```

现在搜索路径中的第二个位置存放了数据框 Familydata。由于数据框已经在搜索路径中了，而变量 age 又在该数据框里，所以现在可以直接使用变量 age 了。

```
> summary(age)
   Min. 1st Qu.  Median    Mean 3rd Qu.    Max.
   6.00   30.00   47.00   45.73   63.50   80.00
```

把一个数据框放入搜索路径类似于使用函数 library( )加载一个包。调入搜索路径的数据框和加载的包都会被自动读入 R，并一直存放在内存中直至它们被移出（detach( )）。

使用函数 attach( )虽然会在输入代码时带来一些便利，但同时也会带来一些问题。例如，重复加载数据框可能会最终导致系统资源过度负荷。另外，如果全局环境中或多个数据框中有相同的变量名，容易使用户产生混淆。因此，有些 R 的使用者尽量避免使用函数 attach( )，而使用函数 with( )。以 datasets 包里的数据集 infert 为例：

```
> with(infert, summary(age))
   Min. 1st Qu.  Median    Mean 3rd Qu.    Max.
  21.00   28.00   31.00   31.50   35.25   44.00
```

函数 with( )的局限性在于，对于多次使用数据框，我们必须重复使用函数 with( )。此外，赋值仅在此函数内部生效，例如：

```
> with(infert, {
+   m <- mean(age)}
+   )
> m
Error: object 'm' not found
```

选择哪一种数据处理方式取决于分析者的偏好。笔者推荐的做法是：（1）在开启一个新的分析项目时，首先使用命令 rm(list = ls( ))从 R 工作环境中清除所有对象；（2）在分析过程中用函数 detach( ) 将不再需要使用的数据框从搜索路径中移出；（3）不要定义与已经存在于搜索路径中的数据框同名的新对象；（4）以增强代码的可读性为优先原则。

```
> detach(Familydata)
```

3.2 用 dplyr 包处理数据框

3.1 节介绍了数据框的一些基本操作，它们可以解决处理数据框时遇到的大部分问题。下面我们将使用 dplyr 包，这个包以一种统一的规范更高效地处理数据框。dplyr 包里处理数据框的所有函数的第一个参数都是数据框名。下面以 MASS 包里的 birthwt 数据集为例，介绍 dplyr 包里常用函数的用法。该数据集来自一项关于新生儿低体重危险因素的病例对照研究。首先加载该数据集并查看其相关信息。

```
> library(dplyr)
> data(birthwt, package = "MASS")
> ?birthwt
```

数据集 birthwt 里一共包含 189 个研究对象、10 个变量。其中结果变量 bwt 是新生儿的体重（单位：g），变量 low 是将 bwt 的取值以 2500g 为分点转换成的一个二分类变量。其余 8 个变量均为预测变量，包括孕妇的年龄（age）、种族（race）、吸烟状况（smoke）、高血压史（ht）等。

3.2.1 使用 filter( )和 slice( )筛选行

函数 filter()可以基于观测值筛选数据框的一个子集。第一个参数是数据框名，第二个参数以及随后的参数是用来筛选数据框的表达式。例如，筛选数据框里年龄大于 35 岁的对象的所有记录：

```
> filter(birthwt, age > 35)
  low age lwt race  smoke  ptl ht  ui ftv  bwt
1   0  36 202    1      0    0  0   0   1 2836
2   0  36 175    1      0    0  0   0   0 3600
3   0  45 123    1      0    0  0   0   1 4990
```

从上面的输出可以看到，数据框里年龄大于 35 岁的对象只有 3 条记录。使用下面的命令将会选择出生体重小于 2500g 或者大于 4000g 的所有记录，因为记录较多，这里只显示了前 10 行。

```
> filter(birthwt, bwt < 2500 | bwt > 4000)
   low age lwt  race  smoke  ptl ht  ui ftv  bwt
1    0  26 160     3      0    0  0   0   0 4054
2    0  21 115     1      0    0  0   0   1 4054
3    0  22 129     1      0    0  0   0   0 4111
4    0  25 130     1      0    0  0   0   2 4153
5    0  31 120     1      0    0  0   0   2 4167
6    0  35 170     1      0    1  0   0   1 4174
7    0  19 120     1      1    0  0   0   0 4238
8    0  24 116     1      0    0  0   0   1 4593
9    0  45 123     1      0    0  0   0   1 4990
10   1  28 120     3      1    1  0   1   0  709
========= remaining lines omitted ==========
```

函数 filter( )里可以用逗号分隔多个条件。例如，选择年龄大于 35 岁，并且新生儿出生体重小于 2500g 或者大于 4000g 的记录：

```
> filter(birthwt, age > 35, bwt < 2500 | bwt > 4000)
  low age lwt race smoke ptl ht ui ftv  bwt
1   0  45 123    1     0   0  0  0   1 4990
```

函数 slice( )可以按照行号选择指定的行。例如，下面的命令选择数据集里面的第 2 行到第 5 行。

```
> slice(birthwt, 2:5)
  low age lwt race smoke ptl ht ui ftv  bwt
1   0  33 155    3     0   0  0  0   3 2551
2   0  20 105    1     1   0  0  0   1 2557
3   0  21 108    1     1   0  0  1   2 2594
4   0  18 107    1     1   0  0  1   0 2600
```

3.2.2　使用 arrange( )排列行

有时候我们想要将数据框的记录按照某个变量进行排序，函数 arrange()可以实现这个功能。下面的命令将数据框按照变量 bwt 的值从小到大进行排序后显示：

```
> arrange(birthwt, bwt)
   low age lwt race smoke ptl ht ui ftv  bwt
1    1  28 120    3     1   1  0  1   0  709
2    1  29 130    1     0   0  0  1   2 1021
3    1  34 187    2     1   0  1  0   0 1135
4    1  25 105    3     0   1  1  0   0 1330
5    1  25  85    3     0   0  0  1   0 1474
6    1  27 150    3     0   0  0  0   0 1588
7    1  23  97    3     0   0  0  1   1 1588
8    1  24 128    2     0   1  0  0   1 1701
9    1  24 132    3     0   0  1  0   0 1729
10   1  21 165    1     1   0  1  0   1 1790
========== remaining lines omitted ==========
```

在上面的输出中，第 6 行和第 7 行的变量 bwt 的值都是 1588，在这种情况下如果还想将数据框按照第二个变量排序，只需要在函数 arrange( )里加上第二个变量即可。例如，下面的命令将数据框按照变量 bwt 的值从小到大排序，在 bwt 取值相等的情况下再按照第二个变量 age 的值从小到大排序。

```
> arrange(birthwt, bwt, age)
  low age lwt race smoke ptl ht ui ftv  bwt
1   1  28 120    3     1   1  0  1   0  709
2   1  29 130    1     0   0  0  1   2 1021
3   1  34 187    2     1   0  1  0   0 1135
4   1  25 105    3     0   1  1  0   0 1330
5   1  25  85    3     0   0  0  1   0 1474
```

```
6     1   23    97    3     0   0   0   1   1   1588
7     1   27   150    3     0   0   0   0   0   1588
8     1   24   128    2     0   1   0   0   1   1701
9     1   24   132    3     0   0   1   0   0   1729
10    1   21   165    1     1   0   1   0   1   1790
========== remaining lines omitted ==========
```

如果想把数据框按照某个变量的值从大到小进行排序，可以借助函数 desc( )实现。

```
> arrange(birthwt, desc(bwt))
    low age  lwt  race  smoke ptl ht  ui ftv  bwt
1     0   45  123    1     0   0   0   0   1   4990
2     0   24  116    1     0   0   0   0   1   4593
3     0   19  120    1     1   0   0   0   0   4238
4     0   35  170    1     0   1   0   0   1   4174
5     0   31  120    1     0   0   0   0   2   4167
6     0   25  130    1     0   0   0   0   2   4153
7     0   22  129    1     0   0   0   0   0   4111
8     0   26  160    3     0   0   0   0   0   4054
9     0   21  115    1     0   0   0   0   1   4054
10    0   16   95    3     0   0   0   0   1   3997
```

上面的命令等价于：

```
> arrange(birthwt, - bwt)
```

3.2.3   使用 select( )选择列

函数 select( )用于选择数据框中的列（变量）。例如，下面的命令选择数据框里面的 bwt、age、race 和 smoke 这 4 个变量组成新的数据框。

```
> select(birthwt, bwt, age, race, smoke)
    bwt  age  race smoke
85  2523  19    2     0
86  2551  33    3     0
87  2557  20    1     1
88  2594  21    1     1
89  2600  18    1     1
91  2622  21    3     0
92  2637  22    1     0
93  2637  17    3     0
94  2663  29    1     1
95  2665  26    1     1
========== remaining lines omitted ==========
```

请注意，MASS 包里有一个同名函数 select( )，如果同时加载了 dplyr 包和 MASS 包，R 会默认使用较后加载的包里的函数。为了避免混淆，我们可以使用符号 "::" 特别指明使用某一个包里的函数，例如"dplyr::select( )"。在 3.6 节我们将会对函数 select( )作进一步介绍。

3.2.4 使用 mutate( )添加新变量

函数 mutate( )用于在数据框中创建新的变量。下面的命令将数据集 birthwt 里的变量 lwt（单位：lb）乘以系数 0.4536 后生成新的变量 lwt.kg（1lb ≈ 0.4536kg）。

```
> mutate(birthwt, lwt.kg = lwt*0.4536)
   low age  lwt  race  smoke  ptl  ht  ui  ftv   bwt   lwt.kg
1    0  19  182     2      0    0   0   1    0  2523  82.5552
2    0  33  155     3      0    0   0   0    3  2551  70.3080
3    0  20  105     1      1    0   0   0    1  2557  47.6280
4    0  21  108     1      1    0   0   1    2  2594  48.9888
5    0  18  107     1      1    0   0   1    0  2600  48.5352
6    0  21  124     3      0    0   0   0    0  2622  56.2464
7    0  22  118     1      0    0   0   0    1  2637  53.5248
8    0  17  103     3      0    0   0   0    1  2637  46.7208
9    0  29  123     1      0    0   0   0    1  2663  55.7928
10   0  26  113     1      1    0   0   0    0  2665  51.2568
============ remaining lines omitted =============
```

如果想要用新变量替换原来的变量，只需把新变量命名为原来的变量名：

```
> mutate(birthwt, lwt = lwt*0.4536)
   low age      lwt  race  smoke  ptl  ht  ui  ftv   bwt
1    0  19  82.5552     2      0    0   0   1    0  2523
2    0  33  70.3080     3      0    0   0   0    3  2551
3    0  20  47.6280     1      1    0   0   0    1  2557
4    0  21  48.9888     1      1    0   0   1    2  2594
5    0  18  48.5352     1      1    0   0   1    0  2600
6    0  21  56.2464     3      0    0   0   0    0  2622
7    0  22  53.5248     1      0    0   0   0    1  2637
8    0  17  46.7208     3      0    0   0   0    1  2637
9    0  29  55.7928     1      1    0   0   0    1  2663
10   0  26  51.2568     1      1    0   0   0    0  2665
============ remaining lines omitted =============
```

3.2.5 使用 summarise( )计算统计量

函数 summarise( )可以用于计算数据框中某个变量的指定统计量。例如，计算变量 bwt 的样本均值和样本标准差：

```
> summarise(birthwt, Mean.bwt = mean(bwt), Sd.bwt = sd(bwt))
  Mean.bwt    Sd.bwt
1 2944.587  729.2143
```

3.2.6 使用 group_by( )拆分数据框

函数 group_by( )可以将数据框按照某一个或某几个分类变量拆分成多个数据框。例如：

```
> group_by(birthwt, race)
# A tibble: 189 x 10
# Groups:   race [3]
     low   age   lwt  race smoke   ptl    ht    ui   ftv   bwt
   * <int> <int> <int> <int> <int> <int> <int> <int> <int> <int>
   1    0    19   182     2     0     0     0     1     0  2523
   2    0    33   155     3     0     0     0     0     3  2551
   3    0    20   105     1     1     0     0     0     1  2557
   4    0    21   108     1     1     0     0     1     2  2594
   5    0    18   107     1     1     0     0     1     0  2600
   6    0    21   124     3     0     0     0     0     0  2622
   7    0    22   118     1     0     0     0     0     1  2637
   8    0    17   103     3     0     0     0     0     1  2637
   9    0    29   123     1     1     0     0     0     1  2663
  10    0    26   113     1     1     0     0     0     0  2665
# ... with 179 more rows
```

函数 group_by( )不会改变数据框的外观，而会改变它与其他 dplyr 动词函数的作用方式。因此，上面的输出结果看上去和原来的数据框没有什么差别，但实质上是不同的。最本质的差别是多了一个分组属性（Groups），即上面的结果包含了 3 个数据框，分别对应于变量 race 的 3 个类别。

读者还可能注意到上面输出对象的格式为"tibble"。tibble 是 tidyverse 系列包（包括 dplyr 包）提供的一种类似数据框的格式。相对于传统的数据框，tibble 在很多方面具有优势，感兴趣的读者可以参阅函数 tibble( )的帮助文档。我们可以用函数 as_tibble( )将传统的数据框转换为 tibble，也可以用函数 as.data.frame( )将 tibble 转换成传统的数据框。

```
> as_tibble(birthwt)
# A tibble: 189 x 10
     low   age   lwt  race smoke   ptl    ht    ui   ftv   bwt
   <int> <int> <int> <int> <int> <int> <int> <int> <int> <int>
   1    0    19   182     2     0     0     0     1     0  2523
   2    0    33   155     3     0     0     0     0     3  2551
   3    0    20   105     1     1     0     0     0     1  2557
   4    0    21   108     1     1     0     0     1     2  2594
   5    0    18   107     1     1     0     0     1     0  2600
   6    0    21   124     3     0     0     0     0     0  2622
   7    0    22   118     1     0     0     0     0     1  2637
   8    0    17   103     3     0     0     0     0     1  2637
   9    0    29   123     1     1     0     0     0     1  2663
  10    0    26   113     1     1     0     0     0     0  2665
# ... with 179 more rows
```

下面我们将会看到，把函数 group_by( ) 和 summarise( ) 联合使用能方便地对变量进行分组统计。

3.2.7　使用传递符"%>%"组合多个操作

我们经常需要对一个数据框做一系列的操作，后面一个操作的输入需要用前一个操作的输出结果。例如，在下面的命令中，第一步把数据框 birthwt 里面的变量 race 转换成因子并给各个水平添加标签，把新的数据框命名为 birthwt1；第二步把数据框 birthwt1 按照变量 race 分组，把分组后的对象命名为 birthwt.group；第三步对于分组对象 birthwt.group 计算各组中变量 bwt 的平均值。

```
> birthwt1 <- mutate(birthwt,
+   race = factor(race, labels = c("white", "black", "other")))
> birthwt.group <- group_by(birthwt1, race)
> summarise(birthwt.group, mean(bwt))
# A tibble: 3 x 2
  race  `mean(bwt)`
  <fct>       <dbl>
1 white       3103.
2 black       2720.
3 other       2805.
```

这种方法的最大缺点是需要为每个中间结果建立一个变量。在很多情况下，比如在上面的示例中，这些中间变量其实是没有什么实际意义的。我们需要给这些中间变量命名，而且这些中间变量会保存在工作空间中占用内存。

传递操作符"%>%"将该符号之前的对象传递给符号后面的函数并作为函数的第一个参数值。例如：

```
> c(2, 4, 6, 8) %>% matrix(nrow = 2)
     [,1] [,2]
[1,]    2    6
[2,]    4    8
```

因为 dplyr 包里面的函数第一个参数总是数据框，所以这些函数配合传递操作符处理数据框非常方便。下面用传递操作符改写上面的命令：

```
> birthwt %>%
+   mutate(race = factor(race, labels = c("white", "black", "other"))) %>%
+   group_by(race) %>%
+   summarise(mean(bwt))
# A tibble: 3 x 2
  race  `mean(bwt)`
  <fct>       <dbl>
1 white       3103.
2 black       2720.
3 other       2805.
```

上述代码的重点在于动词函数，而不是函数中的参数。在阅读这一串代码组合时，可以将它们当成一系列的规定动作。

3.3   数据框的合并

有时数据集来自多个地方，我们需要将两个或多个数据集合并成一个数据集。合并数据框的操作包括纵向合并、横向合并和按照某个共有变量合并。

3.3.1   纵向合并

要纵向合并两个数据框，可以使用 rbind( )函数。被合并的两个数据框必须拥有相同的变量，这种合并通常用于向数据框中添加观测。例如：

```
> data1 <- data.frame(id = 1:5,
+                     sex = c("female", "male", "male", "female", "male"),
+                     age = c(32, 46, 25, 42, 29))
> data1
  id    sex age
1  1 female  32
2  2   male  46
3  3   male  25
4  4 female  42
5  5   male  29
> data2 <- data.frame(id = 6:10,
+                     sex = c("male", "female", "male", "male", "female"),
+                     age = c(52, 36, 28, 34, 26))
> data2
  id    sex age
1  6   male  52
2  7 female  36
3  8   male  28
4  9   male  34
5 10 female  26
> rbind(data1, data2)
   id    sex age
1   1 female  32
2   2   male  46
3   3   male  25
4   4 female  42
5   5   male  29
6   6   male  52
7   7 female  36
8   8   male  28
9   9   male  34
10 10 female  26
```

3.3.2　横向合并

要横向合并两个数据框，可以使用 cbind( )函数。用于合并的两个数据框必须拥有相同的行数，而且要以相同的顺序排列。这种合并通常用于向数据框中添加变量。例如：

```
> data3 <- data.frame(days = c(28, 57, 15, 7, 19),
+    outcome = c("discharge", "dead", "discharge", "transfer", "discharge"))
> data3
  days   outcome
1  28 discharge
2  57      dead
3  15 discharge
4   7  transfer
5  19 discharge
> cbind(data1, data3)
  id    sex age days   outcome
1  1 female  32   28 discharge
2  2   male  46   57      dead
3  3   male  25   15 discharge
4  4 female  42    7  transfer
5  5   male  29   19 discharge
```

3.3.3　按照某个共有变量合并

有时我们有多个相关的数据集，这些数据集有一个或多个共有变量，我们想把它们按照共有变量合并成一个大的数据集。函数 merge( )可以实现这个功能，例如：

```
> data1
  id    sex age
1  1 female  32
2  2   male  46
3  3   male  25
4  4 female  42
5  5   male  29
> data4 <- data.frame(id = c(2, 1, 3, 5, 4),
+    outcome = c("discharge", "dead", "discharge", "transfer", "discharge"))
> data4
  id   outcome
1  2 discharge
2  1      dead
3  3 discharge
4  5  transfer
5  4 discharge
> mydata <- merge(data1, data4, by = "id")
> mydata
  id    sex age   outcome
```

```
1  1 female   32       dead
2  2   male   46 discharge
3  3   male   25 discharge
4  4 female   42 discharge
5  5   male   29 transfer
```

dplyr 包中的 full_join( )函数也能实现上述功能，上面的命令等价于：

```
> library(dplyr)
> mydata <- full_join(data1, data4, by = "id")
> mydata
  id    sex  age   outcome
1  1 female   32      dead
2  2   male   46 discharge
3  3   male   25 discharge
4  4 female   42 discharge
5  5   male   29  transfer
```

dplyr 包提供了多种用于合并数据框的函数，例如 bind_rows( )、bind_cols( )、left_join( )、right_join( )等，读者可以查看这些函数的帮助文档了解它们的用法。

3.4   数据框的长宽格式的转换

在队列研究或随访研究中，一个观察对象要经历多次观测。收集的这些医学数据可能整理为长格式（long form），或者整理为宽格式（wide form）。长格式的数据集里每次观测作为一条记录，所以一个观测对象可能占有多行。宽格式的数据集里一个对象的多个不同时间点的观测都记录在同一行里，即一个观测对象只占有一行。

基本包里的函数 reshape( )可以对数据进行长宽格式之间的转换。下面以 datasets 包里的数据集 Indometh 为例进行说明。该数据集是关于药物吲哚美辛（indometacin）的药物代谢动力学数据，一共有 6 名试验对象，每名试验对象在连续的 8 小时内定时测定了血液中的药物浓度，共有 11 次的测定值。该资料是长格式，下面将其转换为宽格式。

```
> data(Indometh)
> wide <- reshape(Indometh, v.names = "conc", idvar = "Subject",
+                 timevar = "time", direction = "wide")
> wide
  Subject conc.0.25 conc.0.5 conc.0.75 conc.1 conc.1.25 conc.2 conc.3 conc.4
1       1      1.50     0.94      0.78   0.48      0.37   0.19   0.12   0.11
12      2      2.03     1.63      0.71   0.70      0.64   0.36   0.32   0.20
23      3      2.72     1.49      1.16   0.80      0.80   0.39   0.22   0.12
34      4      1.85     1.39      1.02   0.89      0.59   0.40   0.16   0.11
45      5      2.05     1.04      0.81   0.39      0.30   0.23   0.13   0.11
56      6      2.31     1.44      1.03   0.84      0.64   0.42   0.24   0.17
  conc.5 conc.6 conc.8
```

```
1    0.08   0.07   0.05
12   0.25   0.12   0.08
23   0.11   0.08   0.08
34   0.10   0.07   0.07
45   0.08   0.10   0.06
56   0.13   0.10   0.09
```

我们还可以将宽格式数据 wide 重新转换为长格式:

```
> long <- reshape(wide, idvar = "Subject", varying = list(2:12),
+                 v.names = "conc", direction = "long")
> head(long, 12)
    Subject time  conc
1.1       1    1  1.50
2.1       2    1  2.03
3.1       3    1  2.72
4.1       4    1  1.85
5.1       5    1  2.05
6.1       6    1  2.31
1.2       1    2  0.94
2.2       2    2  1.63
3.2       3    2  1.49
4.2       4    2  1.39
5.2       5    2  1.04
6.2       6    2  1.44
```

函数 reshape( ) 功能强大,但里面的参数很多,使用起来略显不便。tidyr 包以一种比较简洁统一的格式实现数据长宽格式的转换,其中,函数 pivot_wider( ) 用于把长格式数据转换为宽格式,而函数 pivot_longer( ) 用于把宽格式数据转换为长格式。上面的结果也可以用下述命令得到(请先安装 tidyr 包):

```
> library(tidyr)
> wide <- pivot_wider(as.data.frame(Indometh),
+                     names_from = time,
+                     values_from = conc)
> wide# A tibble: 6 x 12
  Subject `0.25` `0.5` `0.75`   `1` `1.25`   `2`   `3`   `4`   `5`   `6`   `8`
    <ord>  <dbl> <dbl>  <dbl> <dbl>  <dbl> <dbl> <dbl> <dbl> <dbl> <dbl> <dbl>
1 1         1.5   0.94   0.78  0.48   0.37  0.19  0.12  0.11  0.08  0.07  0.05
2 2         2.03  1.63   0.71  0.7    0.64  0.36  0.32  0.2   0.25  0.12  0.08
3 3         2.72  1.49   1.16  0.8    0.8   0.39  0.22  0.12  0.11  0.08  0.08
4 4         1.85  1.39   1.02  0.89   0.59  0.4   0.16  0.11  0.1   0.07  0.07
5 5         2.05  1.04   0.81  0.39   0.3   0.23  0.13  0.11  0.08  0.1   0.06
6 6         2.31  1.44   1.03  0.84   0.64  0.42  0.24  0.17  0.13  0.1   0.09
```

注意在上面的函数 pivot_wider( ) 中,我们用函数 as.data.frame( ) 将数据 Indometh 转换成了数据框,这是因为其默认类型不是数据框。数据框 wide 也能重新转换为长格式:

```
> long <- pivot_longer(wide, -Subject,
+                     names_to = "time", values_to = "conc")
> long
# A tibble: 66 x 3
   Subject time   conc
   <ord>   <chr>  <dbl>
 1 1       0.25   1.5
 2 1       0.5    0.94
 3 1       0.75   0.78
 4 1       1      0.48
 5 1       1.25   0.37
 6 1       2      0.19
 7 1       3      0.12
 8 1       4      0.11
 9 1       5      0.08
10 1       6      0.07
# ... with 56 more rows
```

　　一个"整洁"的数据集（tidy data）应该满足：每一行代表一个观测，每一列代表一个变量。在对医学数据进行分析之前，通常情况下应先把数据集转换为长格式，因为 R 中的大多数函数都支持这种格式的数据。

3.5　缺失值的处理

　　在实际的数据分析中，缺失数据是常常遇到的。缺失值（missing values）通常是由于没有收集到数据或者没有录入数据。例如，年龄的缺失可能是由于某人没有提供他（她）的年龄。大部分统计分析方法都假定处理的是完整的数据集。因此，除了一些专业化的书籍，大多数统计学教科书很少涉及这一问题。实际上，在进行正式的分析之前，我们需要在数据准备阶段检查数据集是否存在缺失值，并通过一些方法弥补因缺失值所造成的损失。

3.5.1　识别缺失值

　　在 R 中，缺失值用 NA 表示，是 "Not Available" 的缩写。函数 is.na( ) 可以用于识别缺失值，其返回结果是逻辑值 TRUE 或 FALSE。

```
> height <- c(100, 150, NA, 160)
> height
[1] 100 150  NA 160
> is.na(height)
[1] FALSE FALSE  TRUE FALSE
```

　　如果数据很少，缺失值的个数直接可以数出来，比如上面的变量 height 只有一个缺失值。但是如果数据量很大，就需要借助函数 table( ) 了。

```
> table(is.na(height))

FALSE   TRUE
    3      1
```

需要注意的是，任何包含 NA 的计算结果都是 NA。例如：

```
> mean(height)
[1] NA
```

想要得到所有可参与计算的元素的平均值，应该先将 NA 从向量中移除。

```
> mean(height, na.rm = TRUE)
[1] 136.6667
```

参数 na.rm 表示移除缺失值，其意义与用函数 na.omit( ) 把缺失值省略是一样的。

```
> mean(na.omit(height))
[1] 136.6667
```

注意，这里 na.omit( ) 是一个独立的函数，它能忽略输入对象中的缺失值，而 na.rm 只是计算描述性统计量的函数里的一个内部参数。

函数 summary( ) 在计算向量的统计量时会自动忽略缺失值，它会给出向量中缺失值的个数。例如：

```
> summary(height)
   Min. 1st Qu.  Median    Mean 3rd Qu.    Max.    NA's
  100.0   125.0   150.0   136.7   155.0   160.0       1
```

3.5.2　探索数据框里的缺失值

在决定如何处理缺失值之前，了解哪些变量有缺失值、数目有多少、是什么组合形式等是非常有意义的。下面用一个示例介绍探索缺失值模式的方法。

datasets 包里的数据集 iris 也称鸢尾花数据，它包含 150 个鸢尾花样品，分为 3 个品种（Species），每个品种各有 50 个样品。每个样品又包含 4 个属性，即花萼长度（Sepal.Length）、花萼宽度（Sepal.Width）、花瓣长度（Petal.Length）和花瓣宽度（Petal.Width）。该数据集不含缺失值。为了说明缺失值的处理方法，首先人为地生成一些缺失数据，以探索缺失值的模式和检验补全的效果。missForest 包里的函数 prodNA( ) 可以随机生成缺失值，使用此函数前需要安装和加载 missForest 包。

```
> library(missForest)
> data(iris)
> set.seed(1234)
> iris.miss <- prodNA(iris)
> summary(iris.miss)
  Sepal.Length   Sepal.Width   Petal.Length   Petal.Width         Species
```

```
Min.   :4.300    Min.   :2.000    Min.   :1.000    Min.   :0.100    setosa    :41
1st Qu.:5.100    1st Qu.:2.800    1st Qu.:1.600    1st Qu.:0.300  versicolor:45
Median :5.700    Median :3.000    Median :4.400    Median :1.300  virginica :45
Mean   :5.787    Mean   :3.059    Mean   :3.822    Mean   :1.182  NA's      :19
3rd Qu.:6.400    3rd Qu.:3.300    3rd Qu.:5.100    3rd Qu.:1.800
Max.   :7.900    Max.   :4.400    Max.   :6.900    Max.   :2.500
NA's   :12       NA's   :16       NA's   :12       NA's   :16
```

为了使结果具有可重复性，我们用函数 set.seed( ) 设置了生成随机数的种子。函数 prodNA( ) 默认生成数据数目 10% 的缺失值，我们可以通过改变参数 noNA 的值以生成不同数目的缺失值。从函数 summary( ) 的输出中可以看到每个变量里缺失值的数目。

要了解数据集里缺失值的模式，用图形展示是一个好办法。VIM 包提供了大量可视化缺失值的函数，其中函数 aggr( ) 不仅展示每个变量里缺失值的个数（或比例），还展示多个变量组合下缺失值的个数（或比例）。例如：

```
> library(VIM)
> aggr(iris.miss, prop = FALSE, numbers = TRUE, cex.axis = 0.7)
```

关于作图函数及其参数设置我们将会在第 4 章中详细讨论，这里的图形只是用于说明缺失值，读者可以暂时忽略参数的意义。在图 3-1 中，第一幅图是用条形图展示了每个变量缺失值的个数，这与上面函数 summary( ) 的输出结果是一致的；第二幅图展示了数据框中 5 个变量不同组合下缺失值的个数，其中红色方块代表缺失值，最右边的数字代表个数。从最下面看起，共有 97 个鸢尾花样品没有缺失值，有 9 个鸢尾花样品知道它们的 4 个属性但不知道品种。

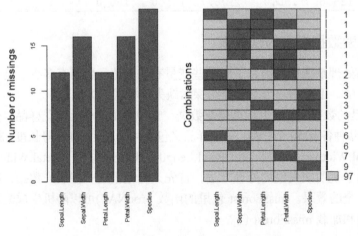

图 3-1 数据框 iris.miss 缺失值分布情况

3.5.3 填充缺失值

一般来说，处理缺失值可以采用下面 3 种方法：（1）删除，删除带有缺失值的变量或记录；（2）替换，用均值、中位数、众数或其他值替代缺失值；（3）补全，基于统计模型推测和补充缺失值。需要说明的是，上述方法都是在不得已时使用，无论哪种方法都不能完全弥补数据缺失带来的信息损失。因此，在数据收集阶段必须尽量避免数据的缺失。

1. 删除缺失值

如果缺失值的数量很小，删除后对分析结果影响不大，我们可以使用前面提到的函数 na.omit( ) 删除数据框中的缺失值。例如：

```
> iris.sub <- na.omit(iris.miss)
> nrow(iris.sub)
[1] 97
```

删除缺失值后的数据框 iris.sub 只包含 97 条完整记录。此外，函数 complete.cases( ) 可以用来识别矩阵或数据框中没有缺失值的行，它的返回值是 TRUE 或 FALSE。如果某一行有完整的数据，返回 TRUE；如果某一行至少包含一个缺失值，则返回 FALSE。所以，上面的命令等价于：

```
> iris.sub <- iris.miss[complete.cases(iris.miss), ]
```

2. 使用特定数值替换缺失值

如果不想直接删除缺失值，在某些情况下，还可以尝试使用特定的数值替换缺失值。下面以变量 Sepal.Length 为例，用忽略缺失值后的均值替换该变量里的缺失值。先计算均值：

```
> Sepal.Length.Mean <- mean(iris.miss$Sepal.Length, na.rm = TRUE)
> Sepal.Length.Mean
[1] 5.786957
```

忽略缺失值后，花萼长度（Sepal.Length）的平均值约为 5.79。为了后面还能使用数据框 iris.miss，下面我们先把数据框 iris.miss 另存为 iris.miss1，然后把数据框 iris.miss1 里变量 Sepal.Length 中的缺失值用上面算得的均值替换。

```
> iris.miss1 <- iris.miss
> iris.miss1$Sepal.Length[is.na(iris.miss1$Sepal.Length)]<- Sepal.Length.Mean
```

为检查补全后的数据与原始数据的差异，我们可以计算偏差：

```
> summary((iris$Sepal.Length - iris.miss1$Sepal.Length)/iris$Sepal.Length)
    Min.   1st Qu.    Median      Mean    3rd Qu.       Max.
-0.258034  0.000000  0.000000  0.006871  0.000000   0.248447
```

补全的平均偏差不到 1%，但最大偏差大约为 ±25%。

3. 多重插补

多重插补（multiple imputation）是一种基于重复模拟的处理缺失值的方法，常用于处理比较复杂的缺失值问题。R 中有多个可以实现缺失值多重插补的包，如 Amelia 包、mice 包和 mi 包等。其中 mice 包使用链式方程的多变量补全法，被广泛运用于数据清洗过程中。mice 包假设数据是随机缺失的，并根据变量的类型建立模型得到预测值以代替缺失值。在这些模型里，常用的有：（1）预测均值匹配（pmm），实质上就是线性回归，适用于数值型变量；（2）Logistic 回归（logreg），适用于二分类变量；（3）多分类 Logistic 回归（ployreg），适用于无序多分类变量；（4）比例优势比模型（polr），适用于有序多分类变量。在后续章节中我们会陆续介绍这些模型。接下来，用函数 mice( ) 补全数据框 iris.miss 里的缺失值。

```
> library(mice)
> imputed.data <- mice(iris.miss, seed = 1234)
> summary(imputed.data)
Class: mids
Number of multiple imputations:  5
Imputation methods:
Sepal.Length  Sepal.Width Petal.Length  Petal.Width      Species
     "pmm"        "pmm"        "pmm"        "pmm"       "polyreg"
PredictorMatrix:
             Sepal.Length Sepal.Width Petal.Length Petal.Width Species
Sepal.Length            0           1            1           1       1
Sepal.Width             1           0            1           1       1
Petal.Length            1           1            0           1       1
Petal.Width             1           1            1           0       1
Species                 1           1            1           1       0
```

在上面输出结果的矩阵 PredictorMatrix 里，每一行代表含有缺失值的变量名，如果该行对应的某一列元素为 1，代表该列变量被用于建模预测。从上面的输出结果中可以看出，对于每一个变量，其余变量都被用于它的缺失值预测。函数 mice( ) 的输出结果是一个列表，其中的对象 imp 也是一个列表，存放的是每个变量缺失值的插补值。例如，使用下面的命令可以得到变量 Sepal.Length 的插补值：

```
> imputed.data$imp$Sepal.Length
      1    2    3    4    5
4   5.0  5.2  4.8  4.8  4.9
41  5.2  5.1  5.0  4.6  5.5
71  6.0  6.4  6.7  6.3  6.3
79  6.3  6.4  5.7  6.1  6.6
98  5.5  6.4  5.9  6.0  5.8
101 7.7  6.3  6.8  7.2  7.2
103 7.2  6.3  6.7  6.3  6.2
108 6.8  7.2  7.7  7.9  7.2
123 7.2  7.7  7.2  7.2  7.2
131 6.7  6.8  6.8  7.2  6.5
136 7.2  7.2  6.7  6.8  6.9
145 7.2  6.3  6.8  6.0  6.8
```

函数 mice( ) 通过 Gibbs 抽样完成，默认进行 5 次随机抽样，所以一共得到了 5 组插补值。我们可以通过查看上面的输出结果以检查插补值是否合理，然后选择其中的一组来补全。例如，取 5 组插补值中的第 3 个：

```
> complete.data <- complete(imputed.data, 3)
```

为了检查缺失值的补全效果，对于数值型变量，我们可以计算插补值与原始变量值的偏差。以变量 Sepal.Length 为例：

```
> summary((iris$Sepal.Length-complete.data$Sepal.Length)/iris$Sepal.Length)
    Min.   1st Qu.    Median     Mean   3rd Qu.      Max.
-0.135593  0.000000  0.000000  0.000683  0.000000  0.129870
```

补全的平均偏差不到 0.1%，最大偏差大约为 ±13%。因此，这里用多重插补法比用均值替换缺失值的方法效果更好。数据框的最后一个变量 Species 是一个因子，包含 19 个缺失值。为了检查这种分类变量的缺失值的补全效果，我们可以用函数 table( ) 得到原始变量和插补后变量的列联表：

```
> table(iris$Species, complete.data$Species)
             setosa versicolor virginica
  setosa         50          0         0
  versicolor      0         50         0
  virginica       0          0        50
```

这种表被称为混淆矩阵（confusion matrix），经常用于评价模型预测的准确度。对角线上的数字代表预测值和真实值一致的个数，非对角线上的数字代表预测值和真实值不一致的个数。从上面的输出结果可以看出，变量 Species 的 19 个缺失值插补的正确率为 100%。

3.6　处理大型数据集的策略

R 中各个包提供的数据集和本书中使用的数据集都是小型的数据集，即记录的个数和变量的个数都相对较少。在实际的问题中，数据分析者面对的可能是有几十万条记录、几百个变量的数据集。处理这种大型的数据集需要消耗计算机比较大的内存空间，所以尽可能使用 64 位的操作系统和内存比较大的设备。否则，数据分析可能要花太长时间甚至无法进行。此外，处理数据的有效策略可以在很大程度上提高分析效率。

3.6.1　清理工作空间

为了在数据分析时获得尽可能大的内存空间，建议在启动任何新的分析项目时，首先清理工作空间。

```
> rm(list = ls(all = TRUE))
```

函数 ls( ) 用于显示当前工作空间中的对象，其中参数 all 默认为 FALSE，这里设为 TRUE 是为清除包括隐藏对象在内的所有对象。

此外，在数据分析的过程中，对于临时对象和不再需要的对象，使用命令 rm(object1, object2, …) 及时将它们清除。

3.6.2　快速读取 .csv 文件

.csv 文件占用空间小，可以由 Excel 查看和生成，因此被广泛运用于存储数据。在第 2

章里介绍的函数 read.csv( )可以很方便地读取.csv 文件。但是，对于大型数据集，该函数读取数据的速度太慢，有时甚至会报错。这时，可以使用 readr 包里的 read_csv( )函数或者 data.table 包里的 fread( )函数读入数据，其中后者的读取速度更快（大约为前者的两倍）。data.table 包提供了一个数据框的高级版本，大大提高了数据处理的速度。该包尤其适合那些需要在内存中处理大型数据集（比如 1GB～100GB）的用户。不过，这个包的操作方式与 R 中其他包相差较大，需要投入一定的时间学习。

3.6.3 模拟一个大型数据集

为了便于说明，下面模拟一个大型数据集，该数据集包含 50000 条记录、200 个变量。

```
> bigdata <- as.data.frame(matrix(rnorm(50000 * 200), ncol = 200))
```

函数 rnorm( )用于生成服从标准正态分布的随机数。因为是随机生成的，所以每次运行得到的数据都不一样，但这里只关注数据的处理，数据不同无关紧要。下面先为每个变量命名。

```
> varnames <- NULL
> for (i in letters[1:20]) {
+   for (j in 1:10) {
+     varnames <- c(varnames, paste(i, j, sep = "_"))
+   }
+ }
> names(bigdata) <- varnames
> names(bigdata)
  [1] "a_1"  "a_2"  "a_3"  "a_4"  "a_5"  "a_6"  "a_7"  "a_8"  "a_9"  "a_10"
 [11] "b_1"  "b_2"  "b_3"  "b_4"  "b_5"  "b_6"  "b_7"  "b_8"  "b_9"  "b_10"
 [21] "c_1"  "c_2"  "c_3"  "c_4"  "c_5"  "c_6"  "c_7"  "c_8"  "c_9"  "c_10"
 [31] "d_1"  "d_2"  "d_3"  "d_4"  "d_5"  "d_6"  "d_7"  "d_8"  "d_9"  "d_10"
 [41] "e_1"  "e_2"  "e_3"  "e_4"  "e_5"  "e_6"  "e_7"  "e_8"  "e_9"  "e_10"
 [51] "f_1"  "f_2"  "f_3"  "f_4"  "f_5"  "f_6"  "f_7"  "f_8"  "f_9"  "f_10"
 [61] "g_1"  "g_2"  "g_3"  "g_4"  "g_5"  "g_6"  "g_7"  "g_8"  "g_9"  "g_10"
 [71] "h_1"  "h_2"  "h_3"  "h_4"  "h_5"  "h_6"  "h_7"  "h_8"  "h_9"  "h_10"
 [81] "i_1"  "i_2"  "i_3"  "i_4"  "i_5"  "i_6"  "i_7"  "i_8"  "i_9"  "i_10"
 [91] "j_1"  "j_2"  "j_3"  "j_4"  "j_5"  "j_6"  "j_7"  "j_8"  "j_9"  "j_10"
[101] "k_1"  "k_2"  "k_3"  "k_4"  "k_5"  "k_6"  "k_7"  "k_8"  "k_9"  "k_10"
[111] "l_1"  "l_2"  "l_3"  "l_4"  "l_5"  "l_6"  "l_7"  "l_8"  "l_9"  "l_10"
[121] "m_1"  "m_2"  "m_3"  "m_4"  "m_5"  "m_6"  "m_7"  "m_8"  "m_9"  "m_10"
[131] "n_1"  "n_2"  "n_3"  "n_4"  "n_5"  "n_6"  "n_7"  "n_8"  "n_9"  "n_10"
[141] "o_1"  "o_2"  "o_3"  "o_4"  "o_5"  "o_6"  "o_7"  "o_8"  "o_9"  "o_10"
[151] "p_1"  "p_2"  "p_3"  "p_4"  "p_5"  "p_6"  "p_7"  "p_8"  "p_9"  "p_10"
[161] "q_1"  "q_2"  "q_3"  "q_4"  "q_5"  "q_6"  "q_7"  "q_8"  "q_9"  "q_10"
[171] "r_1"  "r_2"  "r_3"  "r_4"  "r_5"  "r_6"  "r_7"  "r_8"  "r_9"  "r_10"
[181] "s_1"  "s_2"  "s_3"  "s_4"  "s_5"  "s_6"  "s_7"  "s_8"  "s_9"  "s_10"
[191] "t_1"  "t_2"  "t_3"  "t_4"  "t_5"  "t_6"  "t_7"  "t_8"  "t_9"  "t_10"
```

上面使用了嵌套的两个 for 循环语句和 R 的内置常量 letters（小写英文字母）为 200

个变量命名。外面一层循环语句构建变量名的第一个字符（a～t），里面一层循环语句把数字 1～10 用"_"作为分隔符分别连接到这些字母上。其中函数 paste( )用于连接字符串。

3.6.4 剔除不需要的变量

在进行正式的分析之前，我们需要把暂时用不上的变量剔除以减少内存的负担。dplyr 包的 select 系列函数在这里可以派上用场，尤其是将这些函数与 tidyselect 包的 starts_with( )、ends_with( )和 contains( )等函数联合使用会带来诸多便利。先加载这两个包：

```
> library(dplyr)
> library(tidyselect)
```

接下来举例说明如何使用 select 系列函数选择或剔除变量。

```
> subdata1 <- select(bigdata, starts_with("a"))
> names(subdata1)
 [1] "a_1"  "a_2"  "a_3"  "a_4"  "a_5"  "a_6"  "a_7"  "a_8"  "a_9"  "a_10"
> subdata2 <- select(bigdata, ends_with("2"))
> names(subdata2)
 [1] "a_2" "b_2" "c_2" "d_2" "e_2" "f_2" "g_2" "h_2" "i_2" "j_2" "k_2" "l_2"
[13] "m_2" "n_2" "o_2" "p_2" "q_2" "r_2" "s_2" "t_2"
```

函数 starts_with( )和 ends_with( )分别表示变量的前缀和后缀。在上面的命令中，subdata1 选取了数据集里所有以"a"开头的变量，而 subdata2 选取了数据集里所有以"2"结尾的变量。如果要选取所有以"a"或"b"开头的变量，可以使用下面的命令：

```
> subdata3 <- select_at(bigdata, vars(starts_with("a"), starts_with("b")))
> names(subdata3)
 [1] "a_1"  "a_2"  "a_3"  "a_4"  "a_5"  "a_6"  "a_7"  "a_8"  "a_9"  "a_10" "b_1"
[12] "b_2"  "b_3"  "b_4"  "b_5"  "b_6"  "b_7"  "b_8"  "b_9"  "b_10"
```

要选择变量名里包含某些字符的所有变量，可以借助函数 contains( )实现。例如，要选择包含字符"1"的所有变量，可以输入下面的命令：

```
> subdata4 <- select_at(bigdata, vars(contains("1")))
> names(subdata4)
 [1] "a_1"  "a_10" "b_1"  "b_10" "c_1"  "c_10" "d_1"  "d_10" "e_1"  "e_10"
[11] "f_1"  "f_10" "g_1"  "g_10" "h_1"  "h_10" "i_1"  "i_10" "j_1"  "j_10"
[21] "k_1"  "k_10" "l_1"  "l_10" "m_1"  "m_10" "n_1"  "n_10" "o_1"  "o_10"
[31] "p_1"  "p_10" "q_1"  "q_10" "r_1"  "r_10" "s_1"  "s_10" "t_1"  "t_10"
```

需要注意的是，所有以"10"结尾的变量也是包含字符"1"的。

如果要剔除某些变量，只需要在函数 starts_with( )、ends_with( )和 contains( )前面加上"-"号。例如，要剔除所有包含"1"或"5"的变量，可以使用下面的命令：

```
> subdata5 <- select_at(bigdata, vars(-contains("1"), -contains("5")))
> names(subdata5)
  [1] "a_2" "a_3" "a_4" "a_6" "a_7" "a_8" "a_9" "b_2" "b_3" "b_4" "b_6"
```

```
 [12] "b_7" "b_8" "b_9" "c_2" "c_3" "c_4" "c_6" "c_7" "c_8" "c_9" "d_2"
 [23] "d_3" "d_4" "d_6" "d_7" "d_8" "d_9" "e_2" "e_3" "e_4" "e_6" "e_7"
 [34] "e_8" "e_9" "f_2" "f_3" "f_4" "f_6" "f_7" "f_8" "f_9" "g_2" "g_3"
 [45] "g_4" "g_6" "g_7" "g_8" "g_9" "h_2" "h_3" "h_4" "h_6" "h_7" "h_8"
 [56] "h_9" "i_2" "i_3" "i_4" "i_6" "i_7" "i_8" "i_9" "j_2" "j_3" "j_4"
 [67] "j_6" "j_7" "j_8" "j_9" "k_2" "k_3" "k_4" "k_6" "k_7" "k_8" "k_9"
 [78] "l_2" "l_3" "l_4" "l_6" "l_7" "l_8" "l_9" "m_2" "m_3" "m_4" "m_6"
 [89] "m_7" "m_8" "m_9" "n_2" "n_3" "n_4" "n_6" "n_7" "n_8" "n_9" "o_2"
[100] "o_3" "o_4" "o_6" "o_7" "o_8" "o_9" "p_2" "p_3" "p_4" "p_6" "p_7"
[111] "p_8" "p_9" "q_2" "q_3" "q_4" "q_6" "q_7" "q_8" "q_9" "r_2" "r_3"
[122] "r_4" "r_6" "r_7" "r_8" "r_9" "s_2" "s_3" "s_4" "s_6" "s_7" "s_8"
[133] "s_9" "t_2" "t_3" "t_4" "t_6" "t_7" "t_8" "t_9"
```

3.6.5　选取数据集的一个随机样本

对大型数据集的全部记录进行处理往往会降低分析的效率。在编写代码时，可以只抽取一部分记录对程序进行测试，以便优化代码并消除 bug。

```
> sampledata1 <- sample_n(subdata5, size = 500)
> nrow(sampledata1)
[1] 500
> sampledata2 <- sample_frac(subdata5, size = 0.02)
> nrow(sampledata2)
[1] 1000
```

函数 sample_n( )和 sample_frac( )都用于从数据框中随机选取指定数量的行，前者中的参数 size 用于指定行的个数，而后者中的参数 size 用于指定占所有行的比例。

需要说明的是，上面讨论的处理大型数据集的策略只适用于处理 GB 级的数据集。不论用哪种工具，处理 TB 和 PB 级的数据集都是一种挑战。R 中有几个包可以用于处理 TB 级数据集，例如 RHIPE、RHadoop 和 RevoScaleR 等。这些包的学习曲线相对陡峭，需要对高性能计算有一定的了解，有需求的读者可以自行探索，这里不做介绍。

3.7　小结

在实际工作中，分析者有超过一半的数据分析时间都会花在数据的预处理上。本章讨论了数据框的操作方法，熟悉这些方法会大大提高数据分析的效率。表 3-1 列出了本章中用到的函数和数据集。

表 3-1　本章中使用的函数和数据集

函数（或数据集）	来源包	功能描述
aggr( )	VIM	直观展示缺失值的数目和模式
any( )	base	判别一组逻辑值是否有真值
arrange( )	dplyr	将数据框按某个（些）变量排序

续表

函数（或数据集）	来源包	功能描述
as.data.frame( )	base	将对象转换为数据框
as_tibble( )	tibble	将对象转换为 tibble
attach( )	base	将数据框添加到搜索路径
attr( )	base	获取对象的某一个指定的属性
attributes( )	base	获取对象的所有属性
bind_cols( )	dplyr	按列合并数据框
bind_rows( )	dplyr	按行合并数据框
birthwt	MASS	数据集
cbind( )	base	按列合并数据框
complete( )	mice	提取补全的数据
complete.cases( )	stats	识别数据集里没有缺失值的记录
contains( )	tidyselect	选择包含某个字符串的变量
des( )	epiDisplay	描述数据框信息
desc( )	dplyr	将向量转换为按降序排序的格式
detach( )	base	将对象移出搜索路径
duplicated( )	base	识别重复元素
ends_with( )	tidyselect	选择以某个字符串结尾的变量
Familydata	epiDisplay	数据集
fread( )	data.table	快速读取文本格式数据
filter( )	dplyr	按照一定条件选择数据框中的行
full_join( )	dplyr	按照某一变量合并数据框
group_by( )	dplyr	将数据框按某一个或几个变量分组
head( )	utils	显示数据框的前几行
Indometh	datasets	数据集
is.na( )	base	判断缺失值
left_join( )	dplyr	按照某一变量合并数据框
merge( )	base	按照某一变量合并数据框
mice( )	mice	用多重插补法补全缺失值
mutate( )	dplyr	向数据框中添加变量
names( )	base	获取对象的名称
na.omit( )	stats	忽略缺失值
nrow( )	base	获取数据框的行数
order( )	base	获取向量排序的序号
paste( )	base	合并字符串
pivot_longer( )	tidyr	将宽格式数据框转换为长格式
pivot_wider( )	tidyr	将长格式数据框转换为宽格式

续表

函数（或数据集）	来源包	功能描述
prodNA( )	missForest	生成缺失值
rbind( )	base	按行合并数据框
read_csv( )	readr	读取.csv 文件
reshape( )	stats	数据长宽格式的转换
right_join( )	dplyr	按照某一变量合并数据框
rm( )	base	从工作空间中删除对象
sample( )	base	随机抽样
sample_frac( )	dplyr	按一定比例随机抽样
sample_n( )	dplyr	按一定数量随机抽样
select( )	dplyr	选择数据框中的变量
select_at( )	dplyr	按照一定的条件选择数据框中的变量
slice( )	dplyr	按照行号选择指定的行
starts_with( )	tidyselect	选择以某个字符串开头的变量
subset( )	base	选择向量、矩阵或数据框的子集
summarise( )	dplyr	计算数据框中变量的统计量
summary( )	base	获取对象的汇总统计
table( )	base	创建表格
tail( )	utils	显示数据框的后几行
tibble( )	tibble	将对象转换为 tibble
transform( )	base	向数据框中添加变量
which( )	base	获取对象中指定条件的序号
with( )	base	将数据框或列表作为环境

3.8   习题

3-1   表 3-2 中的数据来源于某地方病研究机构关于大骨节病患儿的一项调查研究。其中肌酐含量为 24 小时测得的尿肌酐（单位为 mmol）。分类变量 group 中，0 代表未患病（正常）儿童，1 代表患病儿童。(1) 将数据录入 R 并保存为数据框 UCR；(2) 为数据框和数据框中的变量加上合适的标签;(3) 将添加标签后的数据框保存为 R 数据文件"UCR.rdata"。

表 3-2   18 名儿童的年龄（岁）与尿肌酐含量（mmol/24h）

年龄（age）	尿肌酐含量（ucr）	分类（group）
13	3.54	0
11	3.01	0
9	3.09	0

续表

年龄（age）	尿肌酐含量（ucr）	分类（group）
6	2.48	0
8	2.56	0
10	3.36	0
12	3.18	0
7	2.65	0
10	3.01	1
9	2.83	1
11	2.92	1
12	3.09	1
15	3.98	1
16	3.89	1
8	2.21	1
7	2.39	1
10	2.74	1
15	3.36	1

3-2 将上面创建的数据文件"UCR.rdata"导入 R 中，并选取患病儿童的子数据集。

3-3 epiDisplay 包里的数据集 Planning 来自 20 世纪 80 年代中期泰国的一项计划生育调查研究，请通过其帮助文件查看数据信息并整理该数据集。

3-4 MASS 包里的数据集 bacteria 是长格式，其中的变量 week 为时间变量，变量 y 为结局变量。试将其转换成宽格式，然后再将宽格式数据重新转换回原来的长格式。请注意数据中的缺失值。

3-5 试探索 VIM 包的数据集 sleep 中的缺失值模式，并使用 mice 包补全缺失数据。

第 4 章 数据可视化

常言道，一图胜千言。数据可视化能够简化数据的复杂性，把繁杂的数据中蕴含的关系用人们易于理解的方式展示出来。数据可视化旨在借助图形化手段，清晰有效地传达与沟通信息。本章分为 3 个部分，首先介绍怎样用 R 的基础绘图系统作图；然后介绍怎样用当前流行的 ggplot2 包完成数据可视化的任务；最后介绍一些比较特殊而又实用的图形的绘制方法。

4.1 用 R 的基础绘图系统作图

R 的基础绘图系统由 Ross Ihaka 编写，功能非常强大，主要由 graphics 包和 grDevices 包组成，它们在启动 R 时会自动加载。基础绘图系统中有两类函数，一类是高水平作图函数，另一类是低水平作图函数。所谓高水平作图函数是用于直接产生图形的函数，包括 plot( )、hist( )、boxplot( )和 pairs( )等。低水平作图函数是用于在高水平作图函数所绘图形的基础上添加新的图形或元素的函数，包括 points( )、lines( )、text( )、title( )、legend( )和 axis( )等。

4.1.1 函数 plot( )

函数 plot( )是一个泛型函数，对于不同类型的数据，它可以绘制出不同的图形。例如，对于数值型数据，它可以绘制出散点图；对于分类数据，它可以绘制出箱线图；对于一些统计模型，它可以绘制出相应的图形，比如对于生存分析，它可以绘制出生存曲线。因此，函数 plot( )的使用频率非常高，建议读者打开它的帮助文档查看其各种常用参数的用法。

下面创建一个示例数据，表示某病病人对 2 种药物（drugA 和 drugB）、5 个剂量（dose）水平上的响应情况。

```
> dose <- c(20, 30, 40, 45, 60)
> drugA <- c(16, 20, 27, 40, 60)
> drugB <- c(15, 18, 25, 31, 40)
```

用上面的数据绘制药物 A 的剂量和响应关系的图形：

```
> plot(dose, drugA)
> plot(dose, drugA, type = "b")
```

上面的命令创建了两幅图，函数 plot( ) 里的参数 type 默认为 "p"（代表点），所以得到的图 4-1（a）是散点图。在第二行命令里，参数 type 改为了 "b"（代表点和线），所以得到的图 4-1（b）是点线图。

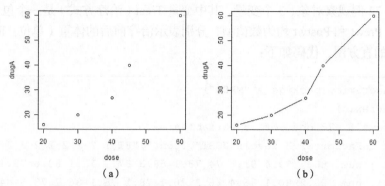

（a）　　　　　　　　　　　　　（b）

图 4-1　药物 A 剂量与响应关系散点图（a）和点线图（b）

函数 plot( ) 用于新建一幅图形，我们还可以用低水平作图函数，例如 lines( )、legend( ) 等，在一幅现有图形上添加新的图形元素。例如：

```
> plot(dose, drugA, type = "b",
+     xlab = "Dosage",ylab = "Response",
+     lty = 1,pch = 15)
> lines(dose, drugB, type = "b", lty = 2, pch = 17)
> legend("topleft, title = "Drug Type",
+         legend = c("A", "B"),
+         lty = c(1, 2),
+         pch = c(15, 17))
```

如图 4-2 所示，为了比较两种药物不同剂量下的响应情况，我们在一幅图上展示两个点线图，并用不同类型的线（lty）和不同特征的点（pch）加以区分。为了增强可读性，还添加了图例（legend）。需要注意的是，函数 legend( ) 里面点和线的属性必须与前面函数 plot( ) 和 lines( ) 中设置的属性一致。

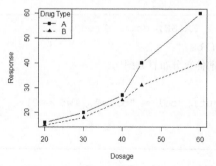

图 4-2　药物 A 与药物 B 剂量与响应关系的比较

4.1.2　直方图和密度曲线图

直方图（histogram）是用于展示连续型变量分布的最常用的工具，它本质上是对密度函数的一种估计。直方图和密度曲线图一般用于探索分布，很少用于报告结果。函数 hist( ) 可用于绘制直方图。

　　数据集 anorexia 位于 MASS 包中，来自一项关于年轻女性厌食症患者体重变化的研究。该数据集包含 72 例观察对象、3 个变量，其中变量 Treat（治疗方式）是一个包含 3 个水平的因子，变量 Prewt 和 Postwt 均为数值型，分别表示治疗前后的体重（单位：lb）。下面绘制变量 Prewt 的直方图，代码如下：

```
> data(anorexia, package = "MASS")
> str(anorexia)
'data.frame':  72 obs. of  3 variables:
 $ Treat : Factor w/ 3 levels "CBT","Cont","FT": 2 2 2 2 2 2 2 2 2 2 ...
 $ Prewt : num  80.7 89.4 91.8 74 78.1 88.3 87.3 75.1 80.6 78.4 ...
 $ Postwt: num  80.2 80.1 86.4 86.3 76.1 78.1 75.1 86.7 73.5 84.6 ...
> attach(anorexia)
> hist(Prewt)
```

　　图 4-3（a）给出了变量 Prewt 的频数分布，由于函数 hist( ) 中没有设置任何参数，图中使用了默认的组距、坐标轴标签和标题等。需要注意的是，直方图的形状受到组距的影响，有时我们需要尝试设定参数 breaks 的不同的值以得到合适的图形。函数 hist( ) 的输出结果中包含一些计算返回值，这些值可用于进一步地作图或者分析，例如为区间划分端点、频数（或密度）、区间中点等。

　　密度曲线为数据的分布提供了一种更为平滑的描述，绘制密度曲线的方法为：

```
> plot(density(Prewt))
```

　　从图 4-3（b）可以看出，变量 Prewt 的分布是单峰的，基本是对称的。我们还可以在一幅直方图上添加一条密度曲线和轴须图。此时，需要在函数 hist( ) 里面设定参数 freq 为 FALSE，即把纵坐标换成频率，否则将会几乎看不到密度曲线。参数 las 设为 1 是为了将纵轴的刻度标签横向显示。

```
> hist(Prewt, freq = FALSE, col = "red",
+       xlab = "体重(lbs)",
+       main = "治疗前体重分布直方图",
+       las = 1)
> lines(density(Prewt), col = "blue", lwd = 2)
> rug(Prewt)
> detach(anorexia)
```

　　图 4-3（c）使用红色填充了条形，添加了信息量更大的坐标轴标签和标题，还通过设置参数 las 为 1 把纵轴的刻度标签换成了横向显示。然后使用函数 lines( ) 在直方图上叠加了一条蓝色的、两倍于默认线条宽度的密度曲线。最后使用函数 rug( ) 在横轴上添加了轴须图，以展示数据分布的密集趋势。

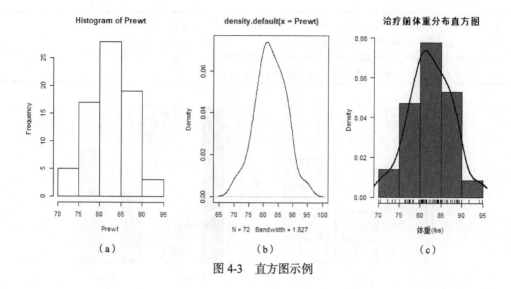

图 4-3 直方图示例

4.1.3 条形图

条形图（bar chart）在医学科技论文中经常用到，它通过垂直的或水平的矩形展示分类变量的频数分布。函数 barplot( )可用于绘制条形图。下面以 vcd 包里的 Arthritis 数据集为例介绍函数 barplot( )的用法。该数据集来自一项关于治疗类风湿性关节炎新方法的成组对照双盲临床试验研究。其中的反应变量 Improved 记录了每位接受药物治疗（Treated，41例）或安慰剂（Placebo，43 例）的患者的治疗效果，分为 3 个级别（None、Some、Marked）。

```
> library(vcd)
> data(Arthritis)
> attach(Arthritis)
> counts <- table(Improved)
> counts
Improved
  None   Some  Marked
    42     14     28
```

函数 table( )用于生成分类变量的频数统计表。从上面的输出可以看到，有 28 位患者有了明显改善、14 人有部分改善，而有 42 人没有改善。条形图可以用于展示这个频数分布，如图 4-4（a）所示。

```
> barplot(counts, xlab = "Improvement", ylab = "Freqency", las = 1)
```

函数 barplot( )还可以用于展示二维列联表的数据。图 4-4（b）绘制了一幅分组条形图，并添加了颜色和图例，代码如下：

```
> counts <- table(Improved, Treatment)
> barplot(counts,
+         col = c("red", "yellow", "green"),
```

```
+          xlab = "Improvement", ylab = "Freqency",
+          beside = TRUE, las = 1)
> legend("top", legend = rownames(counts),
+        fill = c("red", "yellow", "green"))
```

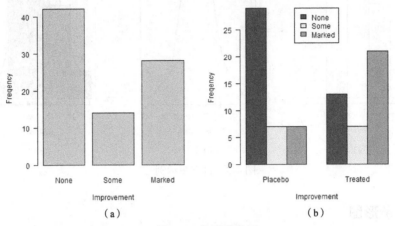

（a）　　　　　　　　　　　（b）

图 4-4　条形图示例

　　条形图有时候也可以用于展示不同分类下的均值、中位数、标准差、置信区间等。用基本包里的函数可以实现这个功能，但是需要很多个步骤。而 epiDisplay 包里的函数 aggregate.plot( )可以简化这个过程。下面的代码以数据集 anorexia 为例绘制了不同治疗方式下治疗后体重的均值条形图，结果如图 4-5 所示。

```
> library(epiDisplay)
> aggregate.plot(anorexia$Postwt, by = list(anorexia$Treat),
+               error = "sd", legend = FALSE,
+               bar.col = c("red", "yellow", "green"),
+               ylim = c(0,100), las = 1,
+               main = "")
```

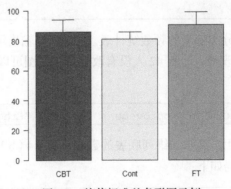

图 4-5　均值标准差条形图示例

　　上面的误差棒表示的是标准差，我们可以通过改变函数 aggregate.plot( )里面的参数 error 设置显示标准误或置信区间。

4.1.4　饼图

饼图（pie chart）可用于展示分类数据的占比情况。例如，下面的代码绘制的饼图（图 4-6）展示了某医院一周内急诊入院的疾病类型分布。

```
> percent <- c(5.8, 27.0, 0.5, 20.8, 12.8, 33.1)
> disease <- c("上感", "中风", "外伤", "昏厥", "食物中毒", "其他")
> lbs <- paste0(disease, percent, "%")
> pie(percent, labels = lbs, col = rainbow(6))
```

多数统计学家不建议使用饼图，他们更推荐用条形图或点图代替饼图，因为人们对长度的判断比对面积的判断更精确。因此，基本包的函数 pie( ) 绘制饼图的选项有限。不过，一些捐赠包扩展了 R 绘制饼图的功能，例如 plotrix包。该包提供的函数 pie3D( ) 可以绘制三维饼图，另一个函数 fan.plot( ) 可以绘制功能与饼图相似的扇形图，感兴趣的读者可以安装该包并查看其帮助文档。

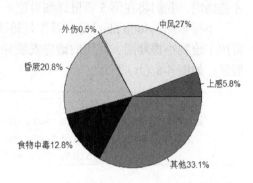

图 4-6　某医院一周内急诊患者入院诊断分布

4.1.5　箱线图和小提琴图

箱线图（box plot）又称箱须图（box-whisker plot），常用于展示数据的大致分布特征，也用于探索异常值和离群点。函数 boxplot( ) 可用于绘制箱线图。下面用箱线图展示数据集 anorexia 里体重前后变化的分布。

```
> anorexia$wt.change <- anorexia$Postwt - anorexia$Prewt
> boxplot(anorexia$wt.change, ylab = "Weight change (lbs)", las = 1)
```

为了让读者更好地理解箱线图各部分的含义，作者在图 4-7 中添加了手工标注。如果数据是对称分布，中位数（Median）应该位于上四分位数（Upper quartile）和下四分位数（Lower quartile）的中间，即箱线图的方盒关于中位线对称。在上边缘（Upper hinge）和下边缘（Lower hinge）以外的值通常被认为是异常值。

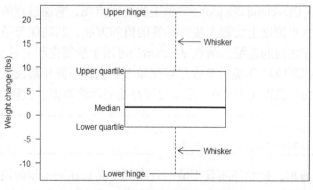

图 4-7　添加标注的箱线图示例

平行排列的箱线图可以用于比较在某个分类变量各个类别下某指标的分布。例如，要比较不同治疗方式下体重变化的情况，可以使用下面的命令：

```
> boxplot(wt.change ~ Treat, data = anorexia,
+         ylab = "Weight change (lbs)", las = 1)
```

函数 boxplot( )的第一个参数输入的是一个公式。R 里公式一般用符号"~"连接变量，"~"左边可以看作因变量，"~"右边可以看作自变量。从图 4-8（a）可以看出，"FT"（family treatment）组体重的改变量高于其他两组。但是，差异的显著性需要进一步的显著性检验才能确定，我们将在第 5 章里详细讨论。

小提琴图（violin plot）可以看作是箱线图和密度图的结合。vioplot 包里的函数 vioplot( )可用于绘制小提琴图，使用前请先安装并加载该包。例如，图 4-8（a）可以换成小提琴图展示，如图 4-8（b）所示。

```
> library(vioplot)
> vioplot(wt.change ~ Treat, data = anorexia,
+         ylab = "Weight change (lbs)",
+         col = "gold", las = 1)
```

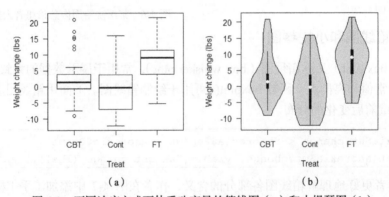

图 4-8　不同治疗方式下体重改变量的箱线图（a）和小提琴图（b）

4.1.6　克利夫兰点图

克利夫兰点图（Cleveland dot plot）本质上也是散点图，它通过点的位置展示数据的大小，是一种在简单水平刻度上绘制大量有标签的值的方法，其功能与条形图类似，但强调数据的排序以及相互之间的差距。函数 dotchart( )可用于绘制克利夫兰点图。datasets 包里的数据集 VADeaths 是 1940 年美国弗吉尼亚州城市和农村不同年龄段人群的死亡率（以‰表示）情况。克利夫兰点图（图 4-9）可以比较好地展示该数据，代码如下：

```
> dotchart(VADeaths)
> dotchart(t(VADeaths), pch = 19)
```

从图 4-9 可以看出，死亡率随着年龄的升高而升高；在同一年龄段，农村地区的死亡率均高于城市地区；在同一年龄段同一地区，男性的死亡率均高于女性。

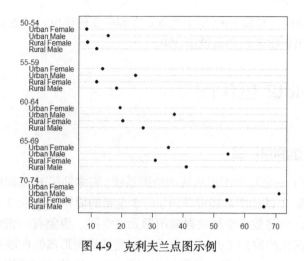

图 4-9　克利夫兰点图示例

4.1.7　导出图形

如果想要把图形保存下来，可以通过图形用户界面和代码两种方式。在 RStudio 右下方的 "Plots" 下，单击 "Export"，选择 "Save as Image" 或 "Save as PDF"，可以把图形保存在指定的文件夹下。我们还可以选择 "Copy to Clipboard" 把图形直接复制到 Word 或 PowerPoint 文档。需要注意的是，这种方式保存的图形与 RStudio 图形窗口的尺寸有关，即不同大小的窗口得出的图形会有差异。如果想把图形保存下来用于报告或论文中，笔者建议使用代码的方式，将绘图语句放置在开启目标图形设备的语句和关闭目标图形设备的语句之间即可。例如，下面的代码会把图形保存到当前工作目录中并命名为 "mygraph.pdf"：

```
> pdf("mygraph.pdf")
> boxplot(wt.change ~ Treat,
+        data = anorexia,
+        ylab = "Weight change (lbs)",
+        las = 1)
> boxplot(wt.change ~ Treat, data = anorexia, ylab = "Weight change (lbs)")
> dev.off()
```

除了函数 pdf( )，我们还可以使用函数 png( )、jpeg( )、tiff( ) 和 postscript( ) 等将图形保存为其他格式。bmp、png 和 jpeg 格式的图形文件都是非矢量格式，容易受到分辨率的影响，但它们占用的空间很小，适合运用于 Word 和 PowerPoint 文档中；ps 格式的图形文件是矢量格式文件，它与分辨率无关，适合运用于排版印刷；而 tiff（或 tif）格式的图形文件可以支持很多色彩系统，而且独立于操作系统，在各类出版物中运用得最为广泛。例如：

```
> tiff(filename = "mygraph.tiff",
+      width = 15, height = 12, units = "cm", res = 300)
> boxplot(wt.change ~ Treat, data = anorexia, ylab = "Weight change (lbs)")
> dev.off()
```

上述命令生成了一个名为 "mygraph.tiff" 的图形文件，参数 width 和 height 分别用于设置图形的宽度和高度，参数 units 用于设置宽度和高度的单位，参数 res 用于设置分辨率，这里设为了大多数出版物要求的最低值 300。

4.2　用 ggplot2 包作图

4.2.1　初识 ggplot2 包

ggplot2 包提供了一套基于图层语法的绘图系统，它弥补了 R 基础绘图系统里的函数缺乏一致性的缺点，将 R 的绘图功能提升到了一个全新的境界。ggplot2 中各种数据可视化的基本原则完全一致，它将数学空间映射到图形元素空间。想象有一张空白的画布，在画布上我们需要定义可视化的数据（data），以及数据变量到图形属性的映射（mapping）。

下面使用数据集 mtcars 作图。该数据集摘自 1974 年的美国《汽车趋势》杂志，包含 32 辆汽车的燃油消耗、设计和性能等方面的 11 个指标：mpg（耗油量）、cyl（气缸数）、disp（排量）、hp（总功率）、drat（后轴比）、wt（车重）、qsec（四分之一英里用时）、vs（发动机类型）、am（传动方式）、gear（前进挡个数）和 carb（化油器个数）。我们首先来探索车重和耗油量的关系，将变量 wt 映射到 x 轴，变量 mpg 映射到 y 轴。

```
> library(ggplot2)
> p <- ggplot(data = mtcars, mapping = aes(x = wt, y = mpg))
```

在上面的命令里，aes 代表美学（aesthetics）元素，我们把需要映射的变量都放在这个函数中。直接运行 p 得到的只是一个空白的画布，还需要定义用什么样的图形来表示数据。以 geom 开头的一系列函数用于指定图形元素，包括点、线、面、多边形等。下面使用点（point）这种几何对象来展示数据，结果如图 4-10 所示。

```
> p + geom_point()
```

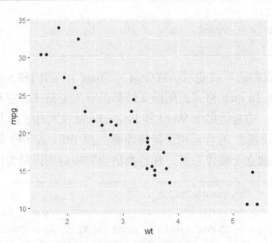

图 4-10　ggplot2 散点图示例（1）

除了坐标轴，还可以把变量映射到颜色（color）、大小（size）、形状（shape）等属性。

例如，为了展示不同传动方式下车重和耗油量的关系，我们可以将变量 am 映射为颜色（图 4-11（a））或形状（图 4-11（b））。变量 am 在原数据集里是一个数值型变量（取值为 0 和 1），实质上它应该是一个分类变量，因此我们先把它转换为一个二水平的因子。

```
> mtcars$am <- factor(mtcars$am)
> ggplot(data = mtcars, aes(x = wt, y = mpg, color = am)) + geom_point()
> ggplot(data = mtcars, aes(x = wt, y = mpg, shape = am)) + geom_point()
```

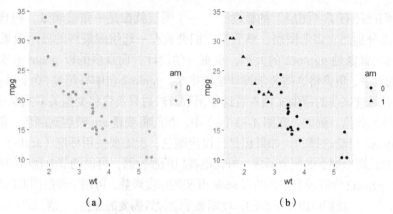

图 4-11　ggplot2 散点图示例（2）

上面的图形都是原始数据的展示，有时候我们需要对原始数据进行某种归纳后作图。例如，用图 4-11 中的散点拟合曲线。

```
> ggplot(data = mtcars, aes(x = wt, y = mpg, color = am)) + geom_smooth()
```

函数 geom_smooth() 里的参数 method 默认值为"loess"，即 LOESS 局部加权回归（图 4-12（a））。如果想换一种拟合曲线的方法，可以改变参数 method 的值。例如，用直线回归（图 4-12（b））：

```
> ggplot(data = mtcars, aes(x = wt, y = mpg, color = am)) +
+       geom_smooth(method = "lm")
```

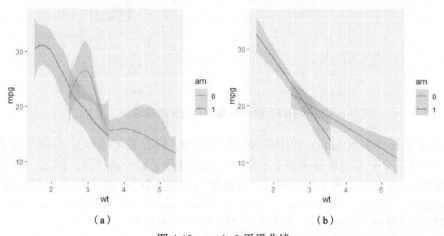

图 4-12　ggplot2 平滑曲线

图 4-12 中的两幅图中都有两条拟合线，那是因为我们将变量 am 映射成了颜色属性。如果只想显示一条平滑线，就需要在 geom_point( )函数中单独设置颜色的映射，结果如图 4-13（a）所示。

```
> ggplot(data = mtcars, aes(x = wt, y = mpg)) +
+        geom_point(aes(color = am)) +
+        stat_smooth()
```

现在我们已经有了"图层"的概念了。一个图层就像是一张玻璃纸，包含各种图形元素，我们可以分别建立多个图层，然后把它们叠放在一起组成最终的显示效果。

函数 aes( )就像是 ggplot2 的大脑，负责美学设计，而众多的以 geom 开头的函数就像是 ggplot2 的双手，负责将这些美学设计呈现出来。ggplot2 包中有超过 30 个以 geom 开头的函数，读者可通过该包的帮助文档查看这些函数。映射只负责将变量关联到某个图形属性，并不负责具体的数值。例如，在图 4-13（a）中，我们将变量 am 映射到颜色，但具体使用哪种颜色是 ggplot2 自动选择的。如果想自己设定颜色，就需要使用标度（scale）函数了。

标度函数是图形细节的调节函数，好比电视机的遥控器，可以调节电视机的音量、画面、色彩等属性。ggplot2 中有种类繁多的以 scale 开头的标度函数，可用于控制图形的颜色、点的大小和形状等。例如，我们可以用下面的标度函数手动设置需要的颜色，结果如图 4-13（b）所示。

```
> ggplot(data = mtcars, aes(x = wt, y = mpg)) +
+        geom_point(aes(color = am)) +
+        scale_color_manual(values = c("blue", "red")) +
+        stat_smooth()
```

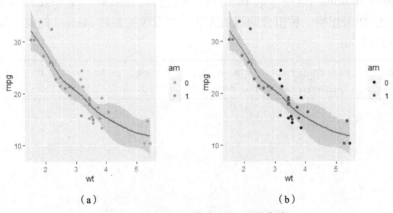

(a)   (b)

图 4-13　ggplot2 散点图及平滑曲线

ggplot2 包还能实现 lattice 包中的分组绘图功能，即分面（facet）。分面是将整个数据按照某一个或几个分类变量分成多个子集，然后用这些子集分别作图。例如，要将图 4-13（a）按照变量 am 的两个水平分别展示，可以使用下面的命令。绘图结果如图 4-14 所示。

```
> ggplot(data = mtcars, aes(x = wt, y = mpg)) +
+        geom_point() +
```

```
+          stat_smooth() +
+          facet_grid(~ am)
```

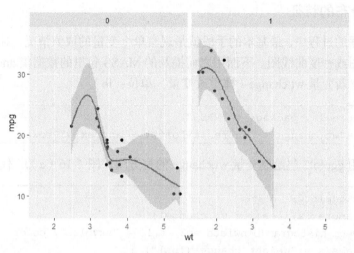

图 4-14　ggplot2 分面

ggplot2 包中的主题（theme）函数用于定义绘图的风格，例如画布的背景。要把图 4-13（a）设置为黑白主题，可以使用下面的命令，结果如图 4-15 所示。

```
> ggplot(data = mtcars, aes(x = wt, y = mpg)) +
+          geom_point(aes(color = am)) +
+          stat_smooth() +
+          theme_bw()
```

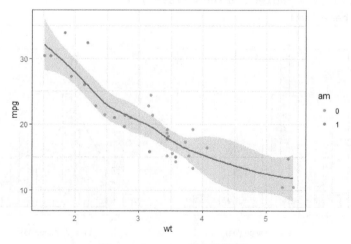

图 4-15　ggplot2 黑白主题图

除了 ggplot2 包自带的主题，还有一些扩展包提供了多种主题风格，例如 ggthemes 包、artyfarty 包等。使用这些包之前需要先安装，感兴趣的读者可自行探索。

以上介绍了 ggplot2 包中的映射（mapping）、图形元素（geom）、标度（scale）、分面

（facet）和主题（theme）等概念，并展示了它们的基本用法。接下来我们将探索用 ggplot2 包绘制常用统计图形的方法。

4.2.2 分布的特征

在探索数据的过程中，最基本的手段就是观察单个变量的取值情况。对于连续型变量，可以绘制直方图或密度曲线图。下面用之前提及的 MASS 包里的数据集 anorexia 作图。先加载数据并建立新变量 wt.change（体重改变量，单位：lb）。

```
> data(anorexia, package = "MASS")
> anorexia$wt.change <- anorexia$Postwt - anorexia$Prewt
```

接下来，用 ggplot2 包绘制变量 wt.change 的直方图（图 4-16（a）），代码如下：

```
> library(ggplot2)
> ggplot(anorexia, aes(x = wt.change)) +
+       geom_histogram(binwidth = 2, fill = "skyblue", color = "black") +
+       labs(x = "Weight change (lbs)") +
+       theme_bw()
```

其中，参数 binwidth 用于设置组距，默认值为全距除以 30，在作图时可以尝试设置不同参数值以得到比较满意的结果。参数 fill 用于设置填充色。参数 color 用于设置矩形边框的颜色。我们还可以将直方图和密度曲线同时展示，如图 4-16（b）所示。

```
> ggplot(anorexia, aes(x = wt.change, y = ..density..)) +
+       geom_histogram(binwidth = 2, fill = "skyblue", color = "black") +
+       stat_density(geom = "line", linetype = "dashed", size = 1) +
+       labs(x = "Weight change (lbs)") +
+       theme_bw()
```

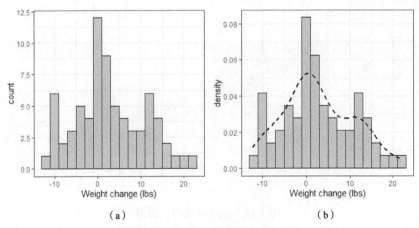

图 4-16　ggplot2 包绘制的直方图

其中，"y = ..density.." 用于设定 y 轴为频率（密度），stat_density( )是一种用于计算密度估计曲线的统计变换。

密度曲线还能用于对不同数据的分布进行比较。例如，要比较不同治疗方式下体重改变量的分布，输入下面的代码：

```
> ggplot(anorexia, aes(x = wt.change, color = Treat, linetype = Treat)) +
+        stat_density(geom = "line", size = 1) +
+        labs(x = "Weight change (lbs)") +
+        theme_bw()
```

上面的命令先将变量 Treat 映射为颜色和线型，再画出 3 种治疗方式下的体重改变量 wt.change 的密度曲线，如图 4-17 所示。

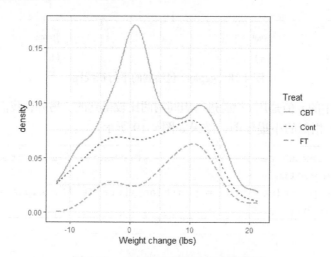

图 4-17　ggplot2 包绘制的密度曲线图

除了直方图和密度曲线图，箱线图也经常用于展示数值型变量的分布，尤其多用于各组之间分布的比较。例如：

```
> ggplot(anorexia, aes(x= Treat, y = wt.change, fill = Treat)) +
+        geom_boxplot() +
+        theme_bw()
```

从图 4-18（a）可以看出，FT 组的体重改变量要高于其他两组，但是差异的显著性需要经过统计学检验才能得出结论。ggpubr 包提供了在平行箱线图上添加组间比较的统计学差异的功能。该包是一个 ggplot2 的衍生包，可以生成用于论文发表的统计图形，值得医学研究工作者探索。下面在图 4-18（a）的基础上添加组间均值比较的统计学差异。

```
> library(ggpubr)
> my_comparisons <- list(c("CBT", "Cont"), c("CBT", "FT"), c("Cont", "FT"))
> ggplot(anorexia, aes(x= Treat, y = wt.change)) +
+        geom_boxplot() +
+        stat_compare_means(comparisons = my_comparisons,
+                           method = "t.test",
+                           color = "blue") +
+        theme_bw()
```

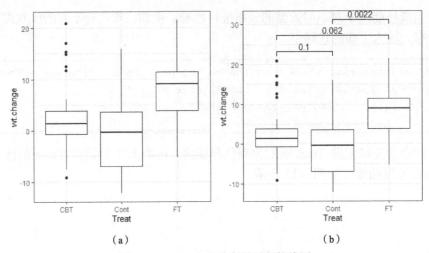

（a） （b）

图 4-18　ggplot2 包绘制的平行箱线图

图 4-18（b）中的 p 值是用 t 检验进行组间两两比较得到的。另外，我们还可以用 ggplot2
绘制与图 4-8（b）相似的小提琴图，结果如图 4-19 所示。

```
> ggplot(anorexia, aes(x= Treat, y = wt.change, fill = Treat)) +
+       geom_violin() +
+       geom_point(position = position_jitter(0.1), alpha = 0.5) +
+       theme_bw()
```

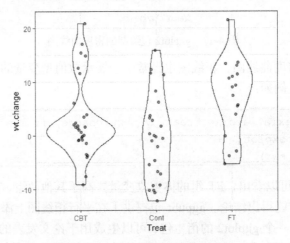

图 4-19　ggplot2 包绘制的小提琴图

4.2.3　比例的构成

许多数据会涉及比例的问题，提取比例信息能使我们了解各个组成部分对于整体的重
要性。比例的构成常用条形图展示，例如：

```
> data(Arthritis, package = "vcd")
> ggplot(Arthritis, aes(x = Treatment, fill = Improved)) +
+       geom_bar(color = "black") +
```

```
+        scale_fill_brewer() +
+        theme_bw()
```

图 4-20（a）被称为叠加条形图，是为了在一幅图中同时展现多个变量，图中的纵坐标是计数的绝对大小。但有时候我们更希望观察相对比例，这可以通过将参数 position 设为"fill"来实现，结果如图 4-20（b）所示。

```
> ggplot(Arthritis, aes(x = Treatment, fill = Improved)) +
+        geom_bar(color = "black", position = "fill") +
+        scale_fill_brewer() +
+        theme_bw()
```

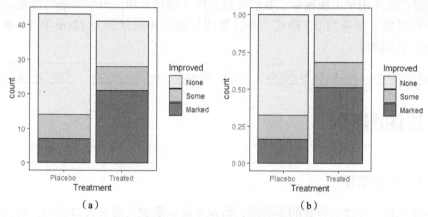

（a）   （b）

图 4-20　ggplot2 包绘制的叠加条形图

我们还可以把参数 position 设为"dodge"来将条形图并排放置，如图 4-21 所示。

```
> ggplot(Arthritis, aes(x = Treatment, fill = Improved)) +
+        geom_bar(color = "black", position = "dodge") +
+        scale_fill_brewer() +
+        theme_bw()
```

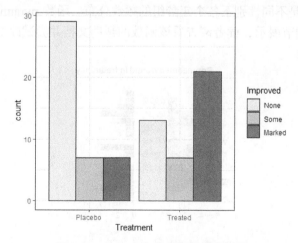

图 4-21　ggplot2 包绘制的并排条形图

4.2.4　用函数 ggsave( )保存图形

函数 ggsave( )专门用于保存 ggplot2 包绘制的图形,该函数可以导出多种不同格式的图片。例如:

```
> p <- ggplot(mtcars, aes(wt, mpg)) + geom_point()
> ggsave("myplot.png", p)
> ggsave("myplot.pdf", p)
```

上面的命令先创建了一幅散点图并把结果保存为 p,然后用函数 ggsave( )分别把这幅图形保存为 png 和 pdf 格式的文件。打开当前工作目录就可以看到这两个文件。

如果要把图片用于出版物中,我们可以对图片的尺寸和分辨率等进行设置。例如,把上面的图形对象 p 保存为 tiff 格式,并设置图片的长和宽分别为 12cm 和 15cm,分辨率为 500 dpi,代码如下:

```
> ggsave("myplot.tiff", width = 15, height = 12, units = "cm", dpi = 500)
```

4.3　其他图形

4.3.1　金字塔图

金字塔图是一种背靠背式的条形图,常用于展示研究人群的人口结构,所以也称为人口金字塔图。DescTools 包里的 PlotPyramid( )函数,以及 epiDisplay 包里的 pyramid( )函数都可以用来绘制金字塔图。下面以 epiDisplay 包里的数据集 Oswego 为例绘制金字塔图,这里需要用到数据集里的两个变量 age 和 sex。

```
> library(epiDisplay)
> data(Oswego)
> pyramid(Oswego$age, Oswego$sex, col.gender = c(2, 4), bar.label = TRUE)
```

图 4-22 展示的是不同性别下各个年龄组的频数分布。函数 pyramid( )里有很多参数可以用于控制图形的细节展示,读者请查看该函数的帮助文档并尝试改变不同的参数设置以得到满意的输出效果。

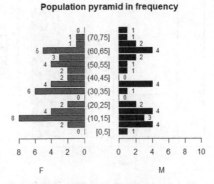

图 4-22　金字塔图示例

4.3.2　横向堆栈条形图

在做流行病学调查时，经常需要在问卷上设置很多选择题。对于一组问题，可以使用 sjPlot 包里的函数 plot_stackfrq( ) 对不同选项的比例进行可视化。下面以该包里的数据集 efc 为例作图，这里需要用到其中的 9 个变量，它们分别对应问卷里的 9 个选择题。运行下面代码前请先安装 sjPlot 包。

```
> library(sjPlot)
> data(efc)
> names(efc)
 [1] "c12hour"  "e15relat" "e16sex"   "e17age"   "e42dep"   "c82cop1"
 [7] "c83cop2"  "c84cop3"  "c85cop4"  "c86cop5"  "c87cop6"  "c88cop7"
[13] "c89cop8"  "c90cop9"  "c160age"  "c161sex"  "c172code" "c175empl"
[19] "barthtot" "neg_c_7"  "pos_v_4"  "quol_5"   "resttotn" "tot_sc_e"
[25] "n4pstu"   "nur_pst"
> view_df(efc)            # 查看数据集信息
> qdata <- dplyr::select(efc, c82cop1:c90cop9)
> plot_stackfrq(qdata)
```

绘图结果如图 4-23 所示，我们可以从图中获取每个问题的表述、回答的人数、不同选项的选择的百分比等信息。

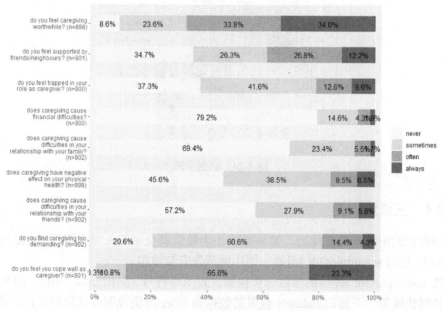

图 4-23　sjPlot 包绘制的横向堆栈条形图

sjPlot 包里汇集了很多用于可视化流行病学和社会科学领域的数据的函数。使用这些函数能够轻松地绘制出既美观又实用的统计图形，值得读者进一步探索。

4.3.3　热图

热图（heatmap）是将一个矩阵中的元素数值用不同颜色表达，并对矩阵的行或列进行层次聚类的一种颜色图。通过热图，我们不仅可以直接观察矩阵中的数值分布状况，还可以知道聚类的结果。关于聚类分析的进一步介绍参见第 10 章。热图经常运用在生物信息学数据分析中。以 RNA-seq 为例，热图可以直观地呈现多样本或多个基因的全局表达量的变化，还可以呈现多样本或多个基因表达量的聚类关系。

stats 包里的函数 heatmap( )可用于制作热图。下面以数据集 mtcars 为例介绍该函数的用法。由于该数据集里变量的测量尺度有较大差异，我们首先需要用函数 scale( )把变量标准化。标准化后的变量组成的矩阵可以作为函数 heatmap( )的输入，绘图结果如图 4-24 所示。

```
> data(mtcars)
> dat <- scale(mtcars)
> class(dat)
[1] "matrix"
> heatmap(dat)
```

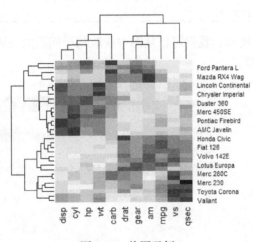

图 4-24   热图示例

4.3.4   三维散点图

前面提到的图形都是二维的，如果想对 3 个数值型变量的关系进行可视化，可以使用 scatterplot3d 包的 scatterplot3d( )函数，使用前请先安装该包。

函数 scatterplot3d( )提供的参数选项包括设置图形符号、突出显示、角度、颜色、线条、坐标轴和网格线等。下面以 datasets 包里的数据集 trees 为例说明此函数的用法。该数据集包含 3 个数值型变量 Girth、Height 和 Volume。我们分别以这 3 个变量为坐标轴绘制三维散点图，结果如图 4-25 所示。

```
> library(scatterplot3d)
> data(trees)
> scatterplot3d(trees, type = "h", highlight.3d = T, angle = 55, pch = 16)
```

上面函数 scatterplot3d( )中的参数 type 用于设置绘图的类型，默认为"p"（点），这里设为"h"，显示垂线段。参数 angle 用于设置 x 轴和 y 轴的角度。需要注意的是，用静态的三维散点图描述 3 个变量之间的关系时，可能会受到观察角度的影响。如果想对三维散点图进行交互式操作以便于更好地观察和解释图形，可以使用 rgl 包的 plot3d( )函数。使用该函数前请先安装和加载 rgl 包。

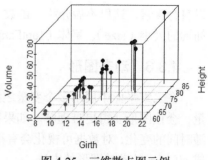

图 4-25　三维散点图示例

```
> library(rgl)
> plot3d(trees)
```

可以使用鼠标对上面的命令输出的图形进行旋转和缩放等操作，以选择合适的角度观察 3 个变量之间的关系。

4.3.5　词云图

词云图（word cloud）以合适的比例大小展示文本中的每个词，常用于词频分析。wordcloud2 包可以用于绘制词云图，下面展示该包里的一个示例，结果如图 4-26 所示。

```
> library(wordcloud2)
> head(demoFreqC)
     V2    V1
1   数据  2304
3   统计  1413
4   用户   855
5   模型   846
7   分析   773
8  数据分析  750
> wordcloud2(demoFreqC)
```

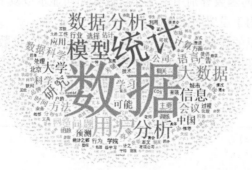

图 4-26　词云图示例

函数 wordcloud2( )里最主要的输入是词频统计表。R 中有一系列用于文本挖掘的包，其中最常用的是 tm 包；而中文分词可以借助 Rwordseg 包和 jiebaR 包等。感兴趣的读者可以自行探索，这里不做介绍。函数 wordcloud2( )里的其他参数用于改变词云的显示效果，如词的大小（size）、字体（fontFamily）、颜色（color）和词云形状（shape）等。

4.3.6   动态图形

在二维平面中展示多个变量之间的关系和分布本身就比较麻烦，如果再有一个时间变量，会让图形变得更难理解。如果我们把时间变量抽取出来，用动态演化过程去揭示变量随时间的变化，对数据可视化会有很大帮助。下面分别介绍用基本包和 ggplot2 包作图后生成 gif 格式的动态图形的方法。

1. 将一组.png 图片保存为.gif 文件

最简单直接的方法就是按时间顺序生成一组所需的静态图形，然后将这些图形分别保存在一个文件夹下，再使用 ImageMagick 软件或在线工具把这些图形文件转换成 gif 格式。通常在转换时可以指定切换的时间间隔，并按照需要指定动态特性。例如，要生成一个从 10 到 1 倒计时的.gif 文件，可以先用下面的命令建立 10 幅.png 图片：

```
> for (i in 1:10) {
+      png(file = paste0(i, ".png"))
+      plot.new()
+      text(0.5, 0.5, 11 - i, cex = 6)
+      dev.off()
+ }
```

这里的 for 循环语句中最重要的是函数 png( )，在调用函数 dev.off( )关闭图形设备之前生成的图形以 png 格式保存在当前目录下。我们也可以选择保存为其他格式，如 jpeg、bmp 和 tiff 等，但是相对来说 png 格式占用空间更小。在生成 10 个.png 文件之后，可以用 ImageMagick 或在线工具把保存的文件转换成.gif 文件。

2. 使用 gganimate 包生成.gif 文件

gganimate 包是 ggplot2 包的一个扩展包，用于绘制动态图形。它提供了一系列的函数来实现这一功能，这些函数可以添加到 ggplot2 的绘图对象中，以便自定义图像如何随时间变化。例如，以 "transition" 开头的函数用于定义数据如何展开以及它与时间的关系；以 "enter" 和 "exit" 开头的函数分别用于定义新数据如何显示以及旧数据在动画过程中如何消失；函数 ease_aes( )用于设置图像如何进行过渡。

下面以 datasets 包里的数据集 airquality 为例进行可视化。该数据集是 1973 年 5 月至 9 月某地每日空气质量监测的数据。这里用函数 as.Date( )生成一个新的变量 date（日期）作为横坐标，并以变量 Temp（温度，单位：℉）为纵坐标作图。运行下面的代码前，请先安装 gganimate 包。

```
> library(ggplot2)
> library(gganimate)
> library(transformr)
> airquality$date <-
+      as.Date(paste(1973, airquality$Month, airquality$Day, sep = "-"))
> g <- ggplot(airquality, aes(date, Temp)) +
+      geom_line() +
```

```
+         transition_time(Month)+
+         ease_aes('sine-in-out')
> anim_save(g, filename = "animation.gif")
```

图 4-27 是生成的.gif 动态图形的第一幅截图，不管动画中的图形如何移动，坐标轴都是固定的。函数 transition_time( )必不可少，它用来指定动态图形每一帧的过渡时间。函数 ease_aes( )中的参数 "sine-in-out" 表示动画过渡的前半部分是按正弦函数的模式进行的，而后半部分则是与前半部分相反的。函数 anim_save( )用于保存 gif 格式的动态图形，其功能类似于 ggplots 中的函数 ggsave( )。

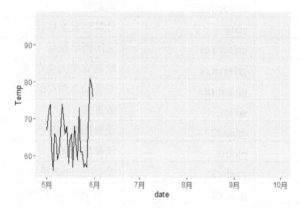

图 4-27　gganimate 包生成的动态图形示例（截图）

4.4　小结

本章介绍了在数据分析中常用的图形和可视化技术在 R 中的实现。分别运用基础绘图系统和 ggplot2 包介绍了经典的统计图形的绘制方法，然后给出了一些有意思的可视化示例。表 4-1 列出了本章中用到的函数和数据集、它们的来源包，以及功能描述。其他一些专门的图形，例如散点图矩阵、相关图、正态 QQ 图、生存曲线、聚类图、碎石图、ROC 曲线和 Meta 分析森林图等，将会在后续章节中结合统计分析方法陆续介绍。在 R 的应用中，可视化是一个非常活跃的领域，新的包层出不穷。网站 The R Graph Gallery 收集了各种新颖的图形以及相应的示例代码，值得对可视化感兴趣的读者关注。

表 4-1　本章中使用的函数和数据集

函数（或数据集）	来源包	功能描述
abline( )	graphics	在一幅图中添加直线
aes( )	ggplot2	建立美学映射
aggregate.plot( )	epiDisplay	绘制数值型变量的分组汇总统计图
airquality	datasets	数据集
anim_save( )	gganimate	保存动态图形

续表

函数（或数据集）	来源包	功能描述
anorexia	MASS	数据集
Arthritis	vcd	数据集
as.Date( )	base	将字符串转换为日期格式
axis( )	graphics	在一幅图中添加坐标轴
barplot( )	graphics	绘制条形图
boxplot( )	graphics	绘制箱线图
demoFreqC	wordcloud2	数据集
density( )	stats	计算核密度估计
dev.off( )	grDevices	关闭图形设备
dotchart( )	grDevices	绘制克利夫兰点图
ease_aes( )	gganimate	设置动态图形的过渡方式
efc	sjPlot	数据集
facet_grid( )	ggplot2	设置图形的分面
fan.plot( )	plotrix	绘制扇形图
geom_bar( )	ggplot2	绘制 ggplot2 条形图
geom_boxplot( )	ggplot2	绘制 ggplot2 箱线图
geom_histogram( )	ggplot2	绘制 ggplot2 直方图
geom_point( )	ggplot2	绘制 ggplot2 散点图
geom_smooth( )	ggplot2	绘制 ggplot2 平滑曲线
geom_violin( )	ggplot2	绘制 ggplot2 小提琴图
ggplot( )	ggplot2	建立 ggplot2 图形对象
ggsave( )	ggplot2	保存 ggplot2 图形
heatmap( )	stats	绘制热图
hist( )	graphics	绘制直方图
iris	datasets	数据集
jpeg( )	grDevices	建立.jpeg 图形文件
labs( )	ggplot2	设置 ggplot2 图形的坐标轴标签
legend( )	graphics	在一幅图中添加图例
lines( )	graphics	在一幅图中添加线
mtcars	datasets	数据集
Oswego	epiDisplay	数据集
pairs( )	graphics	绘制散点图矩阵
paste0( )	base	合并字符串
pdf( )	grDevices	建立.pdf 图形文件
pie( )	graphics	绘制饼图
pie3D( )	plotrix	绘制三维饼图
plot( )	Graphics	通用绘图函数

续表

函数（或数据集）	来源包	功能描述
plot3d( )	rgl	绘制三维散点图
PlotPyramid( )	DescTools	绘制金字塔图
plot_stackfrq( )	sjPlot	绘制堆栈比例条形图
png( )	grDevices	建立.png 图形文件
points( )	graphics	在一幅图中添加点
position_jitter( )	ggplot2	设置随机扰动点
postscript( )	grDevices	建立.postscript 图形文件
pyramid( )	epiDisplay	绘制金字塔图
rainbow( )	grDevices	彩虹调色板
rug( )	graphics	在一幅图中添加轴须图
scale( )	base	将数据标准化
scale_color_manual( )	ggplot2	自定义颜色标度
scale_fill_brewer( )	ggplot2	自定义填充色标度
scatterplot3d( )	scatterplot3d	绘制三维散点图
stat_compare_means( )	ggpubr	在 ggplot2 图形上添加组间均值比较的 p 值
stat_density( )	ggplot2	绘制 ggplot2 核密度曲线
stat_smooth( )	ggplot2	绘制 ggplot2 平滑曲线
text( )	graphics	在一幅图中添加文本
theme_bw( )	ggplot2	设置 ggplot2 图形为黑白主题背景
tiff( )	grDevices	建立.tiff 图形文件
title( )	graphics	设置图形的标题
transition_time( )	gganimate	设置动态图形的过渡时间
trees	datasets	数据集
VADeaths	datasets	数据集
vioplot( )	vioplot	绘制小提琴图
wordcloud2( )	wordcloud2	绘制词云图

4.5　习题

4-1　请加载 datasets 包里的数据集 women，绘制其中的变量 height 和 weight 的散点图和线图，并尝试改变图中点的特征、颜色、线的类型等。

4-2　请加载 datasets 包里的数据集 iris，使用适当的图形展示 3 个品种鸢尾花的 4 种几何尺寸的分布。

4-3　请将上面习题 4-1 作出的图形分别保存为 pdf 和 png 格式的文件。

4-4　请为图 4-19 添加组间均值比较的统计学差异的标记。

第 5 章　基本统计分析

前面我们已经学会了如何将数据导入 R，以及如何将数据转换为需要的格式。接着了解了数据可视化的基本方法，开始用图形探索数据。接下来的工作通常是描述各个变量的分布，并探索变量两两之间的关系。本章将介绍描述性统计分析和基本的统计推断。

为了便于阐述，下面将使用 MASS 包里面的数据集 birthwt，我们在第 3 章 3.2 节对该数据集作了介绍。在分析之前，先将数据集 birthwt 中的分类变量 low、race、smoke、ht 和 ui 转换成因子。

```
> data(birthwt, package = "MASS")
> str(birthwt)
'data.frame':   189 obs. of  10 variables:
 $ low  : int  0 0 0 0 0 0 0 0 0 0 ...
 $ age  : int  19 33 20 21 18 21 22 17 29 26 ...
 $ lwt  : int  182 155 105 108 107 124 118 103 123 113 ...
 $ race : int  2 3 1 1 1 3 1 3 1 1 ...
 $ smoke: int  0 0 1 1 1 0 0 0 1 1 ...
 $ ptl  : int  0 0 0 0 0 0 0 0 0 0 ...
 $ ht   : int  0 0 0 0 0 0 0 0 0 0 ...
 $ ui   : int  1 0 0 1 1 0 0 0 0 0 ...
 $ ftv  : int  0 3 1 2 0 0 1 1 1 0 ...
 $ bwt  : int  2523 2551 2557 2594 2600 2622 2637 2637 2663 2665 ...
> library(dplyr)
> birthwt <- birthwt %>%
+   mutate(low = factor(low, labels = c("no", "yes")),
+          race = factor(race, labels = c("white", "black", "other")),
+          smoke = factor(smoke, labels = c("no", "yes")),
+          ht = factor(ht, labels = c("no", "yes")),
+          ui = factor(ui, labels = c("no", "yes")))
> str(birthwt)
'data.frame':   189 obs. of  10 variables:
 $ low  : Factor w/ 2 levels "no","yes": 1 1 1 1 1 1 1 1 1 1 ...
 $ age  : int  19 33 20 21 18 21 22 17 29 26 ...
 $ lwt  : int  182 155 105 108 107 124 118 103 123 113 ...
 $ race : Factor w/ 3 levels "white","black",..: 2 3 1 1 1 3 1 3 1 1 ...
 $ smoke: Factor w/ 2 levels "no","yes": 1 1 2 2 2 1 1 1 2 2 ...
 $ ptl  : int  0 0 0 0 0 0 0 0 0 0 ...
 $ ht   : Factor w/ 2 levels "no","yes": 1 1 1 1 1 1 1 1 1 1 ...
```

```
 $ ui  : Factor w/ 2 levels "no","yes": 2 1 1 2 2 1 1 1 1 1 ...
 $ ftv : int  0 3 1 2 0 0 1 1 1 0 ...
 $ bwt : int  2523 2551 2557 2594 2600 2622 2637 2637 2663 2665 ...
```

获取数据框里每个变量的常用统计量是一种快速探索数据集的方法，这可以通过下面的一个命令实现。

```
> summary(birthwt)
   low         age              lwt              race      smoke      ptl
 no :130   Min.   :14.00   Min.   : 80.0   white:96   no :115   Min.   :0.0000
 yes: 59   1st Qu.:19.00   1st Qu.:110.0   black:26   yes: 74   1st Qu.:0.0000
           Median :23.00   Median :121.0   other:67             Median :0.0000
           Mean   :23.24   Mean   :129.8                        Mean   :0.1958
           3rd Qu.:26.00   3rd Qu.:140.0                        3rd Qu.:0.0000
           Max.   :45.00   Max.   :250.0                        Max.   :3.0000
   ht         ui          ftv              bwt
 no :177   no :161   Min.   :0.0000   Min.   : 709
 yes: 12   yes: 28   1st Qu.:0.0000   1st Qu.:2414
                     Median :0.0000   Median :2977
                     Mean   :0.7937   Mean   :2945
                     3rd Qu.:1.0000   3rd Qu.:3487
                     Max.   :6.0000   Max.   :4990
```

函数 summary( ) 可以对每个变量进行汇总统计。对于数值型变量，如 age、lwt、plt、ftv 和 bwt，函数 summary( ) 给出最小值、下四分位数、中位数、均值、上四分位数和最大值；对于分类变量，如 low、race、smoke、ht 和 ui，给出的则是频数统计表。

epiDisplay 包的函数 summ( ) 作用于数据框可以得到另一种格式的汇总输出，它将变量按行排列，把最小值和最大值放在最后两列以方便查看数据的全距。

```
> library(epiDisplay)
> summ(birthwt)
No. of observations = 189
   Var. name obs. mean     median   s.d.     min.   max.
1  low       189  1.312    1        0.465    1      2
2  age       189  23.24    23       5.3      14     45
3  lwt       189  129.81   121      30.58    80     250
4  race      189  1.847    1        0.918    1      3
5  smoke     189  1.392    1        0.489    1      2
6  ptl       189  0.2      0        0.49     0      3
7  ht        189  1.063    1        0.244    1      2
8  ui        189  1.148    1        0.356    1      2
9  ftv       189  0.79     0        1.06     0      6
10 bwt       189  2944.59  2977     729.21   709    4990
```

需要注意的是，对于因子型的变量，函数 summ( ) 把变量的各个水平当作数值计算统计量。

5.1　数值型变量的描述性统计分析

本节将讨论数值型变量的集中趋势、离散程度和分布形状等。这里我们关注 3 个连续型变量：年龄（age）、母亲怀孕前体重（lwt）和婴儿出生时体重（bwt）。

```
> cont.vars <- dplyr::select(birthwt, age, lwt, bwt)
```

接下来，先计算这 3 个变量的描述性统计量，然后按照母亲吸烟情况（smoke）分组考查描述性统计量。这里 smoke 是一个二分类变量，我们在把它转换成因子时已经为其两个水平定义了标签："no" 和 "yes"。

除了上面提到的函数 summary( )，R 中还有很多用于计算特定统计量的函数（见表 2-1）。例如，计算变量 age 的样本量、样本均值和样本标准差：

```
> length(cont.vars$age)
[1] 189
> mean(cont.vars$age)
[1] 23.2381
> sd(cont.vars$age)
[1] 5.298678
```

我们还可以用函数 sapply( ) 同时计算数据框中多个变量的指定统计量。例如，计算数据框 cont.vars 中各个变量的样本标准差：

```
> sapply(cont.vars, sd)
      age        lwt        bwt
 5.298678  30.579380 729.214295
```

基本包中没有提供计算偏度和峰度的函数，我们可以根据公式自己计算，也可以调用其他包里的函数计算，例如 Hmisc 包、psych 包和 pstecs 包等。这些包提供了种类繁多的计算统计量的函数，这几个包在首次使用前需要先安装。下面以 psych 包为例进行说明。psych 包被广泛应用于计量心理学，我们在第 12 章因子分析部分还会用到这个包。

psych 包里的函数 describe( ) 可以计算变量忽略缺失值后的样本量、均值、标准差、中位数、截尾均值、绝对中位差、最小值、最大值、全距、偏度、峰度和均值的标准误等。例如：

```
> library(psych)
> describe(cont.vars)
     vars  n    mean     sd median trimmed    mad min  max range  skew
age     1 189   23.24   5.30     23   22.90   5.93  14   45    31  0.71
lwt     2 189  129.81  30.58    121  126.07  20.76  80  250   170  1.38
bwt     3 189 2944.59 729.21   2977 2961.76 834.70 709 4990  4281 -0.21
    kurtosis   se
```

```
age    0.53   0.39
lwt    2.25   2.22
bwt   -0.14  53.04
```

在很多时候我们还想计算某个分类变量各个类别下的统计量。在 R 中完成这个任务有多种方式，下面先从基本包的函数 aggregate( )和 tapply( )开始介绍。

```
> aggregate(cont.vars, by = list(smoke = birthwt$smoke), mean)
  smoke      age      lwt      bwt
1   no  23.42609  130.8957 3055.696
2  yes  22.94595  128.1351 2771.919
> aggregate(cont.vars, by = list(smoke = birthwt$smoke), sd)
  smoke      age      lwt      bwt
1   no   5.467706  28.42700 752.6566
2  yes   5.047424  33.78673 659.6349
```

函数 aggregate( )中的参数 by 必须设为 list。如果直接使用 list(birthwt$smoke)，则上面分组列的名称将会是"Group.1"而不是"smoke"。我们还可以在 list 里面设置多个分类变量，例如：

```
> aggregate(cont.vars,
+           by = list(smoke = birthwt$smoke, race = birthwt$race),
+           mean)
  smoke  race      age      lwt      bwt
1   no  white  26.02273  138.8409 3428.750
2  yes  white  22.82692  126.3077 2826.846
3   no  black  19.93750  149.4375 2854.500
4  yes  black  24.10000  142.6000 2504.000
5   no  other  22.36364  119.1455 2815.782
6  yes  other  22.50000  124.0000 2757.167
```

这里的分类变量有 2 个，其中 smoke 有 2 个类别，race 有 3 个类别，上面的命令按照这两个变量各类别的所有组合（共 6 组）计算均值。

函数 tapply( )可以实现类似的功能，不同的是它的第一个参数必须是一个变量，第二个参数名是 INDEX 而不是 by。例如，计算变量 bwt 在母亲不同吸烟情况下的均值，可以输入：

```
> tapply(birthwt$bwt, INDEX = birthwt$smoke, mean)
     no      yes
3055.696  2771.919
```

epiDisplay 包里的函数 summ( )也可以实现类似的功能，不同的是该函数里的统计量是固定的，而且函数的输出包含一个按照分类变量绘制的有序点图，如图 5-1 所示。

```
> summ(birthwt$bwt, by = birthwt$smoke)
For birthwt$smoke = no
```

```
obs.   mean      median   s.d.      min.    max.
115    3055.696  3100     752.657   1021    4990
For birthwt$smoke = yes
obs.   mean      median   s.d.      min.    max.
74     2771.919  2775.5   659.635   709     4238
```

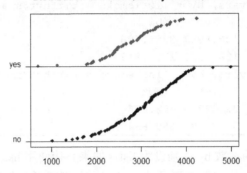

Distribution of birthwt$bwt by birthwt$smoke

图 5-1　婴儿出生体重在母亲不同吸烟情况下的有序点图

用函数 summ( )输出的有序点图探索数值型变量的分布尤其是数据的密集趋势和异常值非常方便。

psych 包里的函数 describeBy( )也可以分组计算与函数 describe( )相同的统计量, 例如:

```
> describeBy(cont.vars, birthwt$smoke)
 Descriptive statistics by group
group: no
     vars  n    mean    sd      median  trimmed  mad     min   max   range  skew
age  1     115  23.43   5.47    23      23.09    4.45    14    45    31     0.77
lwt  2     115  130.90  28.43   124     127.62   20.76   85    241   156    1.30
bwt  3     115  3055.70 752.66  3100    3086.14  816.91  1021  4990  3969   -0.28
     kurtosis  se
age  1.00      0.51
lwt  2.00      2.65
bwt  -0.32     70.19
-----------------------------------------------------------------------------
group: yes
     vars  n    mean    sd      median  trimmed  mad     min   max   range  skew
age  1     74   22.95   5.05    22.0    22.60    5.93    14    35    21     0.55
lwt  2     74   128.14  33.79   120.0   123.58   22.24   80    250   170    1.45
bwt  3     74   2771.92 659.63  2775.5  2782.55  630.11  709   4238  3529   -0.28
     kurtosis  se
age  -0.73     0.59
lwt  2.22      3.93
bwt  0.23      76.68
```

函数 describeBy( )虽然很方便, 但它不能指定任意函数, 所以扩展性较差。实际上,在第 3 章介绍的 dplyr 包里的函数 group_by( )和 summarise( )就能非常灵活地计算分组统计量。例如：

```
> library(dplyr)
> birthwt %>%
+    group_by(smoke) %>%
+    summarise(Mean.bwt = mean(bwt), Sd.bwt = sd(bwt))
# A tibble: 2 x 3
  smoke   Mean.bwt  Sd.bwt
  <fct>      <dbl>   <dbl>
1 no         3056.    753.
2 yes        2772.    660.
```

数据分析者可以选择自己最习惯的方式计算和展示描述性统计量。笔者认为最后一种方式的思路最清晰，结果最简洁。

5.2 分类变量的列联表和独立性检验

本节将关注分类变量的频数表、列联表，以及相应的独立性检验。除了使用基本包里的函数，我们还将使用 epiDisplay 包里的函数，并比较不同的输出结果。这里仍以 5.1 节中的数据框 birthwt 为例。

5.2.1 生成频数表和列联表

1. 一维频数表

一维频数表是只按一个变量的不同分类的频数进行统计的表。函数 table( )可用于生成简单的一维频数表。例如：

```
> mytable <- table(birthwt$low)
> mytable
 no  yes
130   59
```

上面的频数表展示的是绝对数。通常来说，人们更感兴趣的是相对数或者百分比。函数 prop.table( )可以将上面的频数表转换成百分比形式：

```
> prop.table(mytable)
      no        yes
0.6878307 0.3121693
> round(prop.table(mytable)*100, 1)
  no  yes
68.8 31.2
```

为了使输出更简洁，上面用函数 round( )将结果只保留了一位小数。结果表明，有近三分之一的新生儿体重偏低。

epiDisplay 包里的函数 tab1( )不仅可以给出一维频数表，还能给出百分比和累计百分比。与此同时，它还输出了一个非常实用的频数分布条形图，如图 5-2 所示。

```
> library(epiDisplay)
> tab1(birthwt$low)
birthwt$low :
        Frequency  Percent  Cum. percent
no            130     68.8          68.8
yes            59     31.2         100.0
  Total       189    100.0         100.0
```

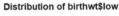

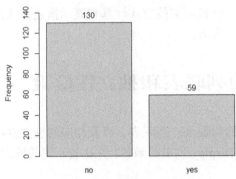

图 5-2   婴儿出生体重频数分布条形图

如果想只显示频数表而不显示条形图，可以将函数 tab1( )中的参数 graph 设为 FALSE。此外，还可以设置该函数中的很多参数以改变输出的样式，参数的具体意义可查阅其帮助文档。

上面我们将函数 tab1( )运用于分类变量，实际上，该函数同样可以运用于数值型变量以探索数据的缺失值和异常值。例如：

```
> tab1(birthwt$age)
birthwt$age :
        Frequency  Percent  Cum. percent
14            3      1.6          1.6
15            3      1.6          3.2
16            7      3.7          6.9
17           12      6.3         13.2
18           10      5.3         18.5
19           16      8.5         27.0
20           18      9.5         36.5
21           12      6.3         42.9
22           13      6.9         49.7
23           13      6.9         56.6
24           13      6.9         63.5
25           15      7.9         71.4
```

26	8	4.2	75.7
27	3	1.6	77.2
28	9	4.8	82.0
29	7	3.7	85.7
30	7	3.7	89.4
31	5	2.6	92.1
32	6	3.2	95.2
33	3	1.6	96.8
34	1	0.5	97.4
35	2	1.1	98.4
36	2	1.1	99.5
45	1	0.5	100.0
Total	189	100.0	100.0

结果表明，年龄的最小值为 14，最大值为 45，没有缺失值和异常值。

2. 二维列联表

二维列联表是按两个变量交叉分类进行统计的频数表。对于二维列联表，函数 table( ) 同样适用。例如：

```
> mytable <- table(birthwt$smoke, birthwt$low)
> mytable

      no yes
  no  86  29
  yes 44  30
```

因为变量 smoke 和变量 low 都是二分类变量，所以我们得到了一个四格表。对于这个四格表，我们可以使用函数 addmargins( ) 生成边际频数。

```
> addmargins(mytable)
      no yes Sum
  no  86  29 115
  yes 44  30  74
  Sum 130  59 189
```

我们还可以使用函数 prop.table( ) 将上面的绝对数转换成相对数，即生成频率表。

```
> prop.table(mytable, margin = 1)
          no         yes
  no  0.7478261  0.2521739
  yes 0.5945946  0.4054054
> prop.table(mytable, margin = 2)
          no         yes
  no  0.6615385  0.4915254
  yes 0.3384615  0.5084746
```

函数 prop.table( ) 中的参数 margin 用于设置按行或按列求比例。epiDisplay 包里的函数 tabpct( ) 可以一次性得到上面的结果，同时还输出一个马赛克图，如图 5-3 所示。

```
> tabpct(birthwt$smoke, birthwt$low)
Original table
           birthwt$low
birthwt$smoke    no   yes   Total
     no       86   29    115
     yes      44   30     74
     Total    130  59    189


Row percent
           birthwt$low
birthwt$smoke      no      yes    Total
     no          86      29     115
               (74.8)  (25.2)   (100)
     yes         44      30      74
               (59.5)  (40.5)   (100)


Column percent
           birthwt$low
birthwt$smoke    no       %    yes       %
     no       86   (66.2)   29   (49.2)
     yes      44   (33.8)   30   (50.8)
     Total    130  (100)    59   (100)
```

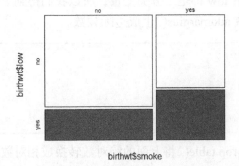

Distribution of birthwt$low by birthwt$smoke

图 5-3   母亲吸烟情况与婴儿低出生体重的马赛克图

上述结果表明，新生儿低体重的比例在母亲吸烟情况中较高。

3. 多维列联表

多维列联表在实际的数据分析中较少用到，上面针对二维列联表的函数 table( )、prop.table( )和 addmargins( )等都可以很自然地推广到多维列联表中。

```
> mytable <- table(birthwt$smoke, birthwt$low, birthwt$race)
> margin.table(mytable, 3)
white black other
  96    26    67
```

```
> margin.table(mytable, c(1, 3))
      white  black other
  no     44     16    55
  yes    52     10    12
> addmargins(mytable)
, , = white

      no yes Sum
  no  40   4  44
  yes 33  19  52
  Sum 73  23  96
, , = black

      no yes Sum
  no  11   5  16
  yes  4   6  10
  Sum 15  11  26
, , = other

      no yes Sum
  no  35  20  55
  yes  7   5  12
  Sum 42  25  67
, , = Sum

       no yes Sum
  no   86  29 115
  yes  44  30  74
  Sum 130  59 189
> prop.table(mytable, c(1,3))
, , = white

            no         yes
  no  0.90909091 0.09090909
  yes 0.63461538 0.36538462
, , = black

            no         yes
  no  0.68750000 0.31250000
  yes 0.40000000 0.60000000
, , = other

            no         yes
  no  0.63636364 0.36363636
  yes 0.58333333 0.41666667
```

此外，函数 ftable( )可以将三维列联表转换为一种紧凑的格式输出。

```
> ftable(mytable)
        white black other
no  no     40    11    35
    yes     4     5    20
yes no     33     4     7
    yes    19     6     5
```

5.2.2 独立性检验

列联表可以展示分类变量各个组合下的频数或比例，不过我们通常还会对这些分类变量之间是否相关感兴趣。此时，就需要进行独立性检验了。

1. χ^2 独立性检验

对于一般的列联表，可以使用函数 chisq.test( ) 进行 χ^2 检验。例如，要想知道母亲吸烟情况和新生儿低体重之间的关系是否独立，可以使用下面的命令：

```
> mytable <- table(birthwt$smoke, birthwt$low)
> mytable
    no yes
  no  86  29
  yes 44  30
> chisq.test(mytable)
  Pearson's Chi-squared test with Yates' continuity correction
data: mytable
X-squared = 4.2359, df = 1, p-value = 0.03958
```

函数 chisq.test( ) 的参数 correct 用于设置是否进行连续性校正，默认为 TRUE，故在输出中有说明 "Pearson's Chi-squared test with Yates' continuity correction"。对于频数表中每个单元格的期望频数都比较大（大于 5）的大样本，可以将这个参数设为 FALSE，即不进行连续性校正。函数 chisq.test( ) 的输出中包含了期望频数表，我们可以通过下面的命令查看：

```
> chisq.test(mytable)$expected
        no      yes
  no  79.10053 35.89947
  yes 50.89947 23.10053
```

结果表明，每个单元格的期望频数都比较大，所以可以尝试将参数 correct 设为 FALSE：

```
> chisq.test(mytable, correct = FALSE)
  Pearson's Chi-squared test
data: mytable
X-squared = 4.9237, df = 1, p-value = 0.02649
```

从上面的输出中可以看到，不论是否进行连续性校正，母亲吸烟情况与新生儿低体重都存在显著的关联（$p < 0.05$）。

2. Fisher 精确概率检验

如果观察总记录数 n 小于 40，或者频数表里的某个期望频数很小（小于 1），则需要使用 Fisher 精确概率检验。函数 fisher.test( ) 可用于执行该检验。即使期望频数都较大，仍然可以尝试使用 Fisher 精确概率检验，例如：

```
> fisher.test(mytable)
  Fisher's Exact Test for Count Data
data: mytable
```

```
p-value = 0.03618
alternative hypothesis: true odds ratio is not equal to 1
95 percent confidence interval:
 1.028780 3.964904
sample estimates:
odds ratio
 2.014137
```

检验的结果与上面一致。与很多统计软件不同，函数 fisher.test( )不仅可以运用于四格表，还可以运用于行列数大于 2 的列联表。

3. 相对危险度与优势比

上面对列联表的检验关注的是行变量各水平和列变量各水平的关联程度，如果想知道行变量某一水平和列变量某一水平相对于基础水平的关联程度，就需要用相对危险度（Relative Risk，RR）和优势比（Odds Ratio，OR）了。

设试验组人群的发病率为 P_1，对照组人群发病率为 P_2，则 RR $= P_1/P_2$，即暴露组人群的发病率与非暴露组人群的发病率之比。RR 用于反映暴露因素与结局事件的关联程度，其取值范围为 0 到无穷大。数值为 1 时，表明暴露因素与结局事件无关联；小于 1 时，表明暴露因素导致结局事件的发生率降低；大于 1 时，表明暴露因素导致结局事件的发生率增加。

RR 的计算要求知道各组的发病率，由于在横断面研究或回顾性研究中，很难得到人群发病率的估计值，因此也无法估计 RR，此时我们往往使用 OR 代替 RR。OR 是指暴露组中病例与非病例人数的比值除以非暴露组中病例与非病例人数的比值。设患病人数的比例为 P，则 $P/(1-P)$ 称为患病的优势（Odds）或比值。而 OR 就是暴露组的 Odds 与非暴露组的 Odds 之比，即

$$OR = \frac{暴露组患病比例/(1-暴露组患病比例)}{非暴露组患病比例/(1-非暴露组患病比例)}$$

与 RR 一样，OR 的取值范围也为 0 到无穷大。如果 OR 值大于 1，说明该暴露因素更容易导致结果事件发生，或者说该因素是一个危险因素；小于 1，则说明该暴露因素更不容易导致结果事件发生，或者说该因素是一个保护因素。

epiDisplay 包里的函数 cs( )和 cc( )分别可用于计算 RR 和 OR，以及它们的置信区间。需要说明的是，列联表中行变量和列变量的顺序不会影响独立性检验的结果，而函数 cs( )和 cc( )的第一个参数 outcome 需要设为结果变量，这里是 low（新生儿低体重）。

```
> library(epiDisplay)
> cs(birthwt$low, birthwt$smoke)
        Exposure
Outcome    Non-exposed Exposed Total
  Negative   86          44      130
  Positive   29          30       59
  Total      115         74      189


          Rne       Re     Rt
```

	Risk	0.25	0.41	0.31			
					Estimate	Lower95ci	Upper95ci
Risk difference (attributable risk)					0.15	0.01	0.28
Risk ratio					1.61	1.02	2.53
Attr. frac. exp. -- (Re-Rne)/Re					0.38		
Attr. frac. pop. -- (Rt-Rne)/Rt*100 %					19.22		
Number needed to harm (NNH) or 1/(risk difference)					6.53	3.6	69.11

　　函数 cs( )的输出结果还包括其他几个指标，如危险度差（risk difference）、归因危险度（attributable risk）和人群归因危险度（population attributable risk）等。需要说明的是，上述计算只为介绍函数 cs( )的用法，并没有实际意义。因为本例的数据来自一项病例对照研究，无法得出各暴露组的发病率。所以，这里用函数 cc( )计算 OR 更为恰当。

　　函数 cc( )不仅给出了 χ^2 独立性检验的结果和 Fisher 精确概率检验的结果，还输出了一个优势比的变化图，如图 5-4 所示。

```
> cc(birthwt$low, birthwt$smoke)
        birthwt$smoke
birthwt$low  no yes Total
      no     86  44   130
      yes    29  30    59
      Total 115  74   189
OR =  2.02
95% CI =  1.08, 3.78
Chi-squared = 4.92, 1 d.f., P value = 0.026
Fisher's exact test (2-sided) P value = 0.036
```

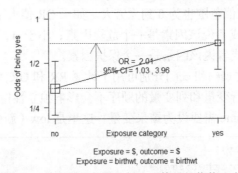

图 5-4　母亲吸烟与婴儿低出生体重的优势比变化

　　函数 cs( )和 cc( )里面都有一个参数 cctable，用于输入列联表格式的数据。例如，使用下面的命令可以得到与上面相同的结果：

```
> mytable <- table(birthwt$low, birthwt$smoke)
> cc(cctable = mytable)
```

4. Cochran-Mantel-Haenszel χ^2 检验

两个变量的关联有可能受到第三个变量的影响，因此我们有必要检验两个分类变量在调整（控制）第三个变量的情况下是否独立。Cochran-Mantel-Haenszel χ^2 检验常用于探索变量间的混杂因素。其零假设是：两个分类变量在第三个变量的每一层都是条件独立的。函数 mantelhaen.test( )可以用来进行该检验。下面的例子为分析在控制不同种族（白人、黑人和其他）条件下新生儿低体重与母亲吸烟情况是否独立。

```
> mytable <- table(birthwt$low, birthwt$smoke, birthwt$race)
> mytable
, , = white
     no yes
  no  40  33
  yes  4  19
, , = black
     no yes
  no  11   4
  yes  5   6
, , = other
     no yes
  no  35   7
  yes 20   5
> mantelhaen.test(mytable)
  Mantel-Haenszel chi-squared test with continuity correction
data: mytable
Mantel-Haenszel X-squared = 8.3779, df = 1, p-value = 0.003798
alternative hypothesis: true common odds ratio is not equal to 1
95 percent confidence interval:
 1.490740 6.389949
sample estimates:
common odds ratio
     3.086381
```

结果表明，新生儿低体重与母亲吸烟情况在调整了种族条件的情况下依然不独立（$p =$ 0.003798）。epiDisplay 包里的函数 mhor( )也可以完成上面的任务，且输出结果更丰富，如图 5-5 所示。

```
> mhor(mhtable = mytable)
 Stratified analysis by  Var3
             OR lower lim. upper lim.  P value
 Var3 white  5.66      1.657     25.14 0.00179
 Var3 black  3.14      0.487     23.45 0.22797
 Var3 other  1.25      0.273      5.28 0.75103
 M-H combined 3.09     1.491      6.39 0.00215

 M-H Chi2(1) = 9.41 , P value = 0.002
 Homogeneity test, chi-squared 2 d.f. = 2.98 , P value = 0.225
```

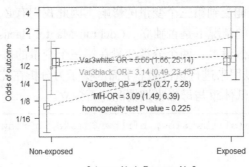

图 5-5　母亲吸烟与婴儿低出生体重的分层优势比变化

注意到上面函数 mantelhaen.test( )与 mhor( )的输出结果中 χ^2 值和 p 值略有不同，这是因为前者默认进行连续性校正（correct = TRUE），而后者不进行连续性校正。

类似于函数 cc( )，函数 mhor( )里也可以直接输入原始变量（注意输入的顺序），得到的结果与上面相同。

```
> mhor(birthwt$low, birthwt$smoke, birthwt$race)
```

5. 配对列联表的 χ^2 检验

医学科研实践中经常遇到配对设计的计数资料，例如两种检验方法、诊断方法结果的比较。其特点是对每个研究对象分别用两种方法处理，然后观察两种处理方法的某两分类变量的计数结果。对于这种数据，我们也可以整理成列联表的形式，但是不能用前述的 χ^2 独立性检验，需进行 Mcnemar 检验。函数 mcnemar.test( )可以进行该检验，下面通过一个例子说明此函数的用法。

某实验室分别用乳胶凝集法和免疫荧光法对 58 名疑似系统性红斑狼疮患者血清中抗核抗体进行测定，结果见表 5-1。两种方法的检测结果有无差别？

表 5-1　两种方法的检测结果

免疫荧光法	乳胶凝集法	
	+	−
+	11	12
−	2	33

根据表 5-1 中的数据建立矩阵，然后进行 Mcnemar 检验，代码如下：

```
> my.matrix <- matrix(c(11, 2, 12, 33), nrow = 2)
> mcnemar.test(my.matrix)
  McNemar's Chi-squared test with continuity correction
data:  my.matrix
McNemar's chi-squared = 5.7857, df = 1, p-value = 0.01616
```

结果表明，两种方法的检测结果的差异具有统计学意义（$p = 0.01616$），免疫荧光法的阳性检测率较高。对于配对四格表，如果样本量较小（不一致的结果的总数小于 40），则需要进行连续性校正。在此例中，不一致的结果的总数为 14，因此需要进行连续性校正。函数 mcnemar.test( )里参数 correct 的默认值为 TRUE，所以这里不需要修改。需要说明的是，函数 mcnemar.test( )也适用于行列数大于 2 的列联表。

5.3　连续型变量组间差异的比较

在研究中我们经常关注组间差异的比较问题。例如，接受某种新药治疗的患者是否较使用某种现有药物的患者表现出更大程度的改善？如果测量指标是用连续型变量表示，我们就需要比较两组或多组之间的该指标有无统计学差异。

5.3.1　独立样本的 t 检验

假设变量的分布呈正态分布，针对两组的独立样本，t 检验可以用于两个总体均值之间的比较。通常我们需要先用函数 var.test( )检查两组间是否具有方差齐性，即方差是否相等。下面用数据集 birthwt 为例加以说明，比较吸烟组和不吸烟组产妇的新生儿体重。

```
> var.test(bwt ~ smoke, data = birthwt)
  F test to compare two variances
data:  bwt by smoke
F = 1.3019, num df = 114, denom df = 73, p-value = 0.2254
alternative hypothesis: true ratio of variances is not equal to 1
95 percent confidence interval:
 0.8486407 1.9589574
sample estimates:
ratio of variances
         1.301927
```

结果表明，吸烟组和不吸烟组两组数据方差的差异没有统计学意义（$p = 0.2254$），即组间具有方差齐性。接下来用函数 t.test( )进行 t 检验。

```
> t.test(bwt ~ smoke, var.equal = TRUE, data = birthwt)
  Two Sample t-test
data:  bwt by smoke
t = 2.6529, df = 187, p-value = 0.008667
alternative hypothesis: true difference in means is not equal to 0
95 percent confidence interval:
  72.75612 494.79735
sample estimates:
mean in group no    mean in group yes
       3055.696             2771.919
```

参数 var.equal 用于设置方差是否具有齐性，默认为 FALSE（不齐）。由上面方差齐性检验的结论，这里应该设为 TRUE。结果表明，新生儿体重在吸烟的母亲和不吸烟的母亲之间的差异有统计学意义（$p = 0.008667$）。上面的输出还包括了两组新生儿体重差异的 95% 置信区间、两组新生儿体重的样本均值。这里置信度默认为 95%，我们可以通过改变参数 conf.level 的值以设置不同的置信度（如 99%）。

上面在使用函数 t.test( ) 进行 t 检验时，第一个参数输入的是公式。函数 t.test( ) 的另外一种调用格式是将分别建立的两组数据用逗号分隔。下面的命令得到的结果与上面完全相同。

```
> group1 <- birthwt$bwt[birthwt$smoke == "no"]
> group2 <- birthwt$bwt[birthwt$smoke == "yes"]
> t.test(group1, group2, var.equal = TRUE)
```

我们还可以通过设置参数 alternative（可简写为 alt）进行单侧检验。例如，想进一步检验不吸烟组新生儿的体重总体均值是否比吸烟组的大，可以输入：

```
> t.test(bwt ~ smoke, var.equal = TRUE, alt = "greater", data = birthwt)
  Two Sample t-test
data:  bwt by smoke
t = 2.6529, df = 187, p-value = 0.004333
alternative hypothesis: true difference in means is greater than 0
95 percent confidence interval:
 106.9528      Inf
sample estimates:
mean in group no   mean in group yes
       3055.696           2771.919
```

结果表明，母亲不吸烟组的新生儿体重总体均值显著大于吸烟组（$p = 0.004333$）。

5.3.2　非独立样本的 t 检验

在医学科研实践中，经常用到配对设计：（1）同体配对，即同一受试对象分别接受两种不同处理；（2）异体配对，即两同质受试对象配成对子后分别接受两种不同的处理。在比较两组的差异时，由于组间不是独立的，需要用配对的 t 检验。此时，在函数 t.test( ) 里，我们需要将参数 paired 设为 TRUE。下面建立两组数据，分别代表用脂肪酸水解法和罗紫-戈特里法对 10 份乳酸饮料中脂肪含量测定的结果，现欲比较两种测定结果是否存在差异。

```
> x <- c(0.84, 0.59, 0.67, 0.63, 0.69, 0.98, 0.75, 0.73, 1.20, 0.87)
> y <- c(0.58, 0.51, 0.50, 0.32, 0.34, 0.52, 0.45, 0.51, 1.00, 0.51)
> t.test(x, y, paired = TRUE)
  Paired t-test
data:  x and y
t = 7.871, df = 9, p-value = 2.52e-05
alternative hypothesis: true difference in means is not equal to 0
95 percent confidence interval:
 0.1931133 0.3488867
sample estimates:
mean of the differences
                  0.271
```

结果表明，两种方法对脂肪含量的测定的差异有统计学意义（$p < 0.001$）。因为 p 值很小，输出中用的是科学计数法表示的。

5.3.3 单因素方差分析

当需要比较的组多于两个时，如果数据是从正态总体中独立抽样而得的，且满足方差齐性，我们可以用方差分析（Analysis of Variance，ANOVA）。在分类变量只有一个时，这种方差分析被称为单因素方差分析（one-way ANOVA）。

继续以数据集 birthwt 为例，如果想知道不同种族之间新生儿的体重是否存在显著差异，就需要用单因素方差分析了。先检查各组数据的正态性。

```
> tapply(birthwt$bwt, birthwt$race, shapiro.test)
$white
  Shapiro-Wilk normality test
data:  X[[i]]
W = 0.98727, p-value = 0.4861

$black
  Shapiro-Wilk normality test
data:  X[[i]]
W = 0.97696, p-value = 0.8038

$other
  Shapiro-Wilk normality test
data:  X[[i]]
W = 0.97537, p-value = 0.2046
```

上面用函数 tapply( ) 对变量 bwt 按照 race 的 3 个分组（white、black 和 other）分别进行了 Shapiro-Wilk 正态性检验。3 个 p 值都大于 0.1，可认为 3 组都满足正态性的假设。接下来，用函数 bartlett.test( ) 进行方差齐性检验。

```
> bartlett.test(bwt ~ race, data = birthwt)
  Bartlett test of homogeneity of variances
data:  bwt by race
Bartlett's K-squared = 0.65952, df = 2, p-value = 0.7191
```

结果表明，各组方差之间的差异没有统计学意义（$p = 0.7191$）。

需要说明的是，Bartlett 检验对数据的正态性非常敏感。而 Levene 检验是一种非参数方法，其适用范围更广。我们可以用 car 包里的函数 leveneTest( ) 进行该检验。

```
> library(car)
> leveneTest(bwt ~ race, data = birthwt)
Levene's Test for Homogeneity of Variance (center = median)
      Df F value Pr(>F)
group  2  0.4684 0.6267
     186
```

检验结果与 Bartlett 检验一致，即满足方差齐性，可以建立方差分析模型了。

```
> race.aov <- aov(bwt ~ race, data = birthwt)
> summary(race.aov)
           Df   Sum Sq   Mean Sq  F value  Pr(>F)
race        2  5015725   2507863    4.913  0.00834 **
Residuals 186 94953931    510505
---
Signif. codes:  0 '***' 0.001 '**' 0.01 '*' 0.05 '.' 0.1 ' ' 1
```

上面用函数 aov( ) 建立了方差分析模型，然后用函数 summary( ) 得到了方差分析表。结果表明，不同种族之间新生儿体重之间的差异有统计学意义（ $p = 0.00834$ ）。进一步地，我们可以通过组间的两两比较找出哪些组之间存在显著差异。函数 TukeyHSD( ) 采用 Tukey 法对各组均值的差异进行成对检验。

```
> TukeyHSD(race.aov)
  Tukey multiple comparisons of means
    95% family-wise confidence level
Fit: aov(formula = bwt ~ race, data = birthwt)
$race
                 diff         lwr         upr       p adj
black-white -383.02644  -756.2363   -9.816581  0.0428037
other-white -297.43517  -566.1652  -28.705095  0.0260124
other-black   85.59127  -304.4521  475.634630  0.8624372
```

从最后一列的 p 值可以看出，黑人和白人，其他人种和白人之间新生儿体重的差异具有统计学意义，而黑人和其他人种之间新生儿体重的差异没有统计学意义。成对比较的结果也可以用图形展示，如图 5-6 所示，图中置信区间包含 0 的结果表明组间差异不显著，对应的 p 值大于 0.05。

```
> plot(TukeyHSD(race.aov), las = 1)
```

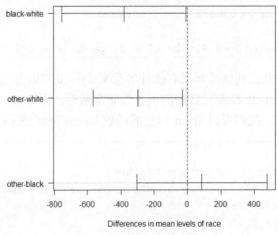

图 5-6   Tukey 法均值成对比较

进行组间两两比较的方法还有很多，比如 Bonferroni 法、Holm 法等，这些方法的核心问题都是如何控制总的犯第一类错误的概率。例如：

```
> pairwise.t.test(birthwt$bwt, birthwt$race, p.adjust.method = "bonferroni")
  Pairwise comparisons using t tests with pooled SD
data:  birthwt$bwt and birthwt$race
      white black
black 0.049 -
other 0.029 1.000
P value adjustment method: Bonferroni
```

得到的结果与 Tukey 法的结果很接近。

5.3.4 组间差异的非参数检验

如果数据无法满足 t 检验或者方差分析的假设，例如变量呈明显的偏态分布，或者组间不具有方差齐性，我们可以采用非参数方法。对于两组独立样本，可以使用 Wilcoxon 秩和检验来评估观测值是否是从相同的分布中抽得的。

```
> wilcox.test(bwt ~ smoke, data = birthwt)
  Wilcoxon rank sum test with continuity correction
data:  bwt by smoke
W = 5249.5, p-value = 0.006768
alternative hypothesis: true location shift is not equal to 0
```

与上面 t 检验的结果相同，再次拒绝了吸烟组和非吸烟组新生儿体重相同的假设（ $p <$ 0.01 ）。

Wilcoxon 符号秩检验可以看作非独立样本 t 检验的一种非参数替代方法。例如，对于 5.3.2 节中由两种检测方法得到的配对数据 x 和 y，如果运用非参数方法，可以输入：

```
> wilcox.test(x, y, paired = TRUE)
  Wilcoxon signed rank test
data:  x and y
V = 55, p-value = 0.001953
alternative hypothesis: true location shift is not equal to 0
```

对于多于两组间比较的情况，如果无法满足方差分析的假设条件，也需要借助非参数方法。如果各组之间相互独立，可以使用 Kruskal-Wallis 检验；如果各组之间不独立（如重复测量设计），则应该使用 Friedman M 检验。在 R 里，进行这两种检验的函数分别为 kruskal.test( )和 friedman.test( )，其使用方法类似。以 Kruskal-Wallis 检验为例：

```
> kruskal.test(bwt ~ race, data = birthwt)
  Kruskal-Wallis rank sum test
data:  bwt by race
Kruskal-Wallis chi-squared = 8.5199, df = 2, p-value = 0.01412
```

结果显示，在 0.05 的显著性水平下我们拒绝零假设，即认为不同种族之间新生儿体重的显著差异有统计学意义（$p = 0.01412$）。这个 p 值比用 t 检验得到的 p 值更大，这也验证了对于同样的数据，非参数检验的结论相比参数检验更为保守。

在非参数检验的结果表明组间差异具有统计学意义时，我们很自然地想知道哪个或哪些组与其他组不同。我们可以在控制犯第一类错误概率的前提下使用 Wilcoxon 秩和检验进行多组间的比较。也可以使用 PMCMRplus 包进行非参数方法的组间两两比较。

```
> library(PMCMRplus)
> comp <- bwsAllPairsTest(bwt ~ race, data = birthwt)
> summary(comp)
    Pairwise comparisons using BWS Two-Sample Test
data: bwt by race
alternative hypothesis: two.sided
P value adjustment method: holm
H0                B value    Pr(>|B|)
black - white == 0   3.980     0.026755 *
other - white == 0   3.517     0.030137 *
other - black == 0   0.729     0.535124
---
Signif. codes: 0 '***' 0.001 '**' 0.01 '*' 0.05 '.' 0.1 ' ' 1
```

上面结果的解释与方差分析中用 Tukey 法进行两两比较得到的结果的解释类似，这里不再赘述。

5.4   用函数 tablestack( ) 汇总双变量分析结果

医学研究中的研究目的通常是检验某个假设。研究对象常常按照代表暴露或干预类型的结果变量进行分组。论文中的第一个表格通常按结果变量分组描述基线数据，第二个表格通常报告结果变量与自变量的关联程度。这两个表格通常是把结果变量置于列的位置，而把自变量置于行的位置。

如果自变量（行变量）是因子型，我们可以使用 base 包里的函数 table( ) 或 epiDisplay 包里的函数 tabpct( ) 生成一个列联表，然后再使用 χ^2 检验或 Fisher 精确概率检验进行组间比较。如果行变量是连续型变量，我们可以分别使用 base 包里的函数 tapply( ) 或 stats 包里的函数 aggregate( ) 进行分组统计。如果数据是正态分布的，显示均值和标准差这两个最常用的统计量；如果数据是偏态或非正态分布的，则给出中位数（median）和四分位数间距（Interquartile Range，IQR）。对于正态分布资料，组间比较采用 t 检验（两组）或单因素方差分析（多于两组）；对于非正态分布资料，组间比较采用非参数检验，即 Wilcoxson 秩和检验（两组）或 Kruskal-Wallis 检验（多于两组）。

为了选择正确的方法，分析者往往需要通过很多步骤来探索数据的分布特征、计算分组统计量等，然后将结果复制汇总到一个表格中。这些烦琐的工作可通过 epiDisplay 包里的函数 tableStack( ) 轻松实现。函数 tableStack( ) 可以运用于所有至少包含一个因子型变量的数据集。这里仍以上面的数据集 birthwt 为例。在本章一开始我们已经把这个数据集里的 5

个分类变量转换成了因子型。

```
> str(birthwt)
'data.frame':   189 obs. of  10 variables:
 $ low  : Factor w/ 2 levels "no","yes": 1 1 1 1 1 1 1 1 1 1 ...
 $ age  : int  19 33 20 21 18 21 22 17 29 26 ...
 $ lwt  : int  182 155 105 108 107 124 118 103 123 113 ...
 $ race : Factor w/ 3 levels "white","black",..: 2 3 1 1 1 3 1 3 1 1 ...
 $ smoke: Factor w/ 2 levels "no","yes": 1 1 2 2 2 1 1 1 2 2 ...
 $ ptl  : int  0 0 0 0 0 0 0 0 0 0 ...
 $ ht   : Factor w/ 2 levels "no","yes": 1 1 1 1 1 1 1 1 1 1 ...
 $ ui   : Factor w/ 2 levels "no","yes": 2 1 1 2 2 1 1 1 1 1 ...
 $ ftv  : int  0 3 1 2 0 0 1 1 1 0 ...
 $ bwt  : int  2523 2551 2557 2594 2600 2622 2637 2637 2663 2665 ...
```

下面为数据框里的每个变量加上标签。

```
> attr(birthwt, "var.labels") <- c("Low birth weight",
+                                  "Mother's age(yr)",
+                                  "Mother's weight(lbs)",
+                                  "Mother's race",
+                                  "Smoking status",
+                                  "Number of premature births",
+                                  "History of hypertension",
+                                  "Uterine irritability",
+                                  "Number of physician visits",
+                                  "Birth weight(g)")
> des(birthwt)
 No. of observations =  189
    Variable     Class        Description
 1  low          factor       Low birth weight
 2  age          integer      Mother's age(yr)
 3  lwt          integer      Mother's weight(lbs)
 4  race         factor       Mother's race
 5  smoke        factor       Smoking status
 6  ptl          integer      Number of premature births
 7  ht           factor       History of hypertension
 8  ui           factor       Uterine irritability
 9  ftv          integer      Number of physician visits
 10 bwt          integer      Birth weight(g)
```

如果我们关注的是新生儿低体重，那么因子型变量 low 就是结果变量。现在我们以整齐的叠加格式创建一个包含多个变量的统计汇总表。这里把解释变量暂选为 age、lwt、race和 smoke。

```
> tableStack(vars = age:smoke, by = low, dataFrame = birthwt)
              no          yes         Test stat.       P value
```

Total	130	59		
Mother's age(yr)			Ranksum test	0.247
median(IQR)	23 (19,28)	22 (19.5,25)		
Mother's weight(lbs)			Ranksum test	0.013
median(IQR)	123.5 (113,147)	120 (104,130)		
Mother's race			Chisq. (2 df) = 5	0.082
white	73 (56.2)	23 (39)		
black	15 (11.5)	11 (18.6)		
other	42 (32.3)	25 (42.4)		
Smoking status			Chisq. (1 df) = 4.92	0.026
no	86 (66.2)	29 (49.2)		
yes	44 (33.8)	30 (50.8)		

参数 vars 里面的变量名也可以用变量对应的序号代替，例如：

```
> tableStack(vars = 2:5, by = low, dataFrame = birthwt)
```

输出的表格中包含 4 个变量，即数据集的第 2 到第 5 个变量（vars = 2:5）。因为我们之前为所有变量都添加了标签，所以最左边一列展示的是变量标签。如果没有为变量添加标签，将会直接展示变量名。数值型变量 age 和 lwt 都不服从正态分布，因此用中位数和四分位数间距作为描述性统计量，并用 Wilcoxon 秩和检验比较两组间的差异。其中，母亲的年龄在两组新生儿之间的差异没有统计学意义（$p = 0.247$），而母亲怀孕前体重在两组新生儿之间的差异有统计学意义（$p = 0.013$）。最后两个变量 race 和 smoke 都是分类变量，描述性统计显示了它们与"by"变量的交叉列联表。组间比较采用了 χ^2 检验，结果显示，母亲的种族与新生儿低体重之间的关联不显著（$p = 0.082$），而母亲怀孕期间是否吸烟与新生儿低体重之间存在显著关联（$p = 0.026$）。

如果数值型自变量服从正态分布，描述性统计量将会用均值和标准差，组间比较将会采用 t 检验；如果分类变量组间比较不满足 χ^2 检验的条件（期望频数过小），将会采用 Fisher 精确概率检验。

函数 tableStack( )会自动对变量进行 Shapiro-Wilk 检验（正态性检验）和 Bartlett 检验（组间方差齐性检验），并选择恰当的统计量和组间比较方法。需要说明的是，对于这两个检验，函数 tableStack( )选择的默认显著性水平为更保守的 0.01，这是因为大多数参数检验具有一定的稳健性（robustness）。我们可以通过参数 assumption.p.value 改变这个默认设定，也可以通过设定参数 iqr 来指定数值型变量的描述性统计量和组间差异的检验方法。例如：

```
> tableStack(vars = 2:5, by = low, iqr = lwt, dataFrame = birthwt)
                    no            yes         Test stat.          P value
Total               130           59
Mother's age(yr)                              t-test  (187 df) = 1.64 0.103
```

```
  mean(SD)          23.7 (5.6)      22.3 (4.5)

Mother's weight(lbs)                              Ranksum test        0.013
  median(IQR)     123.5 (113,147) 120 (104,130)

Mother's race                                    Chisq. (2 df) = 5       0.082
   white           73 (56.2)       23 (39)
   black           15 (11.5)       11 (18.6)
   other           42 (32.3)       25 (42.4)

Smoking status                                   Chisq. (1 df) = 4.92     0.026
   no              86 (66.2)       29 (49.2)
   yes             44 (33.8)       30 (50.8)
> tableStack(vars = 2:5, by = low, iqr = NULL, dataFrame = birthwt)
                  no              yes         Test stat.          P value
Total             130             59

Mother's age(yr)                                 t-test  (187 df) = 1.64 0.103
  mean(SD)          23.7 (5.6)    22.3 (4.5)

Mother's weight(lbs)                             t-test  (187 df) = 2.35 0.02
  mean(SD)        133.3 (31.7) 122.1 (26.6)

Mother's race                                    Chisq. (2 df) = 5       0.082
   white           73 (56.2)     23 (39)
   black           15 (11.5)     11 (18.6)
   other           42 (32.3)     25 (42.4)

Smoking status                                   Chisq. (1 df) = 4.92     0.026
   no              86 (66.2)     29 (49.2)
   yes             44 (33.8)     30 (50.8)
```

我们还可以指定不同的输出形式，例如不显示统计检验的结果或检验的名称：

```
> tableStack(vars = 2:5, by = low, test = FALSE, dataFrame = birthwt)
                  no              yes
Total             130             59

Mother's age(yr)
  median(IQR)      23 (19,28)      22 (19.5,25)

Mother's weight(lbs)
  median(IQR)     123.5 (113,147) 120 (104,130)

Mother's race
   white           73 (56.2)       23 (39)
   black           15 (11.5)       11 (18.6)
```

```
    other            42 (32.3)        25 (42.4)

Smoking status
    no               86 (66.2)        29 (49.2)
    yes              44 (33.8)        30 (50.8)

> tableStack(vars = 2:5, by = low, name.test = FALSE, dataFrame = birthwt)
                    no           yes          P value
Total               130          59

Mother's age(yr)                                0.247
  median(IQR)       23 (19,28)   22 (19.5,25)

Mother's weight(lbs)                            0.013
  median(IQR)       123.5 (113,147) 120 (104,130)

Mother's race                                   0.082
    white           73 (56.2)    23 (39)
    black           15 (11.5)    11 (18.6)
    other           42 (32.3)    25 (42.4)

Smoking status                                  0.026
    no              86 (66.2)    29 (49.2)
    yes             44 (33.8)    30 (50.8)
```

函数 tableStack( )里的参数 by 可以是一个包含多于两个水平的因子型变量。

```
> tableStack(vars = c(low, age, lwt, smoke), by = race, dataFrame = birthwt)
                  white        black        other      Test stat.       P value
Total             96           26           67

Low birth weight                                       Chisq. (2 df) = 5    0.082
    no            73 (76)      15 (57.7)    42 (62.7)
    yes           23 (24)      11 (42.3)    25 (37.3)

Mother's age(yr)                                       Kruskal-Wallis test  0.027
  median(IQR)     23.5 (20,29) 20.5 (17.2,24) 22 (19,25)

Mother's weight(lbs)                                   Kruskal-Wallis test < 0.001
  median(IQR)     129.5 (112,143.2) 129 (120,179)  119 (105,130)

Smoking status                                         Chisq. (2 df) = 21.78  <
0.001
    no            44 (45.8)    16 (61.5)    55 (82.1)
    yes           52 (54.2)    10 (38.5)    12 (17.9)
```

结果表明，母亲的年龄、体重和吸烟状况在不同种族之间的差异有统计学意义（$p <$

0.05），而新生儿低体重在不同种族之间的差异没有统计学意义（$p = 0.082$）。需要说明的是，这仅仅是单因素分析的结果，结果变量和预测变量的关联需要进一步分析潜在的混杂因素。

在很多情况下，论文结果部分要求展示的第一个表是对研究对象基本信息的描述，我们可以通过设置参数 by 为 "none" 只显示 Total 列。例如：

```
> tableStack(vars = 2:5, by = "none", dataFrame = birthwt)
                  Total
Total              189

Mother's age(yr)
  mean(SD)         23.2  (5.3)

Mother's weight(lbs)
  mean(SD)        129.8 (30.6)

Mother's race
  white            96  (50.8)
  black            26  (13.8)
  other            67  (35.4)

Smoking status
  no              115  (60.8)
  yes              74  (39.2)
```

最后，我们可以用函数 write.csv( ) 把函数 tableStack( ) 的输出结果导出到一个 .csv 文件中。例如：

```
> table1 <- tableStack(vars = 2:5, by = low, dataFrame = birthwt)
> write.csv(table1, file = "table1.csv")
> getwd()
```

上面最后一行命令显示当前的工作目录，该目录应该包含文件 "table1.csv"。转到该目录，打开此文件并查看结果。我们可以把结果复制到 Excel 中进行略微编辑后运用于论文中。当数据框里面的变量没有标签时，函数 tableStack( ) 将显示变量名而不是变量标签。这时的输出适合数据探索而不适合直接运用在论文中作为表格，这也是我们在一开始就给变量加上了标签的原因。

5.5　变量间的相关性

5.5.1　连续型变量间的相关性

相关系数常用于描述两个连续型变量之间的关系，其符号表明关系的方向，其值反映了关系的强弱程度。本节将关注多种相关系数和相关性的显著性检验。

1. Pearson、Spearman 和 Kendall's Tau 相关系数

R 可以计算多种相关系数。Pearson 积矩相关系数衡量了两个连续型变量之间的线性相关程度，一般要求两个变量都服从正态分布。Spearman 相关系数和 Kendall's Tau 相关系数都是非参数的等级相关度量，它们对数据的分布没有特定的要求。在 R 中，函数 cor( )可以用来计算上述 3 种相关系数，而函数 cov( )和 var( )可以用来计算协方差。例如：

```
> cov(cont.vars)
         age       lwt        bwt
age   28.07599   29.1773     348.9764
lwt   29.17730  935.0985    4141.6519
bwt  348.97644 4141.6519  531753.4883
> cor(cont.vars, method = "pearson")
          age       lwt        bwt
age  1.00000000 0.1800732 0.09031781
lwt  0.18007315 1.0000000 0.18573328
bwt  0.09031781 0.1857333 1.00000000
> cor(cont.vars, method = "spearman")
          age       lwt        bwt
age  1.00000000 0.1860614 0.06123376
lwt  0.18606140 1.0000000 0.24888824
bwt  0.06123376 0.2488882 1.00000000
```

2. 相关系数的假设检验

得到上面的样本相关系数后，通常情况下需要对它们进行显著性检验。零假设为变量之间不相关（即两个总体的相关系数为 0）。函数 cor.test( )可用于对相关系数进行显著性检验。例如：

```
> cor.test(birthwt$lwt, birthwt$bwt)
   Pearson's product-moment correlation
data:  birthwt$lwt and birthwt$bwt
t = 2.5848, df = 187, p-value = 0.0105
alternative hypothesis: true correlation is not equal to 0
95 percent confidence interval:
 0.04417405 0.31998094
sample estimates:
     cor
0.1857333
```

函数 cor.test( )每次只能检验一个相关系数，而 psych 包里的函数 corr.test( )可以计算相关系数矩阵并进行显著性检验。

```
> library(psych)
> corr.test(cont.vars)
Call:corr.test(x = cont.vars)
Correlation matrix
    age  lwt  bwt
```

```
age 1.00 0.18 0.09
lwt 0.18 1.00 0.19
bwt 0.09 0.19 1.00
Sample Size
[1] 189
Probability values (Entries above the diagonal are adjusted for multiple
tests.)
     age  lwt  bwt
age 0.00 0.03 0.22
lwt 0.01 0.00 0.03
bwt 0.22 0.01 0.00
```

函数 corr.test( )中参数 method 的取值可为 "pearson"（默认）、"spearman" 或 "kendall"。上面的结果显示，新生儿出生体重和母亲年龄的相关系数（0.09）并不显著地不为 0（$p = 0.22$）。使用下面的命令可以得到各个相关系数的置信区间：

```
> print(corr.test(cont.vars), short = FALSE)
Call:corr.test(x = cont.vars)
Correlation matrix
     age  lwt  bwt
age 1.00 0.18 0.09
lwt 0.18 1.00 0.19
bwt 0.09 0.19 1.00
Sample Size
[1] 189
Probability values (Entries above the diagonal are adjusted for multiple
tests.)
     age  lwt  bwt
age 0.00 0.03 0.22
lwt 0.01 0.00 0.03
bwt 0.22 0.01 0.00
 Confidence intervals based upon normal theory.  To get bootstrapped
values, try cor.ci
        raw.lower raw.r raw.upper raw.p lower.adj upper.adj
age-lwt      0.04  0.18      0.31  0.01      0.02      0.33
age-bwt     -0.05  0.09      0.23  0.22     -0.05      0.23
lwt-bwt      0.04  0.19      0.32  0.01      0.01      0.35
```

3. 偏相关

偏相关是指在控制一个或多个数值型变量时，另外两个变量之间的相关性。我们可以使用 ggm 包中的函数 pcor( )计算偏相关系数。在第一次使用 ggm 包之前需要先安装。

```
> library(ggm)
> names(cont.vars)
[1] "age" "lwt" "bwt"
> pcor(c(2, 3, 1), cov(cont.vars))
[1] 0.1729928
```

函数 pcor( )里第一个参数中的向量的前两个数字代表要计算相关系数的变量的下标，其余的数字代表条件变量（控制变量）的下标。上述结果表明，在控制了年龄的影响时，母亲体重和新生儿体重的相关系数为 0.1729928。进一步地，还可以用函数 pcor.test( )进行偏相关系数的显著性检验。

```
> r <- pcor(c(2, 3, 1), cov(cont.vars))
> nrow(cont.vars)
[1] 189
> pcor.test(r, q = 1, n = 189)
$tval
[1] 2.395423
$df
[1] 186
$pvalue
[1] 0.01759341
```

函数 pcor.test( )第一个参数 r 为函数 pcor( )的输出结果；第二个参数 q 为条件变量的个数，这里只有一个变量（age）；第三个参数 n 为样本量，这里是 189。上面的结果表明，在控制了年龄的影响时，母亲体重和新生儿体重的相关系数有统计学意义。

5.5.2 分类变量间的相关性

在 5.2 节我们对两个分类变量的列联表进行了独立性检验。如果检验的结果表明两个变量之间不独立，那么很自然地我们就想量化它们之间相关性的强弱。vcd 包里的函数 assocstats( )可以用来计算列联表的 Phi 系数、列联系数和 Cramer's V 系数。其中，Phi 系数只适用于四格表。

```
> library(vcd)
> mytable <- table(Arthritis$Treatment, Arthritis$Improved)
> assocstats(mytable)
                  X^2 df  P(> X^2)
Likelihood Ratio 13.530   2 0.0011536
Pearson          13.055   2 0.0014626
Phi-Coefficient  : NA
Contingency Coeff.: 0.367
Cramer's V       : 0.394
```

对于配对列联表，可以计算一致性指标 Kappa 统计量。epiDisplay 包里的函数 kap( )可以用于计算一致性的比例以及 Kappa 统计量的值。以表 5-1 中的数据为例：

```
> my.matrix <- matrix(c(11, 2, 12, 33), nrow = 2)
> kap(my.matrix)
 Table for calculation of kappa
   A  B
A 11 12
B  2 33
```

```
Observed agreement = 75.86 %
Expected agreement = 55.71 %
Kappa = 0.455
Standard error = 0.121 , Z = 3.762 , P value = < 0.001
```

共 58 个对象，每一对象用两种检测方法检测，其中 11 个对象的两种检测结果都为阳性，33 个对象的两种检测结果都是阴性，所以总的一致性为 $(11 + 33)/58 \approx 75.86\%$。为了解释期望一致性和 Kappa 值的含义，先计算各个单元格的期望频数。

```
> chisq.test(my.matrix)$expected
        [,1]      [,2]
[1,] 5.155172 17.84483
[2,] 7.844828 27.15517
```

对角线上的这两个单元格对应的期望频数分别约为 5.155 和 27.155，因此期望一致性为 $(5.155 + 27.155)/58 \approx 55.71\%$。期望一致性是假定两种方法的检测结果都是完全随机的情况下的一致性。也就是说，即使两种检测方法都毫无作用，平均也能达到 55.71% 的一致性。Kappa 统计量是超出随机的一致性的部分占最大可能超出随机的一致性的比例。在本例中，前者为 $75.86\% - 55.71\%$，后者为 $100\% - 55.71\%$。因此，Kappa 值为 $(75.86 - 55.71)/(100 - 55.71) \approx 0.455$。

5.5.3　相关性的可视化

R 中有很多可以把变量之间的相关性进行可视化的方法。对于连续型变量，散点图可以用来展示两个变量之间的关系。第 4 章介绍的函数 plot( ) 可以绘制这种散点图。为了便于发现规律，我们还可以在散点图上添加拟合直线或曲线等。如果想要展示多个变量两两之间的关系，可以用散点图矩阵，它是一个很常用的探索数据分析的工具。

基本包里的函数 pairs( ) 可以创建一个比较朴素的散点图矩阵，如图 5-7 所示。

```
> pairs(cont.vars)
```

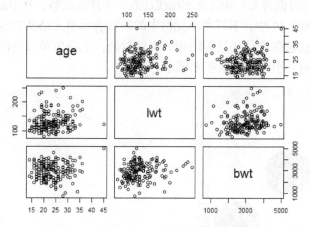

图 5-7　函数 pairs( ) 创建的散点图矩阵

car 包里的函数 scatterplotMatrix( ) 也可以用于创建散点图矩阵，并且它有更丰富的选项，例如在主对角线格子上显示直方图或密度曲线，为散点图添加线性或平滑曲线，为各单元格添加轴须图等，如图 5-8 所示。

```
> library(car)
> scatterplotMatrix(cont.vars)
```

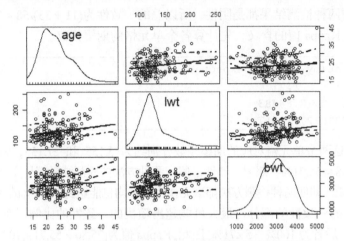

图 5-8　函数 scatterplotMatrix ( )创建的散点图矩阵

相关系数矩阵是多元统计分析中很多方法的基础。corrplot 包里的函数 corrplot( )和 corrgram 包里的函数 corrgram( )都可以对相关系数矩阵进行可视化。使用这两个包之前请先安装。

```
> library(corrplot)
> corrplot(cor(cont.vars, tl.srt = 0))
> library(corrgram)
> corrgram(cont.vars, upper.panel = panel.pie)
```

在图 5-9 中，圆面积的大小和颜色的深浅代表相关性的强弱，其中蓝色代表正相关，红色代表负相关。在图 5-10 中，下三角单元格中的斜杠表示单元格所对应的两个变量的相关方向，单元格的颜色越深表示变量间的相关程度越高；上三角单元格的饼图展示了相同的信息，只是相关性的大小用饼块面积来展示。

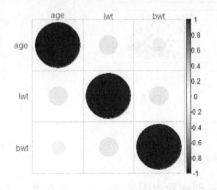

图 5-9　函数 corrplot( )创建的相关系数图

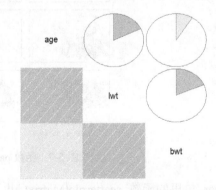

图 5-10　函数 corrgram ( )创建的相关系数图

对于分类变量，我们可以用关联图或马赛克图展示它们之间的关系。关联图（association plot）是展示二维列联表数据的一种工具，它是基于列联表的独立性检验（χ^2 检验）生成的图形。例如：

```
> library(vcd)
> mytable <- table(Arthritis$Treatment, Arthritis$Improved)
> mytable

          None Some Marked
  Placebo   29    7      7
  Treated   13    7     21
> chisq.test(mytable)
  Pearson's Chi-squared test
data: mytable
X-squared = 13.055, df = 2, p-value = 0.001463
> assocplot(mytable)
```

如图 5-11 所示，关联图中的矩形对应于列联表中的每个单元格，矩形的高度与该单元格观测频数和期望频数之差成比例，矩形的宽度与期望频数成比例。此外，矩形自身带有方向，朝上表示观测频数和期望频数之差为正，朝下则为负。用函数 chisq.test( ) 作 χ^2 检验得到的结果非常单一，只能知道零假设（独立）可否被拒绝，而图 5-11 则细致地展示了数据的内部信息。例如，从图 5-11 中我们可以看到，无效组（None）和显效组（Marked）的单元格有了较大的 χ^2 值。

马赛克图（mosaic plot）是展示多维列联表数据的常用工具。vcd 包里的函数 mosaic( ) 可以用来绘制马赛克图。

```
> mosaic(~ Sex + Treatment + Improved, data = Arthritis)
```

如图 5-12 所示，马赛克图中的矩形面积正比于多维列联表中单元格的频率。读者可以尝试命令 example(mosaic) 以了解更多有关马赛克图的细节。

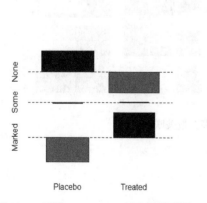
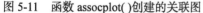

图 5-11　函数 assocplot( ) 创建的关联图

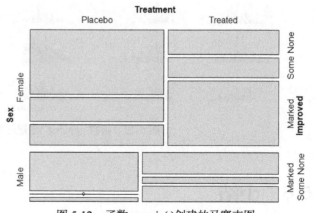

图 5-12　函数 mosaic( ) 创建的马赛克图

最后，如果想在一幅图中同时展示数值型变量和分类变量的关联，可以使用 GGally 包里的 ggpairs( ) 函数。GGally 包基于 ggplot2 包，它提供了几个有用的可视化功能来扩展

ggplot2，例如配对图矩阵、散点图矩阵、平行坐标图、生存图等。下面我们选取数据集 birthwt 里面的几个变量用函数 ggpairs( )作图。运行下面的代码前请先安装 GGally 包。

```
> library(GGally)
> dat <- dplyr::select(birthwt, age, lwt, bwt, race ,smoke)
> ggpairs(dat)
```

在图 5-13 中，对角线格子中描述了各个变量的分布，对于数值型变量，绘制密度曲线；对于分类变量，绘制条形图。在非对角线的格子中描述了变量两两之间的关联，对于两个数值型变量，在下三角格子中绘制散点图，在上三角格子中给出相关系数的值；对于一个数值型变量和一个分类变量，在下三角格子中绘制分组直方图，在上三角格子中绘制平行箱线图；对于两个分类变量，绘制分组条形图。

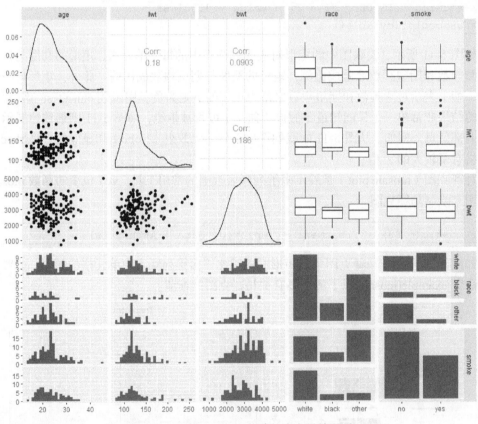

图 5-13   函数 ggpairs( )创建的多变量关联图

5.6   小结

本章主要讨论了变量的统计分析、变量的组间差异比较和变量之间的相关性。本章中用到的函数和数据集、它们的来源包，以及功能描述见表 5-2。两个变量之间的统计推断结论有可能受到其他变量的影响，这时就需要建立统计模型探索变量之间的关联了。接下来的几章将介绍回归分析，它是最经典也是最重要的一种统计模型。

表 5-2　本章中使用的函数和数据集

函数（或数据集）	来源包	功能描述
addmargins( )	stats	生成边际频数
aggregate( )	stats	获取变量的分组统计量
assocstats( )	vcd	计算分类变量的相关性统计量
aov( )	stats	建立方差分析模型
bartlett.test( )	stats	进行 Bartlett 方差齐性检验
birthwt	MASS	数据集
bwsAllPairsTest( )	PMCMRplus	进行非参数方法的组间两两比较
cc( )	epiDisplay	计算和图示相对危险度
chisq.test( )	stats	进行 χ^2 检验
cor( )	stats	计算相关系数或相关系数矩阵
corrgram( )	corrgram	绘制相关系数图
corrplot( )	corrplot	绘制相关系数图
corr.test( )	psych	计算相关系数矩阵并进行显著性检验
cor.test( )	stats	进行相关系数的显著性检验
cov( )	stats	计算协方差或协方差矩阵
cs( )	epiDisplay	计算和图示优势比
describe( )	psych	获取基本统计量
describeBy( )	psych	获取分组的基本统计量
fisher.test( )	stats	进行 Fisher 精确概率检验
ftable( )	stats	建立扁平的列联表
friedman.test( )	stats	进行 Friedman M 检验
ggpairs( )	GGally	绘制多变量关联图
kap( )	epiDisplay	计算 Kappa 统计量
leveneTest( )	car	进行 Levene 检验
kruskal.test( )	stats	进行 Kruskal-Wallis 检验
mantelhaen.test( )	stats	进行 Cochran-Mantel-Haenszel χ^2 检验
mcnemar.test( )	stats	进行 Mcnemar 检验
mhor( )	epiDisplay	计算和图示 Mantel-Haenszel 优势比
mosaic( )	vcd	绘制马赛克图
pairs( )	graphics	绘制散点图矩阵
pairwise.t.test( )	stats	进行组间的两两比较
pcor( )	ggm	计算偏相关系数

函数（或数据集）	来源包	功能描述
pcor.test( )	ggm	偏相关系数的显著性检验
Pima.tr	MASS	数据集
prop.table( )	base	将频数表转换成比例
sapply( )	base	将某一函数作用于某个对象
scatterplotMatrix( )	car	绘制散点图矩阵
shapiro.test( )	stats	进行 Shapiro-Wilk 正态性检验
summ( )	epiDisplay	获取数据框或变量的汇总统计量
tab1( )	epiDisplay	单向制表及作图
tableStack( )	epiDisplay	获取多个变量的叠放统计表
tabpct( )	epiDisplay	双向制表及作图
tapply( )	base	获取变量的分组统计量
t.test( )	stats	进行 t 检验
TukeyHSD( )	stats	用 Tukey 法进行组间的两两比较
var.test( )	stats	进行两样本的方差齐性检验
wilcox.test( )	stats	进行 Wilcoxon 秩和检验

5.7 习题

5-1 加载 MASS 包的数据集 Pima.tr，探索该数据集，得出每一个变量的常用描述性统计量，并根据变量 type 分组计算这些统计量。

5-2 对于习题 5-1 中的数据集，使用函数 tableStack( ) 以变量 type 作为结果变量得出双变量分析结果，并把结果导出到一个.csv 文件。

5-3 加载 MASS 包的数据集 birthwt，建立母亲高血压患病史与婴儿低出生体重的列联表，并进行独立性检验。

5-4 表 5-3 中是 27 名糖尿病患者的血清总胆固醇（x1, mmol/L）、甘油三酯（x2, mmol/L）、空腹胰岛素（x3，μU/mL）、糖化血红蛋白（x4，%）和空腹血糖的测量值（y，mmol/L）。请将数据导入 R，探索各个变量之间的相关性。

表 5-3 27 名糖尿病患者的血糖及相关检测指标的测量结果

No.	x1	x2	x3	x4	y
1	5.68	1.90	4.53	8.2	11.2
2	3.79	1.64	7.32	6.9	8.8
3	6.02	3.56	6.95	10.8	12.3
4	4.85	1.07	5.88	8.3	11.6
5	4.60	2.32	4.05	7.5	13.4
6	6.05	0.64	1.42	13.6	18.3

No.	x1	x2	x3	x4	y
7	4.90	8.50	12.60	8.5	11.1
8	7.08	3.00	6.75	11.5	12.1
9	3.85	2.11	16.28	7.9	9.6
10	4.65	0.63	6.59	7.1	8.4
11	4.59	1.97	3.61	8.7	9.3
12	4.29	1.97	6.61	7.8	10.6
13	7.97	1.93	7.57	9.9	8.4
14	6.19	1.18	1.42	6.9	9.6
15	6.13	2.06	10.35	10.5	10.9
16	5.71	1.78	8.53	8.0	10.1
17	6.40	2.40	4.53	10.3	14.8
18	6.06	3.67	12.79	7.1	9.1
19	5.09	1.03	2.53	8.9	10.8
20	6.13	1.71	5.28	9.9	10.2
21	5.78	3.36	2.96	8.0	13.6
22	5.43	1.13	4.31	11.3	14.9
23	6.50	6.21	3.47	12.3	16.0
24	7.98	7.92	3.37	9.8	13.2
25	11.54	10.89	1.20	10.5	20.0
26	5.84	0.92	8.61	6.4	13.3
27	3.84	1.20	6.45	9.6	10.4

第6章 线性回归分析

在医学科研与实践中，经常需要探索一个结果变量与其他变量之间的关系，如糖尿病的血糖变化可能受胰岛素、血清总胆固醇、甘油三酯等多种生化指标的影响。本章介绍的线性回归模型包含一个连续型的结果变量（或称因变量）和一个或多个解释变量（或称自变量）。当解释变量只有一个时，模型称为简单线性回归（simple linear regression）或直线回归；当解释变量多于一个时，模型称为多重线性回归（multiple linear regression）。

6.1 简单线性回归

简单线性回归模型假定因变量 Y 只受一个自变量 X 影响，它们之间存在着近似的线性函数关系，模型可表示为

$$Y = \alpha + \beta X + \varepsilon$$

其中，因变量 Y 被分解为两部分：一部分是由 X 的变化所确定的 Y 线性变化的部分，用 X 的线性函数 $\alpha + \beta X$ 表示，其中 α 被称为常数项（截距项），β 被称为回归系数（斜率项）；另一部分是其他随机因素的影响部分，被看作随机误差，用 ε 表示，并假设 ε 服从均值为 0、方差为 σ^2 的正态分布。

对于上述参数，通常用最小二乘法估计得到。下面结合实例阐述模型的建立、求解、诊断和解释。本章的数据来源于某地方病研究机构关于大骨节病患儿的年龄与其尿肌酐含量的调查研究，在第 3 章的习题中我们已经将它录入并保存为 "UCR.rdata"。现在使用函数 load( ) 加载该数据。

```
> load("UCR.rdata")
> library(epiDisplay)
> des(UCR)
UCR in Kaschin-Beck disease children
 No. of observations =  18
  Variable    Class        Description
1 age         integer      Age in years
2 ucr         numeric      Urine creatinine (mmol)
3 group       factor       Type of children
> summary(UCR)
     age            ucr          group
 Min.   : 6.00   Min.   :2.210   0: 8
```

```
1st Qu.: 8.25    1st Qu.:2.672    1:10
Median :10.00    Median :3.010
Mean   :10.50    Mean   :3.016
3rd Qu.:12.00    3rd Qu.:3.315
Max.   :16.00    Max.   :3.980
```

数据框 UCR 包含 3 个变量和 18 条记录。数据中没有缺失值，可以直接用于分析。

6.1.1 拟合简单线性回归模型

对于所有的数据分析来说，第一步总是探索数据。散点图是判断变量间是否存在线性关系的、非常有用的工具。我们先借助散点图探索年龄和尿肌酐含量之间的关系。

```
> plot(ucr ~ age, data = UCR,
+       xlab = "Age in years", ylab = "Urine creatinine (mmol)")
```

从图 6-1 可以看出，尿肌酐含量随着年龄的增加而增加且呈直线趋势。

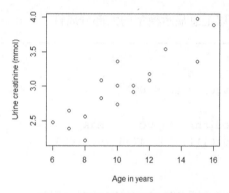

图 6-1　年龄与尿肌酐含量散点图

为了拟合回归直线，下面用函数 lm( )建立线性回归模型。

```
> mod <- lm(ucr ~ age, data = UCR)
> mod
Call:
lm(formula = ucr ~ age, data = UCR)
Coefficients:
(Intercept)          age
    1.4549       0.1487
```

直接输出建立的模型对象 mod 只会显示关于模型的非常有限的信息。为了获得更多关于该模型的信息，我们可以用函数 attributes( )查看该模型对象的属性。

```
> attributes(mod)
$names
 [1] "coefficients"   "residuals"    "effects"      "rank"       "fitted.values"
 [6] "assign"         "qr"           "df.residual"  "xlevels"    "call"
```

```
[11] "terms"         "model"
$class
[1] "lm"
```

对象 mod 一共包含 12 个属性，我们可以单独提取某个属性。例如，下面的命令可以得到模型的拟合值。

```
> mod$fitted.values
       1        2        3        4        5        6        7
3.387824 3.090454 2.793083 2.347028 2.644398 2.941769 3.239139
       8        9       10       11       12       13       14
2.495713 2.941769 2.793083 3.090454 3.239139 3.685194 3.833879
      15       16       17       18
2.644398 2.495713 2.941769 3.685194
```

6.1.2　模型输出结果的解释

使用函数 summary( )可以汇总显示模型的大部分属性。

```
> summary(mod)
Call:
lm(formula = ucr ~ age, data = UCR)
Residuals:
    Min      1Q  Median      3Q     Max
-0.43440 -0.13828 -0.01111  0.14738  0.41823


Coefficients:
            Estimate Std. Error t value Pr(>|t|)
(Intercept)  1.45492    0.20712   7.025 2.87e-06 ***
age          0.14869    0.01904   7.807 7.60e-07 ***
---
Signif. codes:  0 '***' 0.001 '**' 0.01 '*' 0.05 '.' 0.1 ' ' 1

Residual standard error: 0.2289 on 16 degrees of freedom
Multiple R-squared:  0.7921,   Adjusted R-squared:  0.7791
F-statistic: 60.95 on 1 and 16 DF,  p-value: 7.597e-07
```

上面输出的第一个部分显示了模型调用的公式。第二个部分给出了残差的分布，残差的中位数接近于 0，最大值（0.41823）与最小值（-0.43440）的绝对值很接近，下四分位数（-0.13828）与上四分位数（0.14738）的绝对值也很接近。这表明残差的分布基本上是对称的。第三个部分给出了模型的回归系数的估计值，包含常数项（截距）和年龄对尿肌酐含量影响的系数（斜率）。其中，常数项 1.45492 表示年龄为 0 时的尿肌酐含量，这显然没有实际意义。其对应的 p 值为 2.87×10^{-6}，仅表示该常数项与 0 之间的差异非常显著。变量 age 的系数为 0.14869，表示年龄每增长一岁，尿肌酐含量平均增加 0.14869 mmol。虽然 0.14869 的数值很小，但它与 0 有高度显著的差异（p 值为 7.60×10^{-7}）。

　　决定系数（R^2）的值为 0.7921，表示数据中有 79.2%的变异能被该模型解释；调整后的决定系数的值为 0.7791。我们将在下面对模型的方差分析中给出二者的计算方法。最后一个部分对残差做了更详细的描述，并采用 F 统计量对变量 age 的效应做了假设检验。该检验的 p 值（7.597×10^{-7}）与上面对回归系数的 t 检验的 p 值相等。F 检验更经常出现在模型的方差分析表中。

```
> summary(aov(mod))
            Df  Sum Sq  Mean Sq  F value  Pr(>F)
age          1   3.194    3.194    60.95  7.6e-07 ***
Residuals   16   0.839    0.052
---
Signif. codes:  0 '***' 0.001 '**' 0.01 '*' 0.05 '.' 0.1 ' ' 1
```

　　上面的方差分析表按变异的来源（在本例中只有年龄和残差两个来源）把结果变量（ucr）的自由度、平方和、平均平方和进行了分解。这里的"平方"是指变量值与均值的差值的平方。因此，尿肌酐含量（ucr）变异的总的平方和为：

```
> SST <- sum((UCR$ucr - mean(UCR$ucr))^2); SST
[1] 4.033028
```

残差平方和为：

```
> SSR <- sum(residuals(mod)^2); SSR
[1] 0.8385279
```

回归平方和，即拟合值与总均值之差的平方和为：

```
> SSW <- sum((fitted(mod) - mean(UCR$ucr))^2); SSW
[1] 3.1945
```

后两个平方和相加等于总的平方和。决定系数就是回归平方和与总的平方和的比值。

```
> SSW/SST
[1] 0.7920848
```

　　决定系数也可以认为是自变量解释了因变量总变异的百分比。本例中年龄解释了尿肌酐含量 79%的总变异。调整后的决定系数（R^2_{adj}）加上了对变量个数的"惩罚"，在多重线性回归中才有意义。其计算公式为

$$R^2_{adj} = 1 - (1 - R^2)\frac{n-k}{n-k-1}$$

其中，R^2 为决定系数，n 为样本量，k 为变量的个数。这里样本量为 18 个，变量的个数为 1 个，所以有：

```
> Radj <- 1 - (1 - SSW / SST) * ((18 - 1) / (18 - 2)); Radj
[1] 0.7790901
```

这是命令 summary(mod) 显示的调整后的决定系数。

用 age 的均方（自由度为 1）除以残差的均方可以得到 F 统计量的值。

```
> resid.msq <- sum(residuals(mod)^2)/mod$df.residual
> Fvalue <- SSW/resid.msq; Fvalue
[1] 60.95444
```

使用 F 值以及它所对应的两个自由度（变量 age 的自由度 1 和残差自由度 16），就可以计算检验变量 age 效应的 p 值了。

```
> pf(Fvalue, df1 = 1, df2 = 16, lower.tail = FALSE)
[1] 7.597353e-07
```

函数 pf( ) 从给定的 F 值与两个对应的自由度中计算 p 值，此结果与用命令 summary (aov(mod)) 得到的输出结果是一致的。函数中的最后一个参数 lower.tail 设为 FALSE 是为了得到曲线下方 F 值右侧的面积。

回归分析和方差分析给出了相同的结论，即年龄与尿肌酐含量之间有显著的线性关系。

6.1.3　回归诊断

现在，我们可以在图 6-1 上添加一条回归直线了。

```
> abline(mod)
```

图 6-2 中回归直线的截距约为 1.45，斜率为 0.15。拟合值（期望值）是指对于给定的年龄值，回归直线上对应的尿肌酐含量。残差值是观察值与期望值之间的差异，残差值可以用下面的命令画出：

```
> points(UCR$age, fitted(mod), pch=18, col = "blue")
> segments(UCR$age, UCR$ucr, UCR$age, fitted(mod), col = "green")
```

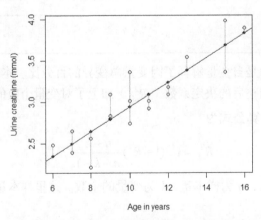

图 6-2　年龄与尿肌酐含量散点图及回归直线

也可以用函数 residuls( ) 从模型中提取每个样本点的残差值：

```
> res <- residuals(mod); res
         1           2           3           4           5           6
 0.15217606 -0.08045368  0.29691648  0.13297194 -0.08439837  0.41823135
         7           8           9          10          11          12
-0.05913872  0.15428690  0.06823144  0.03691649 -0.17045359 -0.14913887
        13          14          15          16          17          18
 0.29480588  0.05612084 -0.43439827 -0.10571309 -0.20176854 -0.32519425
```

残差值有些是正数，有些是负数，表明在散点图中有些点位于拟合的直线上方，有些位于直线下方。其中第 15 个记录的残差绝对值最大，其对应的点距拟合的直线最远。我们还可以检查残差的和及其平方和：

```
> sum(res)
[1] -1.387779e-17
> sum(res^2)
[1] 0.8385279
```

残差的和几乎等于 0；残差的平方和与之前计算的结果相同。如果模型拟合得好，则残差的分布应该是正态分布。检验残差正态性的一种常规方法是查看其直方图（如图 6-3 所示）。

```
> hist(res)
```

从图 6-3 可以看出，残差基本上呈正态分布。然而，对于这样一个小样本而言，检查正态性的一个更好的方法是作期望的标准正态分值与残差的散点图（如图 6-4 所示），这种图被称为正态 QQ 图。如果正态 QQ 图中的散点聚集在一条直线上，就表明残差呈正态分布。

```
> qqnorm(res)
> qqline(res)
```

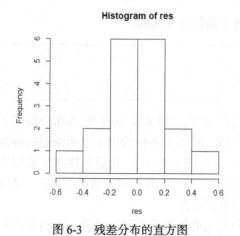

图 6-3　残差分布的直方图

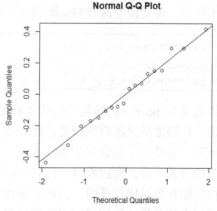

图 6-4　残差分布的正态 QQ 图

从图 6-4 可以看出，散点基本上在一条直线上。定量地，可以使用 Shapiro-Wilk 检验。

```
> shapiro.test(res)
  Shapiro-Wilk normality test
data:  res
W = 0.98546, p-value = 0.9888
```

Shapiro-Wilk 检验的零假设是给定的数据服从正态分布。上面的 p 值为 0.9888，可认为残差呈正态分布。

最后，我们可以作残差与拟合值之间的散点图来看残差的分布模式，绘图结果如图 6-5 所示。

```
> plot(fitted(mod), res, xlab = "Fitted values", type = "n")
> text(fitted(mod), res, labels = rownames(UCR))
> abline(h = 0, col = "blue")
```

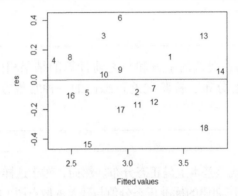

图 6-5　残差与拟合值的散点图

在上面的命令里，我们先在函数 plot( )里设置参数 type 为 "n"（代表不显示散点），然后用函数 text( )在散点位置标注了样本点的编号，最后添加了一条蓝色的水平线作为参考线。从图 6-5 中看不出明显的模式，可认为残差独立于拟合值（期望值）。综上所述，我们可以得出残差是随机的和服从正态分布的结论。

实际上，关于模型的残差诊断图也可以通过下面的命令获得：

```
> par(mfrow = c(2, 2))
> plot(mod)
> par(mfrow = c(1, 1))
```

因为命令 plot(mod)的输出包含 4 幅图形，所以我们先用函数 par( )把画布分隔成了两行两列，作图之后又把画布恢复成默认的一行一列。图 6-6 不仅给出了之前绘制的两幅残差诊断图，还给出了位置尺度图（左下）和残差-杠杆图（右下）。位置尺度图主要用于检验残差的方差齐性，而残差-杠杆图主要用于鉴别离群点、高杠杆值点和强影响点。图 6-6 表明模型拟合效果比较理想，满足了线性模型的假设条件。

通过上述分析，我们可以得出尿肌酐含量与儿童的年龄有关联的结论。年龄每增长一岁，尿肌酐含量平均增加 0.14869 mmol。除去年龄这个因素，影响尿肌酐含量的其他因素可能是随机误差或是其他未考虑到的影响因素。

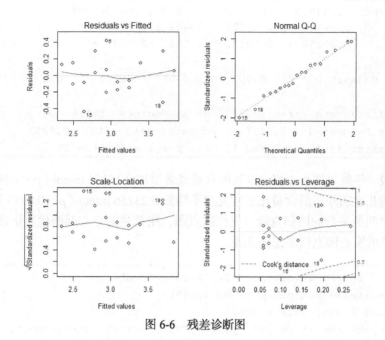

图 6-6 残差诊断图

6.2 分层线性回归

通常一个数据集里包含研究中收集到的多个变量。探索两个变量在第三个分类变量的不同类别之间的关系是很有意义的，这本质上是对回归方程进行比较的问题。这里首先要检验两条（或多条）回归直线是否平行；若平行，再检验其截距是否相等。在 6.1 节的分析中我们把所有儿童看作一个整体，并没有考虑儿童是否患病。实际上，在数据集里还有一个因子型变量 group，用于区分正常儿童和大骨节病患病儿童。

在 6.1 节我们已经建立一个简单线性回归模型 mod，拟合了一条回归直线。模型的结果表明儿童的年龄对尿肌酐含量有显著影响。接下来探索不同类型儿童的年龄对尿肌酐含量的影响是否有显著差异。

如果假定年龄对正常儿童和患病儿童尿肌酐含量的影响是一致的，那么可以通过在模型里加入变量 group 拟合两条平行的回归直线。

```
> mod1 <- lm(ucr ~ age + group, data = UCR)
> summary(mod1)
Call:
lm(formula = ucr ~ age + group, data = UCR)
Residuals:
    Min      1Q   Median      3Q     Max
-0.29885 -0.15905  0.01675  0.14186  0.34023
Coefficients:
        Estimate Std. Error t value Pr(>|t|)
```

```
(Intercept)   1.44893      0.18427     7.863 1.06e-06 ***
age           0.16156      0.01785     9.049 1.83e-07 ***
group1       -0.23256      0.10181    -2.284   0.0373 *
---
Signif. codes:  0 '***' 0.001 '**' 0.01 '*' 0.05 '.' 0.1 ' ' 1

Residual standard error: 0.2037 on 15 degrees of freedom
Multiple R-squared:  0.8457,    Adjusted R-squared:  0.8252
F-statistic: 41.12 on 2 and 15 DF,  p-value: 8.162e-07
```

平均来说，年龄每增长 1 岁，尿肌酐含量显著增加 0.16156 mmol（$p < 0.001$）；在相同的年龄，患病儿童的尿肌酐含量比正常儿童平均低 0.23256 mmol（$p = 0.0373$）。

下面绘制两条平行的回归直线。先作散点图，用蓝色的空心圆圈代表正常（未患病）儿童，用红色的实心圆点代表患病儿童。

```
> col <- ifelse(UCR$group == 0, "blue", "red")
> pch <- ifelse(UCR$group == 0, 1, 19)
> plot(ucr ~ age, data = UCR,
+      xlab="Age in years", ylab = "Urine creatinine (mmol)",
+      col = col, pch = pch)
> legend("topleft",
+        legend = c("Normal children", "Diseased children"),
+        col = c("blue", "red"), pch = c(1, 19))
```

然后，用函数 abline( ) 分别对每一组绘制一条回归直线。函数 abline( ) 中的参数 a 为截距，参数 b 为斜率，它们都可以由模型的系数得出。函数 coef( ) 可以用来提取模型 mod1 包含的系数：

```
> coef(mod1)
(Intercept)         age        group1
  1.4489268   0.1615603    -0.2325586
```

对于两个组来说，其斜率是固定的：

```
> b <- coef(mod1)[2]; b
      age
0.1615603
```

对于未患病组，变量 group 取值为 0，其截距是系数的第一项，记为 a0：

```
> a0 <- coef(mod1)[1]; a0
(Intercept)
  1.448927
```

对于患病组，变量 group 取值为 1，其截距为系数的第一项与第三个项之和，记为 a1，其值为：

```
> a1 <- coef(mod1)[1] + coef(mod1)[3]; a1
(Intercept)
  1.216368
```

与上面已经绘制完成的散点图一致，我们用蓝色代表未患病组、红色代表患病组，分别绘制两条回归直线，如图 6-7 所示。

```
> abline(a = a0, b = b, col = "blue")
> abline(a = a1, b = b, col = "red")
```

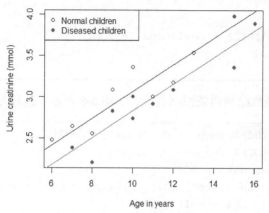

图 6-7　两组回归直线截距的比较

在上面的模型里，我们假定儿童年龄对尿肌酐含量具有恒定的效应。然而这一假设是否成立，需要进行统计学检验。我们可以尝试用不同的斜率来拟合回归直线，然后比较两个斜率的差异是否显著。这时，需要建立一个含有变量 age 与 group 之间交互项的模型。

```
> mod2 <- lm(ucr ~ age + group + age:group, data = UCR)
```

在模型的公式里，"age + group + age:group" 可以简写为 "age*group"。模型 mod2 中有 4 个系数：

```
> coef(mod2)
(Intercept)        age       group1    age:group1
 1.66166670  0.13916666 -0.56593453  0.03306943
```

所以，mod2 可以简化表示为：$ucr = 1.662 + 0.139 \times age - 0.566 \times group + 0.033 \times age \times group$。

常数项 1.662 是未患病组（因为 age 和 group 取值都为 0）拟合直线的截距。对于患病组的截距，公式中右边的第 2 项和第 4 项均为 0（因为 age 取值为 0），但是第 3 项应该保留（因为 group 取值为 1）。该项的系数为负数，表明患病组的截距比未患病组的截距小。用 a0 和 a1 分别表示未患病组和患病组的截距，则有：

```
> a0 <- coef(mod2)[1]; a0
(Intercept)
```

```
  1.661667
> a1 <- coef(mod2)[1] + coef(mod2)[3]; a1
(Intercept)
  1.095732
```

未患病组的斜率就是第 2 个系数，因为 group 取值为 0。而患病组的斜率为第 2 个系数和第 4 个系数之和，因为此时 group 取值为 1。用 b0 和 b1 分别表示未患病组和患病组的斜率，则有：

```
> b0 <- coef(mod2)[2]; b0
      age
0.1391667
> b1 <- coef(mod2)[2] + coef(mod2)[4]; b1
      age
0.1722361
```

我们可以用这些系数绘制两条回归直线，如图 6-8 所示，过程与前面类似，代码如下：

```
> col <- ifelse(UCR$group == 0, "blue", "red")
> pch <- ifelse(UCR$group == 0, 1, 19)
> plot(ucr ~ age, data = UCR,
+     xlab="Age in years", ylab = "Urine creatinine (mmol)",
+     pch = pch, col = col)
> legend("topleft",
+       legend = c("Normal children", "Diseased children"),
+       col = c("blue", "red"), pch = c(1, 19))
> abline(a = a0, b = b0, col = "blue")
> abline(a = a1, b = b1, col = "red")
```

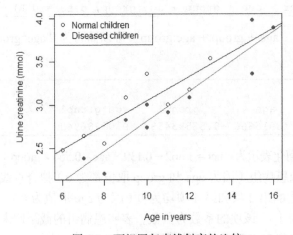

图 6-8　两组回归直线斜率的比较

图 6-8 显示两条回归直线不平行（斜率不相等），表示年龄在两组中的效应不一致。这种不一致可能是由偶然因素（随机误差）所导致的，也可能是由是否患病所导致的。下面

用函数 summary( )查看各个回归系数有无统计学意义。

```
> summary(mod2)
Call:
lm(formula = ucr ~ age * group, data = UCR)
Residuals:
    Min      1Q    Median      3Q      Max
-0.31927 -0.13327 -0.00125  0.15403  0.30667

Coefficients:
            Estimate Std. Error t value Pr(>|t|)
(Intercept)  1.66167    0.30982   5.363 0.000100 ***
age          0.13917    0.03170   4.390 0.000617 ***
group1      -0.56593    0.40174  -1.409 0.180743
age:group1   0.03307    0.03853   0.858 0.405152
---
Signif. codes:  0 '***' 0.001 '**' 0.01 '*' 0.05 '.' 0.1 ' ' 1

Residual standard error: 0.2055 on 14 degrees of freedom
Multiple R-squared:  0.8535,    Adjusted R-squared:  0.8221
F-statistic: 27.18 on 3 and 14 DF,  p-value: 4.257e-06
```

交互作用项 "age:group1" 的系数没有统计学意义（$p = 0.405152$），即这两个斜率的不同是偶然因素所导致的。所以，在模型中没有必要包含这个交互项，mod1 就是最终的模型。

6.3　多重线性回归

现实世界中事物之间的关系是错综复杂的，一个变量的变化往往与另外很多个变量的变化有关。比如人的心率与年龄、体重、肺活量等有关。在线性回归中，如果解释变量的个数多于一个，这种模型称为多重线性回归模型。

多重线性回归模型假定因变量 Y 受多个自变量 $X_1, X_2, \cdots, X_m$ 的影响，并且因变量与这些自变量之间存在线性关系，模型可表示为

$$Y = \beta_0 + \beta_1 X_1 + \beta_2 X_2 + \cdots + \beta_m X_m + \varepsilon$$

其中，β_0 被称为常数项，$\beta_1, \beta_2, \cdots, \beta_m$ 被称为偏回归系数；随机误差 ε 服从均值为 0、方差为 σ^2 的正态分布。对于这些参数，通常由样本观测值利用最小二乘法估计得到。

6.3.1　拟合多重线性回归模型

下面以 ISwR 包里的数据集 cystfibr 为例介绍多重线性回归。该数据集来自一项关于囊胞性纤维症患者肺功能的研究。先安装并加载 ISwR 包，然后查看数据集 cystfibr 里的变量。

```
> library(ISwR)
> data(cystfibr)
```

```
> ?cystfibr
> str(cystfibr)
'data.frame':    25 obs. of  10 variables:
 $ age   : int  7 7 8 8 8 9 11 12 12 13 ...
 $ sex   : int  0 1 0 1 0 0 1 1 0 1 ...
 $ height: int  109 112 124 125 127 130 139 150 146 155 ...
 $ weight: num  13.1 12.9 14.1 16.2 21.5 17.5 30.7 28.4 25.1 31.5 ...
 $ bmp   : int  68 65 64 67 93 68 89 69 67 68 ...
 $ fev1  : int  32 19 22 41 52 44 28 18 24 23 ...
 $ rv    : int  258 449 441 234 202 308 305 369 312 413 ...
 $ frc   : int  183 245 268 146 131 155 179 198 194 225 ...
 $ tlc   : int  137 134 147 124 104 118 119 103 128 136 ...
 $ pemax : int  95 85 100 85 95 80 65 110 70 95 ...
```

根据数据集 cystfibr 帮助文档中的说明，变量 sex 表示性别，其中 0 代表男性，1 代表女性，这里需要把它转换成因子。

```
> cystfibr$sex <- factor(cystfibr$sex, labels = c("male", "female"))
```

数据集里最后 5 个变量分别为 fev1（第一秒用力呼气量）、rv（残气量）、frc（功能残气量）、tlc（肺总气量）和 pemax（最大呼气压）。这些变量都是测量肺功能的指标，我们可以用函数 cor( )查看它们之间的相关性。

```
> cor(cystfibr[,6:10])
           fev1         rv        frc        tlc      pemax
fev1   1.0000000 -0.6658557 -0.6651149 -0.4429945  0.4533757
rv    -0.6658557  1.0000000  0.9106029  0.5891391 -0.3155501
frc   -0.6651149  0.9106029  1.0000000  0.7043999 -0.4172078
tlc   -0.4429945  0.5891391  0.7043999  1.0000000 -0.1816157
pemax  0.4533757 -0.3155501 -0.4172078 -0.1816157  1.0000000
```

从相关系数矩阵可以看出，这 5 个变量之间有较强的相关性。为了简化问题，下面选用其中的变量 fev1 作为结果变量建立多重线性回归模型。

```
> fit1 <- lm(fev1 ~ age + sex + height + weight + bmp, data = cystfibr)
> summary(fit1)
Call:
lm(formula = fev1 ~ age + sex + height + weight + bmp, data = cystfibr)
Residuals:
   Min      1Q   Median      3Q      Max
-10.711  -5.635  -3.155   7.309   16.979


Coefficients:
            Estimate Std. Error t value Pr(>|t|)
(Intercept) 19.28794   43.46384   0.444   0.6622
age         -0.16431    1.26446  -0.130   0.8980
sexfemale  -10.04122    3.60773  -2.783   0.0118 *
```

```
height      -0.07645     0.27694 -0.276   0.7855
weight       0.20274     0.53153  0.381   0.7071
bmp          0.33373     0.32219  1.036   0.3133
---
Signif. codes:  0 '***' 0.001 '**' 0.01 '*' 0.05 '.' 0.1 ' ' 1

Residual standard error: 8.788 on 19 degrees of freedom
Multiple R-squared:  0.5123,    Adjusted R-squared:  0.384
F-statistic: 3.992 on 5 and 19 DF,  p-value: 0.01209
```

与简单线性回归类似，多重线性回归也是用最小二乘法拟合模型。模型的输出结果也与简单线性回归相似，此处不再赘述。注意到变量 sex 后面加了 "female"，这是因为 R 以哑变量的形式处理分类变量（因子），未被显示的水平（这里是 "male"）作为参考组。结果显示，仅变量 sex（性别）对应的 t 检验有统计学意义，女性患者的 fev1 值平均比男性患者低约 10 个单位，其余变量均无统计学意义。而对模型的方差分析（F 检验）是显著的（$p = 0.01209$）。决定系数为 0.5123，表明 fev1 变异的 51% 可由上述 5 个自变量的变化来解释。

6.3.2 多重共线性

多重线性回归中所包含的自变量一般是研究者根据专业知识或经验选择的，有可能将一些不重要的自变量引入模型，这时模型的精度和稳定性都会受到影响。因此，对于多重线性回归模型，必须考虑多重共线性（multicollinearity）问题。多重共线性是指自变量之间由于存在相关性而使模型估计失真或难以估计准确。对于本节中的例子，容易想到变量 height（身高）、weight（体重）和 bmp（与正常体质指数相比的百分比）之间是相关的。可查看它们之间的相关系数：

```
> cor(cystfibr[,3:5])
          height    weight       bmp
height 1.0000000 0.9206953 0.4407623
weight 0.9206953 1.0000000 0.6725463
bmp    0.4407623 0.6725463 1.0000000
```

身高与体重的相关系数达到了 0.9206953，变量 bmp 与变量 height 和 weight 之间的相关程度也较高，所以模型 fit1 很可能存在多重共线性问题。方差膨胀因子（Variance Inflation Factor，VIF）常用于表征自变量之间的共线性程度，其计算公式为

$$VIF = \frac{1}{1 - R_j^2}$$

这里 R_j^2 为第 j 个自变量对其余自变量的复相关系数的平方，它可以由第 j 个自变量对其余自变量的线性回归模型得到。VIF 值越大，表明多重共线性越严重。根据上面的公式，我们可以使用下面的代码得到变量 age 对应的 VIF 值：

```
> lm.age <- summary(lm(age ~ sex + height + weight + bmp, data = cystfibr))
> 1 / (1 - lm.age$r.squared)
[1] 12.71525
```

一般来说，当 VIF > 5（此时 $R_j^2 > 80\%$）时可认为存在多重共线性，用最小二乘法估计的回归系数将不准确。

car 包中的 vif( )函数可以计算模型中所有自变量对应的 VIF 值。

```
> vif(fit1)
     age       sex    height    weight       bmp
12.715251  1.038066 11.015970 28.123150  4.648941
```

结果表明，模型 fit1 中有多个自变量存在多重共线性问题。解决多重共线性问题有多种方法，常用的有：（1）剔除造成共线性的自变量，重新建立模型；（2）采取主成分回归法，将一组具有共线性的自变量合并成少数不相关的变量；（3）采用逐步回归法，限制有较强相关性的自变量同时进入回归方程。下面尝试逐步回归法。

6.3.3　逐步回归

函数 drop1( )可以从包含所有自变量的模型中手动一次剔除一个变量以进行逐步回归。其依据是赤池信息量准则（Akaike Information Criterion，AIC）。该准则考虑到了模型的拟合优度和用来拟合的参数的数目。AIC 值越小，表明模型用较少的参数获得了足够的拟合优度。例如：

```
> drop1(fit1)
Single term deletions

Model:
fev1 ~ age + sex + height + weight + bmp
       Df Sum of Sq    RSS    AIC
<none>                1467.5 113.81
age     1      1.30  1468.8 111.83
sex     1    598.31  2065.8 120.36
height  1      5.89  1473.4 111.91
weight  1     11.24  1478.7 112.00
bmp     1     82.87  1550.4 113.18
```

结果表明，如果不剔除任何自变量，模型的 AIC 值为 113.81；剔除变量 age 后，模型的 AIC 值为 111.83；剔除变量 sex 后，模型的 AIC 值为 120.36。其余 AIC 值的解释类推。比较所有 AIC 值可知，需要剔除变量 age。

我们还可以通过设置函数 drop1( )中的参数 test 得到似然比检验或 F 检验的结果。例如，用 F 检验比较剔除某一个变量后的模型与原模型的差异，可以使用下面的命令。

```
> drop1(fit1, test = "F")
Single term deletions

Model:
fev1 ~ age + sex + height + weight + bmp
       Df Sum of Sq    RSS    AIC F value  Pr(>F)
<none>                1467.5 113.81
age     1      1.30  1468.8 111.83  0.0169 0.89798
```

```
sex     1    598.31 2065.8 120.36   7.7465 0.01185 *
height 1      5.89 1473.4 111.91   0.0762 0.78549
weight 1     11.24 1478.7 112.00   0.1455 0.70713
bmp    1     82.87 1550.4 113.18   1.0729 0.31329
---
Signif. codes:  0 '***' 0.001 '**' 0.01 '*' 0.05 '.' 0.1 ' ' 1
```

结果表明，剔除变量 sex 后的模型与原模型的差异有统计学意义（$p = 0.01185$）；剔除其余某一变量后的模型与原模型的差异均没有统计学意义。变量 age 对应的 p 值最大，说明如果要剔除一个变量，我们应该选择剔除变量 age。然后，我们可以对剔除变量 age 后的模型再次使用 drop1( )以判断哪一个变量需要从模型中剔除，以此类推。

函数 step( )可以根据 AIC 值进行逐步回归自动选择"最优"模型，其中的参数 direction 可以设定为默认的"both"（向前向后法）、"backward"（向后法）或"forward"（向前法）。

```
> fit2 <- step(fit1)
Start:  AIC=113.81
fev1 ~ age + sex + height + weight + bmp
         Df  Sum of Sq    RSS    AIC
- age     1       1.30 1468.8 111.83
- height 1       5.89 1473.4 111.91
- weight 1      11.24 1478.7 112.00
- bmp    1      82.87 1550.4 113.18
<none>                1467.5 113.81
- sex    1     598.31 2065.8 120.36

Step:  AIC=111.83
fev1 ~ sex + height + weight + bmp
         Df  Sum of Sq    RSS    AIC
- height 1       7.24 1476.0 109.96
- weight 1      12.05 1480.9 110.04
<none>                1468.8 111.83
- bmp    1     150.97 1619.8 112.28
- sex    1     598.43 2067.2 118.38

Step:  AIC=109.96
fev1 ~ sex + weight + bmp
         Df  Sum of Sq    RSS    AIC
- weight 1       7.54 1483.6 108.08
<none>                1476.0 109.96
- bmp    1     314.67 1790.7 112.79
- sex    1     600.63 2076.7 116.49

Step:  AIC=108.08
fev1 ~ sex + bmp
      Df  Sum of Sq    RSS    AIC
<none>                1483.6 108.08
```

```
- sex   1    629.99  2113.6 114.93
- bmp   1    685.77  2169.3 115.58
```

逐步回归的结果表明，只包含变量 sex 和 bmp 的模型的 AIC 值最小。

```
> summary(fit2)
Call:
lm(formula = fev1 ~ sex + bmp, data = cystfibr)
Residuals:
    Min     1Q   Median     3Q     Max
-10.793 -5.821  -2.591   6.170  17.068

Coefficients:
            Estimate Std. Error t value Pr(>|t|)
(Intercept)  4.0231    11.4494    0.351  0.72864
sexfemale  -10.2100     3.3404   -3.056  0.00578 **
bmp          0.4495     0.1410    3.189  0.00424 **
---
Signif. codes:  0 '***' 0.001 '**' 0.01 '*' 0.05 '.' 0.1 ' ' 1

Residual standard error: 8.212 on 22 degrees of freedom
Multiple R-squared:  0.507, Adjusted R-squared:  0.4621
F-statistic: 11.31 on 2 and 22 DF,  p-value: 0.0004185
```

模型 fit2 的决定系数与模型 fit1 的决定系数很接近，但调整后的决定系数有了大幅提高。从上面的结果可以看出，患者的性别和体质指数对 fev1 都有显著影响。对于相同的 bmp，女性患者的 fev1 值平均比男性患者低约 10.2 个单位；对于相同性别的患者，bmp 每增加一个单位，fev1 值增加 0.45 个单位。如果想得到回归系数的置信区间，可以使用 confint( )函数。

```
> confint(fit2)
                  2.5 %       97.5 %
(Intercept) -19.7213534  27.7676440
sexfemale   -17.1376056  -3.2823389
bmp           0.1571842   0.7418766
```

t 检验的结果只表明了回归系数与 0 的差异有无统计学意义，要想检验变量对于模型有无统计学意义，需要用 F 检验的结论，这在自变量是多个水平的分类变量时尤为必要。

```
> anova(fit2)
Analysis of Variance Table
Response: fev1
          Df  Sum Sq Mean Sq F value   Pr(>F)
sex        1  839.69  839.69  12.452 0.001889 **
bmp        1  685.77  685.77  10.169 0.004241 **
Residuals 22 1483.58   67.44
---
Signif. codes:  0 '***' 0.001 '**' 0.01 '*' 0.05 '.' 0.1 ' ' 1
```

结果表明，变量 sex 和 bmp 对于模型来说都是有意义的，即去掉任何一个变量对模型都会产生显著的影响。

6.3.4 回归诊断

类似于简单线性回归模型，多重线性回归模型也需要进行回归诊断，以判断模型是否满足最小二乘法的统计假设。我们可以同前述一样对残差进行分析，也可以用 gvlma 包中的函数 gvlma( )对模型进行综合验证。它给模型假设提供了一个单独的综合检验的结论，还提供了残差偏度、峰度和方差齐性的评价。

```
> library(gvlma)
> gvlma(fit2)
Call:
lm(formula = fev1 ~ sex + bmp, data = cystfibr)
Coefficients:
(Intercept)      sexfemale          bmp
    4.0231       -10.2100       0.4495


ASSESSMENT OF THE LINEAR MODEL ASSUMPTIONS
USING THE GLOBAL TEST ON 4 DEGREES-OF-FREEDOM:
Level of Significance =  0.05
Call:
 gvlma(x = fit2)
                     Value    p-value            Decision
Global Stat         4.5249    0.3396     Assumptions acceptable.
Skewness            1.1371    0.2863     Assumptions acceptable.
Kurtosis            0.7535    0.3854     Assumptions acceptable.
Link Function       2.0583    0.1514     Assumptions acceptable.
Heteroscedasticity  0.5759    0.4479     Assumptions acceptable.
```

从上面的输出可以看出，全局统计量（Global Stat）以及其他各项检验的 p 值均大于 0.05，数据满足线性回归所有的统计假设。如果最后一列 Decision 下面的文字表明违反了假设条件（$p < 0.05$），我们可以使用前面讨论的残差分析方法来判断哪些假设没有被满足。

对于最终的模型，我们可以用 epiDisplay 包里面的函数 regress.display( )汇总模型的主要结果。

```
> regress.display(fit2)
Linear regression predicting fev1
                        adj. coeff.(95%CI)    P(t-test)    P(F-test)
sex: female vs male -10.21 (-17.14,-3.28)      0.006        0.002

bmp (cont. var.)      0.45 (0.16,0.74)         0.004        0.004

No. of observations = 25
```

上面的输出包含了两个自变量的回归系数及其 95%置信区间，以及针对回归系数的 t

检验的 p 值和针对自变量的 F 检验的 p 值，这是大多数论文要求报告的线性模型的结果。我们可以把输出的表导出到一个.csv 文件中，直接运用在论文中作为表格使用。

```
> write.csv(regress.display(fit2)$table, file = "mytable.csv")
```

6.4　小结

本章介绍了线性回归模型，包括简单线性回归、分层线性回归和多重线性回归，讨论了如何用最小二乘法拟合模型、模型的检验、变量的选择等问题。表 6-1 列出了本章中用到的函数和数据集、它们的来源包，以及功能描述。本章介绍的线性回归是回归模型里最基本的一类，其结果变量是连续型变量，适用于变量间线性关系的解释以及在此基础上的预测问题。但现实世界中变量之间的关系不一定是线性的，这一点在数据分析时需要注意。第 7 章我们将讨论结果变量是分类变量时的回归模型。

表 6-1　本章中使用的函数和数据集

函数（或数据集）	来源包	功能描述
attributes( )	base	获取对象的所有属性
coef( )	stats	提取回归模型的系数
confint( )	stats	计算回归模型的系数的置信区间
cystfibr	ISwR	数据集
gvlma( )	gvlma	线性回归模型假设的综合验证
ifelse( )	base	条件判断选择
lm( )	stats	建立线性回归模型
par( )	graphics	设置绘图参数
predict.lm( )	stats	线性回归模型的预测
qqline( )	stats	在正态 QQ 图上添加直线
qqnorm( )	stats	绘制正态 QQ 图
regress.display( )	epiDisplay	汇总线性回归模型的结果
residuals( )	stats	提取线性回归模型的残差
scatterplotMatrix( )	car	绘制散点图矩阵
segments( )	graphics	在一幅图中添加线段
shapiro.test( )	stats	进行 Shapiro-Wilk 正态性检验
step( )	stats	进行逐步回归
summary( )	base	汇总模型结果
thuesen	ISwR	数据集
vif( )	car	计算方差膨胀因子

6.5 习题

6-1 ISwR 包里的数据集 thuesen 包含了 24 名糖尿病患者的空腹血糖含量（mmol/L）和心室收缩速度（%/s）的测量数据，请运用线性回归分析两个变量之间的联系（注意数据中的缺失值）。

6-2 在第 5 章习题 5-4 中我们探索了数据集 glucose 里各个变量之间的相关性，请使用这个数据集建立线性回归模型，研究血糖和其他几项指标的关系。

6-3 对于 ISwR 包里的数据集 cystfibr，以变量 pemax 作为因变量建立"最优"回归模型以研究患者肺功能的影响因素。

第 7 章　Logistic 回归分析

线性回归模型基于最小二乘法，其基本思想是使残差平方和最小化。从函数 lm( ) 得到的线性模型等价于从函数 aov( ) 得到的方差分析模型。唯一不同的是前者关注的是自变量的系数，而后者关注的是离差平方和。

广义线性模型（Generalize Linear Model，GLM）是线性模型的推广。广义线性模型的求解是基于极大似然法，即最大化似然函数以得到自变量系数的估计。经典的线性模型假设结果变量为连续型变量，同时要求残差具有正态性和方差齐性。广义线性模型可以处理结果变量为二分类或多分类、Poisson 分布（用于计数）或其他分布（如 Gamma 分布和负二项分布）的资料。本章和第 8 章主要介绍实际中应用最广泛的两类广义线性模型：Logistic 回归模型和 Poisson 回归模型。

根据研究设计的不同，Logistic 回归可分为成组资料的 Logistic 回归和配对资料的条件 Logistic 回归两大类。而非条件 Logistic 回归又可分为二分类结果变量的 Logistic 回归、无序多分类结果变量的 Logistic 回归和有序多分类结果变量的 Logistic 回归。

7.1　二分类 Logistic 回归

7.1.1　Logistic 回归模型

在医学研究中，结果变量经常是二元的或二分类的。例如，无病与有病、无效与有效、生存与死亡等。为了便于计算，结果通常用 0 和 1 表示。对于体重或身高这样的连续型变量，总体或样本的代表性指标是均值或中位数。而对于二分类资料，其代表性指标是结果变量中某种结果所占的比例。例如，患病率是总体中患某种疾病的比例；病死率是患病人群中死亡的比例。这些比例可以作为概率的估计值。

概率虽然易于理解，但是在 Logistic 回归模型中，用优势的对数值即 log(odds)（通常被称为 logit）更方便。假设 P 代表患病的概率，$1-P$ 就是不患病的概率，优势的定义为 $P/(1-P)$。概率和优势的对数值（log(odds)）之间的关系可以用图 7-1 表示，绘图代码如下：

```
> p <- seq(from = 0, to = 1, by = .01)
> odds <- p/(1 - p)
> plot(log(odds), p, type = "l", col = "blue", ylab = "Probability", las = 1)
> abline(h = 0.5, lty = "dashed")
> abline(v = 0, lty = "dashed")
```

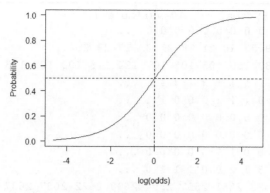

图 7-1　概率与 logit 的关系

概率 P 的最小值为 0，最大值为 1，中间值为 0.5。它们对应的优势分别为 0、无穷大和 1。log(odds)对应的值域为全体实数，中间点为 0。图 7-1 中的这条曲线被称为 Logistic 曲线。Logistic 回归模型是一般线性回归模型的广义形式。对于二分类结果变量，logit 比概率及二分类结果本身更适合于用线性回归模型拟合。Logistic 回归模型的一般形式可表示为

$$\text{logit}(P) = \log\left(\frac{P}{1-P}\right) = \beta_0 + \beta_1 X_1 + \beta_2 X_2 + \cdots + \beta_m X_m$$

其中，β_0 为常数项（截距），$\beta_1, \beta_2, \cdots, \beta_m$ 分别是自变量 $X_1, X_2, \cdots, X_m$ 的回归系数。自变量可以是年龄、性别或其他预测变量。在这些自变量（或称预测变量）中，一个或几个变量是研究的目标变量，其余变量代表潜在的混杂因素，有时称为协变量。

由上面模型的表达式可得

$$P = \frac{\exp(\beta_0 + \beta_1 X_1 + \beta_2 X_2 + \cdots + \beta_m X_m)}{1 + \exp(\beta_0 + \beta_1 X_1 + \beta_2 X_2 + \cdots + \beta_m X_m)}$$

或者得

$$P = \frac{1}{1 + \exp[-(\beta_0 + \beta_1 X_1 + \beta_2 X_2 + \cdots + \beta_m X_m)]}$$

因此，Logistic 回归常用于估计给定暴露水平时结果事件发生的概率。例如，我们可以用它来预测在给定年龄、性别和行为方式等情形下某人患病的概率。

7.1.2　Logistic 回归实例

在第 5 章我们对 MASS 包里的数据集 birthwt 做了探索和单因素分析。本节以该数据集为例建立 Logistic 回归模型。

1. 数据准备

首先加载并查看数据集 birthwt。

```
> library(MASS)
> data(birthwt)
> str(birthwt)
```

```
'data.frame':   189 obs. of   10 variables:
 $ low  : int  0 0 0 0 0 0 0 0 0 0 ...
 $ age  : int  19 33 20 21 18 21 22 17 29 26 ...
 $ lwt  : int  182 155 105 108 107 124 118 103 123 113 ...
 $ race : int  2 3 1 1 1 3 1 3 1 1 ...
 $ smoke: int  0 0 1 1 1 0 0 0 1 1 ...
 $ ptl  : int  0 0 0 0 0 0 0 0 0 0 ...
 $ ht   : int  0 0 0 0 0 0 0 0 0 0 ...
 $ ui   : int  1 0 0 1 1 0 0 0 0 0 ...
 $ ftv  : int  0 3 1 2 0 0 1 1 1 0 ...
 $ bwt  : int  2523 2551 2557 2594 2600 2622 2637 2637 2663 2665 ...
```

原始数据里的变量 race、smoke、ht、ui 都是数值型变量，在分析前需要将它们转换为因子。另外，变量 ptl 表示先前早产次数，变量 ftv 表示怀孕初期（前 3 个月）探访医生的次数，先查看这两个变量的频数分布。

```
> library(epiDisplay)
> tab1(birthwt$ptl)
birthwt$ptl :
        Frequency Percent Cum. percent
0           159    84.1        84.1
1            24    12.7        96.8
2             5     2.6        99.5
3             1     0.5       100.0
  Total     189   100.0       100.0
```

结果显示，有 84.1%的孕妇没有早产史，早产次数超过一次的孕妇很少，所以有必要把变量 ptl 也转换成一个二分类的因子。

```
> tab1(birthwt$ftv)
birthwt$ftv :
        Frequency Percent Cum. percent
0           100    52.9        52.9
1            47    24.9        77.8
2            30    15.9        93.7
3             7     3.7        97.4
4             4     2.1        99.5
6             1     0.5       100.0
  Total     189   100.0       100.0
```

类似地，根据变量 ftv 的频数分布，我们有必要将探访医生超过一次的孕妇合并成一类，将变量 ftv 转换成一个包含 3 个水平的因子。

下面用 dplyr 包完成数据的准备工作，并把整理好的数据命名为 birthweight。代码如下：

```
> library(dplyr)
> birthweight <- birthwt %>%
+   mutate(race = factor(race, labels = c("white", "black", "other")),
```

```
+              smoke = factor(smoke, labels = c("no", "yes")),
+              ptl = ifelse(ptl > 0, "1+", ptl),
+              ptl = factor(ptl),
+              ht = factor(ht, labels = c("no", "yes")),
+              ui = factor(ui, labels = c("no", "yes")),
+              ftv = ifelse(ftv > 1, "2+", ftv),
+              ftv = factor(ftv)
+              )
> str(birthweight)
'data.frame':    189 obs. of  10 variables:
 $ low  : int  0 0 0 0 0 0 0 0 0 0 ...
 $ age  : int  19 33 20 21 18 21 22 17 29 26 ...
 $ lwt  : int  182 155 105 108 107 124 118 103 123 113 ...
 $ race : Factor w/ 3 levels "white","black",..: 2 3 1 1 1 3 1 3 1 1 ...
 $ smoke: Factor w/ 2 levels "no","yes": 1 1 2 2 2 1 1 1 2 2 ...
 $ ptl  : Factor w/ 2 levels "0","1+": 1 1 1 1 1 1 1 1 1 1 ...
 $ ht   : Factor w/ 2 levels "no","yes": 1 1 1 1 1 1 1 1 1 1 ...
 $ ui   : Factor w/ 2 levels "no","yes": 2 1 1 2 2 1 1 1 1 1 ...
 $ ftv  : Factor w/ 3 levels "0","1","2+": 1 3 2 3 1 1 2 2 2 1 ...
 $ bwt  : int  2523 2551 2557 2594 2600 2622 2637 2637 2663 2665 ...
```

2. 模型的建立

实际上，变量 low 是由变量 bwt（新生儿的确切体重）生成的，我们将它作为结果变量（取 0 和 1），建立二分类 Logistic 回归模型探索新生儿低体重的影响因素。在 R 中，函数 glm( )用于拟合包括 Logistic 回归在内的广义线性模型。

```
> glm1 <- glm(low ~ age + lwt + race + smoke + ptl + ht + ui + ftv,
+              family = binomial,
+              data = birthweight)
```

这里首先选取了数据中除变量 bwt 以外的其他变量作为自变量，建立了一个"全"模型。参数 family 用于设定广义线性模型的具体类型，这里"binomial"代表 Logistic 回归。类似于线性模型，函数 summary( )可以用于提取广义线性模型的结果汇总。

```
> summary(glm1)
Call:
glm(formula = low ~ age + lwt + race + smoke + ptl + ht + ui +
    ftv, family = binomial, data = birthweight)
Deviance Residuals:
    Min      1Q   Median      3Q      Max
 -1.7038  -0.8068  -0.5008   0.8835   2.2152

Coefficients:
            Estimate Std. Error z value Pr(>|z|)
(Intercept)  0.82302    1.24471   0.661  0.50848
age         -0.03723    0.03870  -0.962  0.33602
```

```
lwt           -0.01565    0.00708   -2.211   0.02705 *
raceblack      1.19241    0.53597    2.225   0.02609 *
raceother      0.74069    0.46174    1.604   0.10869
smokeyes       0.75553    0.42502    1.778   0.07546 .
ptl1+          1.34376    0.48062    2.796   0.00518 **
htyes          1.91317    0.72074    2.654   0.00794 **
uiyes          0.68019    0.46434    1.465   0.14296
ftv1          -0.43638    0.47939   -0.910   0.36268
ftv2+          0.17901    0.45638    0.392   0.69488
---
Signif. codes:  0 '***' 0.001 '**' 0.01 '*' 0.05 '.' 0.1 ' ' 1
(Dispersion parameter for binomial family taken to be 1)

    Null deviance: 234.67  on 188  degrees of freedom
Residual deviance: 195.48  on 178  degrees of freedom
AIC: 217.48
Number of Fisher Scoring iterations: 4
```

上面输出的第一个部分显示了模型所调用的公式。第二个部分给出了离差的分布。第三个部分给出了回归系数的估计、标准误和显著性检验的结果。我们通常对第三个部分最感兴趣，但是因为模型 glm1 不一定是最终的模型，所以这里暂不对回归系数做出解释。

接着给出了两个离差平方和（类似于线性回归中的残差平方和），其中第一个空离差平方和（Null deviance）是指只包含常数项的模型的离差平方和（也就是说模型不含任何自变量，只会得到一个概率），第二个是当前模型的离差平方和（Residual deviance）。我们感兴趣的是两个离差平方和的差值，这里是 234.67 – 195.48 = 39.19，这个值可以用于检验模型的显著性。离差平方和近似服从 χ^2 分布，所以我们可以用下面的命令计算 p 值。

```
> pchisq(39.19, df = 188 - 178, lower.tail = FALSE)
[1] 2.351524e-05
```

函数 pchisq( )用于计算 χ^2 分布的分布函数值。这里 χ^2 分布的自由度 df 为两个模型自由度的差。参数 lower.tail 默认为 TRUE，这里设为 FALSE 表示计算大于 39.19 的概率。结果显示，两个模型的差异具有统计学意义（$p < 0.001$）。实际上，这个检验结果可以使用函数 anova( )得到。不过一般来说包含自变量的模型都比空模型好，所以我们通常用函数 anova( )比较包含不同自变量的模型。

函数 summary( )输出的最后还包含了模型的 AIC 值和模型拟合过程中迭代的次数。AIC 值将模型中参数的个数考虑进来，度量模型拟合的好坏，可以用于比较模型。迭代的次数是一个算法指标，我们一般不关注它。但是如果这个值太大，比如超过 25，表示对于现有数据而言，模型太过复杂。

3. 自变量的筛选

与多重线性回归模型类似，当自变量的个数较多时，为了使建立的 Logistic 回归模型比较稳定和便于解释，应尽量将回归效果显著的自变量选入模型中，将效果不显著的自变量排除在外。这个过程与线性回归模型的逐步回归法非常类似，也有前进法、后退法和逐步法。我们可以使用函数 drop1( )得到剔除一个自变量后的模型的 AIC 值。例如：

```
> drop1(glm1)
Single term deletions
Model:
low ~ age + lwt + race + smoke + ptl + ht + ui + ftv
        Df  Deviance  AIC
<none>        195.48  217.48
age      1    196.42  216.42
lwt      1    200.95  220.95
race     2    201.23  219.23
smoke    1    198.67  218.67
ptl      1    203.58  223.58
ht       1    202.93  222.93
ui       1    197.59  217.59
ftv      2    196.83  214.83
```

从上面的输出可以看出，第一步需要在模型中剔除变量 ftv，因为剔除它之后的模型的 AIC 值最小。第二步可以对剔除变量 ftv 后的模型再次使用 drop1( )以判断哪一个变量需要从模型中剔除，以此类推。函数 step( )可以一次性自动完成这个过程。

```
> glm2 <- step(glm1, trace = FALSE)
> summary(glm2)
Call:
glm(formula = low ~ lwt + race + smoke + ptl + ht + ui, family = binomial,
    data = birthweight)
Deviance Residuals:
   Min      1Q    Median      3Q      Max
-1.7308  -0.7841  -0.5144   0.9539   2.1980

Coefficients:
            Estimate Std. Error z value Pr(>|z|)
(Intercept) -0.125326   0.967561  -0.130  0.89694
lwt         -0.015918   0.006954  -2.289  0.02207 *
raceblack    1.300856   0.528484   2.461  0.01384 *
raceother    0.854414   0.440907   1.938  0.05264 .
smokeyes     0.866582   0.404469   2.143  0.03215 *
ptl1+        1.128857   0.450388   2.506  0.01220 *
htyes        1.866895   0.707373   2.639  0.00831 **
uiyes        0.750649   0.458815   1.636  0.10183
---
Signif. codes:  0 '***' 0.001 '**' 0.01 '*' 0.05 '.' 0.1 ' ' 1
(Dispersion parameter for binomial family taken to be 1)

    Null deviance: 234.67  on 188  degrees of freedom
Residual deviance: 197.85  on 181  degrees of freedom
```

```
AIC: 213.85
Number of Fisher Scoring iterations: 4
```

4. 模型的比较

模型 glm2 剔除了两个自变量，age 和 ftv。对于两个嵌套模型（glm2 中的自变量是 glm1 中自变量的一个子集），可以用似然比检验（Likelihood Ratio Test，LRT）进行比较。似然比检验通过计算对数似然比（Log Likelihood Ratio，LLR）来评价两个模型的拟合优度，其检验统计量的计算公式为

$$LLR = 2(\ln L_1 - \ln L_2)$$

其中 L_1 为复杂模型（包含较多自变量的模型）的似然值，L_2 为简单模型（包含较少自变量的模型）的似然值。LLR 近似服从 χ^2 分布，自由度为两个模型参数的个数之差。需要注意的是，在比较时要求两个模型对应的样本量相同。

这里因为变量 age 和 ftv 都不含缺失值，所以模型 glm1 和 glm2 的样本量是一样的。为了理解似然比检验，我们先用函数 logLik( ) 计算模型 glm1 和 glm2 的对数似然值，并根据两个对数似然值求出 χ^2 检验的 p 值。

```
> lnL1 <- as.numeric(logLik(glm1))
> lnL2 <- as.numeric(logLik(glm2))
> pchisq(2 * (lnL1 - lnL2), df = 3, lower.tail = FALSE)
[1] 0.4981082
```

因为变量 age 包含一个参数，而变量 ftv 包含两个参数（3 个水平的因子需要两个哑变量放入模型），所以两个模型参数的个数之差（即 df）为 3。

实际上，上述结果可以用函数 anova( ) 直接得到。

```
> anova(glm1, glm2, test = "Chisq")
Analysis of Deviance Table
Model 1: low ~ age + lwt + race + smoke + ptl + ht + ui + ftv
Model 2: low ~ lwt + race + smoke + ptl + ht + ui
  Resid. Df Resid. Dev Df Deviance Pr(>Chi)
1       178     195.48
2       181     197.85 -3  -2.3761   0.4981
```

其中，参数 test 可以设为 "LRT"，得到的结果与上面相同。结果中的 χ^2 值没有统计学意义（$p = 0.4981$），表明含有 6 个自变量的模型 glm2 与含有所有 8 个自变量的模型 glm1 拟合得一样好。也就是说，年龄、孕早期探访医生的次数这两个变量不会显著地提高模型的预测精度，我们更倾向于使用更简单的模型。

函数 AIC( ) 也可用于比较两个或多个模型。一般来说，在其他条件不变的情况下，AIC 值越小的模型拟合得越好。

```
> AIC(glm1, glm2)
     df      AIC
glm1 11 217.4755
glm2  8 213.8516
```

5. 回归系数的解释

先查看回归系数：

```
> coef(glm2)
(Intercept)          lwt     raceblack     raceother      smokeyes        ptl1+
-0.12532604   -0.01591847    1.30085571    0.85441418    0.86658183   1.12885661
       htyes        uiyes
  1.86689526   0.75064880
```

在 Logistic 回归中，模型拟合的是响应变量 $Y = 1$ 时的对数优势比（log(odds)）。因此，回归系数的含义是当其他变量保持不变时，一个单位预测变量的变化可引起的响应变量对数优势比的变化。为了便于解释，需要把结果指数化转换成优势比。

```
> exp(coef(glm2))
(Intercept)          lwt     raceblack     raceother      smokeyes        ptl1+
  0.8822092    0.9842076     3.6724379     2.3499973     2.3787659    3.0921190
       htyes        uiyes
  6.4681832    2.1183740
```

结果表明，lwt（母亲怀孕期体重）每增加 1lb，新生儿低体重的优势将乘以约 0.98（保持其他变量不变）。对于连续型变量，一个单位的变化可能并不好解释。如果 lwt 增加 10lb，优势将乘以 0.98^{10}，即约为 0.817。

黑人孕妇分娩低体重儿的优势约为白人孕妇的 3.67 倍，其他种族孕妇分娩低体重儿的优势约为白人孕妇的 2.35 倍。类似地，吸烟、有早产史、高血压和子宫应激症的孕妇分娩低体重儿的优势都将增加。因为自变量不可能全为 0，所以常数项在这里没有特定的含义。

如果想得到回归系数的置信区间，可以使用函数 confint( )。

```
> confint(glm2)
Waiting for profiling to be done...
                 2.5 %         97.5 %
(Intercept) -1.977629926    1.832094988
lwt         -0.030400889   -0.003001256
raceblack    0.266414061    2.355145008
raceother    0.002841507    1.741975671
smokeyes     0.083860558    1.679472502
ptl1+        0.252281987    2.030509786
htyes        0.514614839    3.341678466
uiyes       -0.159274658    1.652832608
```

把上面系数的置信区间指数化，就得到优势比的置信区间。

```
> exp(confint(glm2))
Waiting for profiling to be done...
              2.5 %        97.5 %
(Intercept) 0.1383969    6.2469603
```

lwt	0.9700566	0.9970032
raceblack	1.3052754	10.5396571
raceother	1.0028455	5.7086106
smokeyes	1.0874772	5.3627264
ptl1+	1.2869589	7.6179689
htyes	1.6729940	28.2665313
uiyes	0.8527621	5.2217501

6. 预测

对于大多数人来说，概率比优势更容易理解。给定一组自变量的值，我们可以使用建立的模型得到预测值。例如，建立如下虚拟的孕妇样本。

```
> newdata <- data.frame(lwt = 120, race = "black",
+                       smoke = "yes", ptl = "0",
+                       ht = "yes", ui = "no")
```

然后使用函数 predict( )得到模型的预测值。

```
> logit <- predict(glm2, newdata = newdata)
> logit
      1
1.99879
```

模型拟合的响应变量值为 logit，即 log(odds)。下面将它转换成概率。

```
> exp(logit)/(1 + exp(logit))
      1
0.88067
```

对于建立的虚拟的孕妇样本,其分娩低体重儿的概率约为 **88%**。实际上,在函数 predict( )里面设置参数 type 为 "response" 可以直接得到概率的预测值。

```
> predict(glm2, newdata = newdata, type = "response")
      1
0.88067
```

7. 模型的检查

在评价模型时，Hosmer-Lemeshow 检验可以用于判断观测值和预测值之间差异的显著性。ResourceSelection 包中的函数 hoslem.test( )可以执行该检验。

```
> library(ResourceSelection)
> hoslem.test(birthweight$low, fitted(glm2))
   Hosmer and Lemeshow goodness of fit (GOF) test
data:  birthweight$low, fitted(glm2)
X-squared = 8.8021, df = 8, p-value = 0.3593
```

Hosmer-Lemeshow 检验的零假设是观测值和预测概率之间的差异无统计学意义。上面的结果表明差异没有统计学意义（$p = 0.3593$），因此不能拒绝关于模型很好地拟合了数据的假设。

8. 模型结果的汇总输出

类似于汇总线性回归模型结果的函数 regress.display( )，epiDisplay 包里的函数 logistic.display( )可以用于汇总 Logistic 回归模型的主要结果。

```
> library(epiDisplay)
> logistic.display(glm2)
Logistic regression predicting low
                 crude OR(95%CI)    adj. OR(95%CI)   P(Wald's test) P(LR-test)
lwt (cont. var.) 0.99 (0.97,1)     0.98 (0.97,1)      0.022          0.015

race: ref.=white                                                     0.022
   black         2.33 (0.94,5.77)  3.67 (1.3,10.35)  0.014
   other         1.89 (0.96,3.74)  2.35 (0.99,5.58)  0.053

smoke: yes vs no 2.02 (1.08,3.78)   2.38 (1.08,5.26) 0.032          0.03

ptl: 1+ vs 0     4.32 (1.92,9.73)   3.09 (1.28,7.48) 0.012          0.012

ht: yes vs no    3.37 (1.02,11.09)  6.47 (1.62,25.88) 0.008         0.007

ui: yes vs no    2.58 (1.14,5.83)   2.12 (0.86,5.21) 0.102          0.105

Log-likelihood = -98.9258
No. of observations = 189
AIC value = 213.8516
```

上面的输出结果包含了各个自变量在调整前和调整后的优势比及其 95% 置信区间，以及针对回归系数的 Wald 检验的 p 值和针对自变量的似然比检验的 p 值，这是大多数论文要求报告的 Logistic 回归的结果。我们可以将输出的表导出到一个.csv 文件中，直接运用在论文中作为表格使用。

```
> write.csv(logistic.display(glm2)$table, file = "model.csv")
```

7.1.3 表格数据的 Logistic 回归

上面我们基于原始数据使用函数 glm( )建立了 Logistic 回归模型。在阅读文献时，我们经常遇到表格数据，如果想验证结果的正确性，可以根据表格中的数据建立模型。例如，表 7-1 是一个研究吸烟、饮酒与食管癌关系的病例对照资料，我们可以根据表中的数据建立 Logistic 回归模型。

表 7-1 吸烟、饮酒与食管癌的病例对照研究资料

饮酒	吸烟	病例	
		0	1
0	0	136	63
	1	57	44
1	0	107	63
	1	151	265

先将表 7-1 中的数据输入 R（注意数据输入的顺序）。

```
> dat.array <- array(c(136, 57, 107, 151, 63, 44, 63, 265),
+                    dim = c(2, 2, 2),
+                    dimnames = list(smoke = c("no", "yes"),
+                                    drink = c("no", "yes"),
+                                    outcome = c("control", "case")))
> dat.table <- as.table(dat.array)
> dat.table
, , outcome = control
    drink
smoke  no yes
  no  136 107
  yes  57 151

, , outcome = case
    drink
smoke  no yes
  no   63  63
  yes  44 265
> dat <- as.data.frame(dat.table)
> dat
  smoke drink outcome Freq
1    no    no control  136
2   yes    no control   57
3    no   yes control  107
4   yes   yes control  151
5    no    no    case   63
6   yes    no    case   44
7    no   yes    case   63
8   yes   yes    case  265
```

上面先用函数 array( )根据表 7-1 中的数据创建了一个三维数组，其中行变量为 smoke，
列变量为 drink，层变量为 outcome；然后用函数 as.table( )把数组转换成了一个表格；最后
将函数 as.data.frame( )作用于该表格生成了一个含有 3 个分类变量全部组合下的频数的数
据框。

函数 glm( )可以基于数据框 dat 的格式建立 Logistic 回归模型，只需指定函数中的参数

weights 为频数即可。

```
> mod1 <- glm(outcome ~ smoke + drink, family = binomial,
+              weights = Freq, data = dat)
> summary(mod1)
Call:
glm(formula = outcome ~ smoke + drink, family = binomial, data = dat,
    weights = Freq)
Deviance Residuals:
     1        2        3        4        5        6        7        8
 -9.592   -8.811  -10.544  -17.161   12.541    7.879   10.669   15.840

Coefficients:
            Estimate Std. Error z value Pr(>|z|)
(Intercept)  -0.9099     0.1358  -6.699 2.10e-11 ***
smokeyes      0.8856     0.1500   5.904 3.54e-09 ***
drinkyes      0.5261     0.1572   3.348 0.000815 ***
---
Signif. codes:  0 '***' 0.001 '**' 0.01 '*' 0.05 '.' 0.1 ' ' 1
(Dispersion parameter for binomial family taken to be 1)

    Null deviance: 1228.0  on 7  degrees of freedom
Residual deviance: 1159.4  on 5  degrees of freedom
AIC: 1165.4
Number of Fisher Scoring iterations: 4
```

或者，把结果变量 outcome 分成两列。

```
> library(tidyr)
> dat.wide <- pivot_wider(dat, names_from = outcome, values_from = Freq)
> dat.wide
# A tibble: 4 x 4
  smoke drink control  case
  <fct> <fct>   <dbl> <dbl>
1 no    no        136    63
2 yes   no         57    44
3 no    yes       107    63
4 yes   yes       151   265
```

函数 glm( ) 还可以基于数据框 dat.wide 的格式建立 Logistic 回归模型。

```
> mod2 <- glm(cbind(case, control) ~ smoke + drink,
+             family = binomial, data = dat.wide)
> summary(mod2)
Call:
glm(formula = cbind(case, control) ~ smoke + drink, family = binomial,
    data = dat.wide)
```

```
Deviance Residuals:
      1         2         3         4
 0.9133   -0.9240   -1.1731    0.5968

Coefficients:
             Estimate Std. Error z value Pr(>|z|)
(Intercept)  -0.9099     0.1358   -6.699 2.11e-11 ***
smokeyes      0.8856     0.1500    5.904 3.54e-09 ***
drinkyes      0.5261     0.1572    3.348 0.000815 ***
---
Signif. codes:  0 '***' 0.001 '**' 0.01 '*' 0.05 '.' 0.1 ' ' 1
(Dispersion parameter for binomial family taken to be 1)

    Null deviance: 71.9659  on 3  degrees of freedom
Residual deviance:  3.4202  on 1  degrees of freedom
AIC: 32.005
Number of Fisher Scoring iterations: 3
```

当然，我们还可以将表格数据转换成原始数据后建立模型。

```
> dat.original <- dat[rep(1:nrow(dat), dat$Freq), -4]
> nrow(dat.original)
[1] 886
> mod3 <- glm(outcome ~ smoke + drink, family = binomial,
+              data = dat.original)
> summary(mod3)
Call:
glm(formula = outcome ~ smoke + drink, family = binomial, data = dat.original)
Deviance Residuals:
    Min       1Q    Median       3Q       Max
 -1.3965  -1.0193  -0.8225   0.9730    1.5800

Coefficients:
             Estimate Std. Error z value Pr(>|z|)
(Intercept)  -0.9099     0.1358   -6.699 2.11e-11 ***
smokeyes      0.8856     0.1500    5.904 3.54e-09 ***
drinkyes      0.5261     0.1572    3.348 0.000815 ***
---
Signif. codes:  0 '***' 0.001 '**' 0.01 '*' 0.05 '.' 0.1 ' ' 1
(Dispersion parameter for binomial family taken to be 1)
    Null deviance: 1228.0  on 885  degrees of freedom
Residual deviance: 1159.4  on 883  degrees of freedom
AIC: 1165.4
Number of Fisher Scoring iterations: 4
```

可以看出，模型 mod1、mod2 和 mod3 的拟合结果几乎是完全一致的。

7.2　条件 Logistic 回归

在 7.1 节介绍的 Logistic 回归中，病例和对照是独立招募入组的。对于匹配的病例对照研究，在招募一个病例时，可根据一些指标如年龄、性别，或其他情况（如同胞或邻居关系），选择一个或一组对照（多个人）进行匹配，即 1:1 配对或者 1:m 配对。对于这种资料，条件 Logistic 回归（conditional Logistic regression）分析是一种比较理想的方法。

在对匹配的资料进行分析时，比较是在每个匹配组内进行的，而不是一个组与其他组相比较。假设有 n 个匹配组，把每个匹配组作为一层，用 P_i 表示第 i 层在一组变量作用下患病的概率，条件 Logistic 回归模型可表示为

$$P_i = \frac{1}{1 + \exp[-(\beta_{0i} + \beta_1 X_1 + \beta_2 X_2 + \cdots + \beta_m X_m)]}$$

其中，$i = 1, 2, \cdots, n$；常数项 β_{0i} 表示各层的效应；$\beta_1, \beta_2, \cdots, \beta_m$ 为各个变量的回归系数。与非条件 Logistic 回归模型的不同之处在常数项上，不同匹配组的常数项 β_{0i} 可以不同，而每个变量在不同匹配组的效应是相同的，即回归系数相同。

本节的数据集 VC1to1 来自一个 1:1 配对的病例对照研究，目的是探索吸烟、饮酒和在橡胶行业工作是否是食管癌的危险因素。每个病例匹配一例同性别同年龄段的邻居。共 26 个匹配组，52 例观察个体。

```
> library(epiDisplay)
> data(VC1to1)
> str(VC1to1)
'data.frame':   52 obs. of  5 variables:
 $ matset : num  1 1 2 2 3 3 4 4 5 5 ...
 $ case   : num  1 0 1 0 1 0 1 0 1 0 ...
 $ smoking: num  1 1 1 1 1 1 1 0 1 ...
 $ rubber : num  0 0 0 1 1 1 0 1 0 0 ...
 $ alcohol: num  0 0 1 0 0 0 0 1 1 0 ...
> head(VC1to1)
  matset case smoking rubber alcohol
1      1    1       1      0       0
2      1    0       1      0       0
3      2    1       1      0       1
4      2    0       1      1       0
5      3    1       1      1       0
6      3    0       1      1       0
```

从排序后的变量 matset 可以看出，一共有 26 组配对数据。变量 case 中 1 表示患病，0 表示未患病。下面使用 survival 包的函数 clogit( ) 建立条件 Logistic 回归模型。

```
> clogit1 <- clogit(case ~ smoking + alcohol + rubber + strata(matset),
+                    data = VC1to1)
```

```
> clogit1
Call:
clogit(case ~ smoking + alcohol + rubber + strata(matset), data = VC1to1)
          coef exp(coef) se(coef)      z      p
smoking 0.04321   1.04416  0.86916  0.050 0.9604
alcohol 1.66701   5.29629  0.82878  2.011 0.0443
rubber -0.68078   0.50622  0.94518 -0.720 0.4714

Likelihood ratio test=5.55  on 3 df, p=0.1355
n= 52, number of events= 26
```

模型 clogit1 使用了 3 个自变量，似然比检验显示该模型无统计学意义（$p = 0.1355$）。
用函数 drop1( )选择自变量。

```
> drop1(clogit1, test = "Chisq")
Single term deletions
Model:
Surv(rep(1, 52L), case) ~ smoking + alcohol + rubber + strata(matset)
               Df     AIC    LRT    Pr(>Chi)
<none>                36.491
smoking         1  34.493  0.002   0.96034
alcohol         1  39.889  5.399   0.02015 *
rubber          1  35.026  0.536   0.46426
strata(matset)  0  69.593 33.103
---
Signif. codes:  0 '***' 0.001 '**' 0.01 '*' 0.05 '.' 0.1 ' ' 1
```

变量 smoking 对应的 p 值最大，我们先把这个变量从模型中去掉，重新建立模型。

```
> clogit2 <- clogit(case ~ alcohol + rubber + strata(matset), data = VC1to1)
```

类似地，检查是否应该保留变量 rubber。

```
> drop1(clogit2, test = "Chisq")
Single term deletions
Model:
Surv(rep(1, 52L), case) ~ alcohol + rubber + strata(matset)
               Df    AIC    LRT  Pr(>Chi)
<none>         b    34.493
alcohol         1 37.932 5.439   0.01969 *
rubber          1 33.225 0.732   0.39213
strata(matset)  0 67.679 33.186
---
Signif. codes:  0 '***' 0.001 '**' 0.01 '*' 0.05 '.' 0.1 ' ' 1
```

变量 rubber 对应的 p 值大于 0.05，去掉它后再建立模型 clogit3。

```
> clogit3 <- clogit(case ~ alcohol + strata(matset), data = VC1to1)
```

模型 clogit3 比前两个模型拟合得更好，这可以通过比较 3 个模型的 AIC 值得到验证。

```
> AIC(clogit1, clogit2, clogit3)
        df      AIC
clogit1  3  36.49068
clogit2  2  34.49316
clogit3  1  33.22548
```

使用函数 summary( )可以得到优势比、置信区间和 *p* 值等。

```
> summary(clogit3)
Call:
coxph(formula = Surv(rep(1, 52L), case) ~ alcohol + strata(matset),
    data = VC1to1, method = "exact")
    n= 52, number of events= 26
        coef exp(coef) se(coef)      z Pr(>|z|)
alcohol 1.5041    4.5000   0.7817 1.924   0.0544 .
---
Signif. codes: 0 '***' 0.001 '**' 0.01 '*' 0.05 '.' 0.1 ' ' 1

        exp(coef) exp(-coef) lower .95 upper .95
alcohol     4.5      0.2222    0.9723     20.83

Concordance= 0.635  (se = 0.082 )
Likelihood ratio test= 4.82  on 1 df,   p=0.03
Wald test          = 3.7  on 1 df,   p=0.05
Score (logrank) test = 4.45  on 1 df,   p=0.03
```

类似于前面介绍的线性回归和非条件 Logistic 回归，epiDisplay 包同样提供了函数 clogistic.display( )，用于汇总条件 Logistic 回归模型的结果。我们可以将该函数输出的表导出作为表格使用。

```
> clogistic.display(clogit3)
Conditional logistic regression predicting case : 1 vs 0
               OR(95%CI)        P(Wald's test) P(LR-test)
alcohol: 1 vs 0  4.5 (0.97,20.83)  0.054         0.028

No. of observations =  52
> write.csv(clogistic.display(clogit3)$table, file = "clogit.csv")
```

7.3 无序多分类 Logistic 回归

多分类 Logistic 回归（multinomial Logistic regression）有时也称多项 Logistic 回归，用于分析结果包含多于两个分类的资料，是二分类 Logistic 回归的扩展。多分类 Logistic 回归中，选择响应变量的类别之一作为参照类别，拟合剩余各个类别相对于此参照类别的 Logistic 回归模型。因此，这种模型又称为基线分类 logit 模型(baseline-category logit model)。设响应变量 Y 是一个包含 g 个类别的无序分类变量（ Y 取值为 $1, 2, \cdots, g$ ），另有影响 Y 取值的 m 个自变量 $X_1, X_2, \cdots, X_m$，给定第 g 组为参照组，则模型可表示为

$$\ln \frac{P(Y=j \mid X)}{P(Y=g \mid X)} = \beta_{0j} + \beta_{1j} X_1 + \beta_{2j} X_2 + \cdots + \beta_{mj} X_m$$

其中 $j = 1, 2, \cdots, g-1$，即上式包含 $g-1$ 个回归方程。β_{0j} 是第 j 个方程的常数项，$\beta_{1j}, \beta_{2j}, \cdots, \beta_{mj}$ 是第 j 个回归方程的自变量 $X_1, X_2, \cdots, X_m$ 的回归系数。

epiDisplay 包里的数据集 Ectopic 来自一个关于人工流产史是否是宫外孕的危险因素的病例对照研究。该数据集一共包含 723 名研究对象，每名对象有 3 个观察指标。其中结果变量 outc 有 3 个水平：宫外孕患者（ EP ）、来做人工流产的孕妇（ IA ）和来分娩的孕妇（ Deli ）；变量 hia 有 2 个水平，分别代表有无人工流产史；变量 gravi 有 3 个水平，表示怀孕次数。加载该数据并查看其中的变量。

```
> library(epiDisplay)
> data(Ectopic)
> str(Ectopic)
'data.frame':   723 obs. of  4 variables:
 $ id   : int  1 2 3 4 5 6 7 8 9 10 ...
 $ outc : Factor w/ 3 levels "EP","IA","Deli": 3 3 3 3 3 2 2 2 2 2 ...
 $ hia  : Factor w/ 2 levels "never IA","ever IA": 2 2 1 1 1 2 1 1 2 2 ...
 $ gravi: Factor w/ 3 levels "1-2","3-4",">4": 1 2 1 1 1 1 1 1 1 1 ...
============ remaining lines omitted =============
```

下面把分类变量 outc 的第一个水平 "EP"（宫外孕患者）作为参照组，运用多分类 Logistic 回归分析人工流产史是否是宫外孕的危险因素。nnet 包中的函数 multinom( )可用于建立这种回归模型。

```
> library(nnet)
> multi1 <- multinom(outc ~ hia, data = Ectopic)
# weights:  9 (4 variable)
initial  value 794.296685
final  value 753.732244
converged
> summary(multi1)
Call:
multinom(formula = outc ~ hia, data = Ectopic)
Coefficients:
     (Intercept)  hiaever IA
IA     0.5895766  -0.9073525
Deli   0.9517043  -1.7258539

Std. Errors:
```

```
        (Intercept)   hiaever IA
IA      0.1596376     0.1966552
Deli    0.1507390     0.2008138


Residual Deviance: 1507.464
AIC: 1515.464
```

在本例中，由于该研究是一个病例对照研究，常数项没有意义，可以被忽略。我们关注的是变量 hia 的系数。变量 hia 有两个水平"never IA"和"ever IA"，前者为参照水平。对于那些有人工流产史（"ever IA"）的妇女，在此次怀孕中接受人工流产（IA）的 logit 改变了 -0.9073525 个单位。其对应的优势比为 $\exp(-0.9073525)$，即约为 0.404。也就是说，如果研究对象有人工流产史，宫内妊娠（并来做人工流产）的风险为未做人工流产的 0.404 倍，或者说宫外孕的风险增加了 $1/0.404 - 1$，即约为 1.48 倍。类似地，如果研究对象有人工流产史，宫外孕的风险比正常分娩的孕妇增加了 $1/\exp(-1.7258539) - 1$，即约为 4.617 倍。

由回归系数及其标准误可获得每个系数的 z 值：

```
> st <- summary(multi1)$standard.errors
> z <- coef(multi1)/st; z
      (Intercept)   hiaever IA
IA      3.693219     -4.613926
Deli    6.313589     -8.594299
```

绝对值较大的 z 值表明回归系数是标准误的好几倍，此时的回归系数远离零。p 值可以进一步由以下命令获得：

```
> p.values <- pnorm(abs(z), lower.tail = FALSE) * 2
> p.values
      (Intercept)   hiaever IA
IA    2.2143e-04    3.9513e-06
Deli  2.7264e-10    8.3774e-18
```

回归系数的 95%置信区间可以用函数 confint( )得到：

```
> confint(multi1)
, , IA
                 2.5 %        97.5 %
(Intercept)    0.2766926    0.9024605
hiaever IA    -1.2927896   -0.5219154
, , Deli
                 2.5 %        97.5 %
(Intercept)    0.6562612    1.247147
hiaever IA    -2.1194417   -1.332266
```

优势比及其 95%置信区间可以对系数和 95%置信区间取指数获得：

```
> exp(coef(multi1))
    (Intercept)    hiaever IA
```

```
IA      1.803225    0.4035913
Deli    2.590120    0.1780210
> exp(confint(multi1))
, , IA
               2.5 %       97.5 %
(Intercept) 1.318761    2.4656624
hiaever IA  0.274504    0.5933829
, , Deli
               2.5 %       97.5 %
(Intercept) 1.9275721   3.4804003
hiaever IA  0.1200987   0.2638786
```

上述计算过程比较烦琐，epiDisplay 包的函数 mlogit.display( )可简化命令，获得模型汇总信息的一个简洁的输出结果。

```
> mlogit.display(multi1)
Outcome =outc; Referent group = EP
            IA                          Deli
        Coeff./SE      RRR(95%CI)    Coeff./SE      RRR(95%CI)
(Intercept) 0.59/0.16***   -            0.95/0.151***  -
hiaever IA -0.91/0.197*** 0.4(0.27,0.59) -1.73/0.201*** 0.18(0.12,0.26)

Signif. codes:  0 '***' 0.001 '**' 0.01 '*' 0.05 '.' 0.1 ' ' 1
Residual Deviance: 1507.46
AIC = 1515.46
```

常数项对应的优势比没太大意义，在这里被省略了。如前所述，这里的优势比不是表示宫外孕的风险，而是其倒数。现在把另一个变量 gravi 也放入模型：

```
> multi2 <- multinom(outc ~ hia + gravi, data = Ectopic)
# weights:  15 (8 variable)
initial  value 794.296685
iter  10 value 744.763718
final  value 744.587307
> mlogit.display(multi2)
Outcome =outc; Referent group = EP
            IA                          Deli
        Coeff./SE      RRR(95%CI)    Coeff./SE      RRR(95%CI)
(Intercept) 0.51/0.165**   -            1.02/0.154***  -
hiaever IA -1.11/0.223*** 0.33(0.21,0.51) -1.49/0.222*** 0.23(0.15,0.35)
gravi3-4    0.39/0.224    1.47(0.95,2.28) -0.47/0.24     0.63(0.39,1)
gravi>4     0.47/0.295    1.6(0.9,2.85)  -0.7/0.366      0.5(0.24,1.02)

Signif. codes:  0 '***' 0.001 '**' 0.01 '*' 0.05 '.' 0.1 ' ' 1
Residual Deviance: 1489.17
AIC = 1505.17
```

在模型 multi2 中，怀孕次数的 2 个水平均没有统计学意义。然而，与模型 multi1 相比，此模型的离差更小。虽然多了 4 个参数（2 个结果的 2 个怀孕次数水平），但离差从 1507.46 减少到了 1489.17。这是值得的，因为自由度为 4 的 χ^2 值 18.28987 对应的 p 值为 0.001083063。

```
> lrtest(multi1, multi2)
Likelihood ratio test for multinomial logistic regression
Chi-squared 4 d.f. =  18.28987 , P value =  0.001083063
```

此外，模型 multi2 对应的 AIC 值（1505.175）小于模型 multi1 对应的 AIC 值（1515.464）。

```
> AIC(multi1, multi2)
        df     AIC
multi1  4   1515.464
multi2  8   1505.175
```

综上所述，在调整了怀孕次数产生的影响以后，我们可以得出人工流产史显著增加宫外孕风险的最终结论。如果把当前要求做人工流产的妇女作为参照组，则相对危险度是 1/0.33，即约为 3.03；如果把分娩过小孩的妇女作为参照组，则相对危险度为 1/0.225，即约为 4.44。另一方面，怀孕次数对宫外孕的风险没有显著影响。

7.4　有序 Logistic 回归

在医学研究中常常遇到结局变量为多分类的有序变量，如将疗效分为显效、有效和无效，各分类之间是有序的。如果忽略变量的有序属性，使用无序多分类 Logistic 回归处理结果变量，不但会丧失变量间联系的功效，而且会曲解因变量和自变量之间的相关方式。有序分类变量的 logit 模型中最常用的是累计优势 Logistic 回归（cumulative odds Logistic regression）模型。

设结果变量 Y 是有 g 个等级的有序变量，g 个等级分别用 $1, 2, \cdots, g$ 表示。$X_1, X_2, \cdots, X_m$ 为 m 个自变量。记等级为 $k(k=1, 2, \cdots, g)$ 的概率为 $P(Y=k|X)$，则等级小于或等于 k 的概率（累计概率）为

$$P(Y \leqslant k|X) = P(Y=1|X) + P(Y=2|X) + \cdots + P(Y=k|X)$$

作 logit 变换：

$$\text{logit}(P(Y \leqslant k|X)) = \ln \frac{P(Y \leqslant k|X)}{1 - P(Y \leqslant k|X)}$$

累计优势 Logistic 回归模型可定义为

$$\text{logit}(P(Y \leqslant k|X)) = \alpha_k - \sum_{i=1}^{m} \beta_i X_i$$

其中，$k=1, 2, \cdots, g-1$。请注意，在上面模型的定义中，等式右边是用 α_k 减去 $\sum_{i=1}^{m} \beta_i X_i$，

这是为了跟后面函数的输出保持一致。上式等价于：

$$P(Y \leqslant k | X) = \frac{1}{1 + \exp[-(\alpha_k - \sum\limits_{i=1}^{m} \beta_i X_i)]}$$

在上面的模型中，实际上把 k 个等级分成了两类：$\{1, 2, \cdots, k\}$ 和 $\{k+1, \cdots, g\}$。在这两类的基础上定义的 logit 表示属于前 k 个等级的累计概率与后 $g - k$ 个等级的累计概率的比值的对数，故该模型称为累计优势模型。

在上述模型中，假定不同累计优势 Logistic 回归线相互平行，只是常数项不同，即回归系数 β 与 k 无关。接下来用一个实例介绍模型的建立和结果的解释。

某研究人员随机选择 84 例某病的患者做临床试验，以探讨性别和新旧治疗方法对该病疗效的影响，数据见表 7-2。在对两种治疗方法（X：旧疗法和新疗法）的评价中，结果变量 Y 有无效、有效、痊愈 3 个等级。

表 7-2　治疗方法和性别对某病治疗效果影响的数据

性别	治疗方法	疗效		
		无效	有效	痊愈
男	旧疗法	10	0	1
	新疗法	7	2	5
女	旧疗法	19	7	6
	新疗法	6	5	16

这里结果变量有 3 个水平，按有序分类将其分为两类，有两种分法：（1）$\{$无效$\}$，$\{$有效、痊愈$\}$；（2）$\{$无效、有效$\}$，$\{$痊愈$\}$。设 $P_k = P(Y = k | X)$，则需要建立两个方程：

$$\text{logit}(P_1) = \ln \frac{P_1}{1 - P_1} = \ln \frac{P_1}{P_2 + P_3} = \alpha_1 - \beta_1 X_1 - \beta_2 X_2$$

$$\text{logit}(P_1 + P_2) = \ln \frac{P_1 + P_2}{1 - (P_1 + P_2)} = \ln \frac{P_1 + P_2}{P_3} = \alpha_2 - \beta_1 X_1 - \beta_2 X_2$$

本例中只有两个自变量（性别和治疗方法），分别表示为 X_1 和 X_2。α_1 和 α_2 是常数项，表示当所有自变量均为 0 时两类不同概率之比的对数值。按照累计优势模型的假定，无论对于哪种分法，治疗方法的效应是相同的。因此，每个方程中自变量的回归系数 β_1 和 β_2 是相同的。

与前述类似，先把表 7-2 中的数据录入 R，并将其转换为原始数据格式：

```
> dat <- array(c(10, 7, 19, 6, 0, 2, 7, 5, 1, 5, 6, 16),
+       dim = c(2, 2, 3),
+       dimnames = list(method = c("old", "new"),
+                       sex = c("male", "female"),
+                       outcome = c("effectless", "effective", "recover")))
> dat <- as.table(dat)
> dat1 <- as.data.frame(dat)
```

```
> data1
   method    sex    outcome Freq
1     old   male effectless   10
2     new   male effectless    7
3     old female effectless   19
4     new female effectless    6
5     old   male  effective    0
6     new   male  effective    2
7     old female  effective    7
8     new female  effective    5
9     old   male    recover    1
10    new   male    recover    5
11    old female    recover    6
12    new female    recover   16
> str(data1)
'data.frame':   12 obs. of  4 variables:
 $ method : Factor w/ 2 levels "old","new": 1 2 1 2 1 2 1 2 1 2 ...
 $ sex    : Factor w/ 2 levels "male","female": 1 1 2 2 1 1 2 2 1 1 ...
 $ outcome: Factor w/ 3 levels "effectless","effective",..: 1 1 1 1 2 2
2 2 3 3 ...
 $ Freq   : num  10 7 19 6 0 2 7 5 1 5 ...
```

在建立模型之前，我们需要把结果变量转换为有序因子。一般来说，研究者更关心有效和痊愈的情况，所以这里将 effectless（无效）设为最低的水平，recover（痊愈）设为最高的水平。函数 ordered( )默认按照字母顺序从低到高排列因子的各个水平，因此这里不需要指定顺序。

```
> data1$outcome <- ordered(data1$outcome)
> data1$outcome
 [1] effectless effectless effectless effectless effective  effective
 [7] effective  effective  recover    recover    recover    recover
Levels: effectless < effective < recover
```

MASS 包里的函数 polr( )可用于建立累计优势 Logistic 回归模型，并接受上面的数据作为输入，只需在函数中把参数 weights 设为频数 Freq 即可。

```
> library(MASS)
> polr1 <- polr(outcome ~ sex + method, weights = Freq, data = data1)
> summary(polr1)
Re-fitting to get Hessian
Call:
polr(formula = outcome ~ sex + method, data = data1, weights = Freq)
Coefficients:
           Value Std. Error t value
sexfemale  1.319     0.5381   2.451
methodnew  1.797     0.4718   3.809
```

```
Intercepts:
                      Value  Std. Error   t value
effectless|effective 1.8128  0.5654       3.2061
effective|recover    2.6672  0.6065       4.3979

Residual Deviance: 150.0294
AIC: 158.0294
```

或者，也可以把数据框 data1 继续转换成逐条记录的数据后建立模型：

```
> data2 <- data1[rep(1:nrow(data1), data1$Freq), -4]
> head(data2)
    method  sex   outcome
1      old male effectless
1.1    old male effectless
1.2    old male effectless
1.3    old male effectless
1.4    old male effectless
1.5    old male effectless
> str(data2)
'data.frame':   84 obs. of  3 variables:
 $ method : Factor w/ 2 levels "old","new": 1 1 1 1 1 1 1 1 1 1 ...
 $ sex    : Factor w/ 2 levels "male","female": 1 1 1 1 1 1 1 1 1 1 ...
 $ outcome: Ord.factor w/ 3 levels "effectless"<"effective"<..: 1 1 1 1 1 ...
> polr2 <- polr(outcome ~ sex + method, data = data2)
> summary(polr2)
Re-fitting to get Hessian
Call:
polr(formula = outcome ~ sex + method, data = data2)
Coefficients:
           Value  Std. Error   t value
sexfemale  1.319  0.5381       2.451
methodnew  1.797  0.4718       3.809
Intercepts:
                      Value  Std. Error   t value
effectless|effective 1.8128  0.5654       3.2061
effective|recover    2.6672  0.6065       4.3979

Residual Deviance: 150.0294
AIC: 158.0294
```

模型 polr1 与 polr2 的结果完全相同。各个参数估计值分别为：$\alpha_1 = 1.8128$，$\alpha_2 = 2.6672$，$\beta_1 = 1.319$，$\beta_2 = 1.797$。由此写出两个回归方程为

$$\ln\frac{P_1}{P_2 + P_3} = 1.8128 - 1.319X_1 - 1.797X_2$$

$$\ln \frac{P_1 + P_2}{P_3} = 2.6672 - 1.319 X_1 - 1.797 X_2$$

与之前的回归模型一样，这里我们还是关注自变量的回归系数。把回归系数指数化就得到某个自变量改变一个单位的优势比 OR。

```
> exp(coef(polr1))
sexfemale methodnew
 3.738765  6.033338
> exp(confint(polr1))
Waiting for profiling to be done...
Re-fitting to get Hessian
            2.5 %      97.5 %
sexfemale 1.352945   11.33812
methodnew 2.458614   15.77240
```

本例中的 OR 是疗效中"无效对有效和痊愈"或"无效和有效对痊愈"的优势比。两个变量的 OR 值都大于 1，且它们的 95%置信区间都不包含 1，表明女性患者的疗效显著优于男性患者，新疗法的疗效显著优于旧疗法。

如果自变量较多，与其他广义线性模型类似，可以使用函数 step( )或 drop1( )筛选自变量。在本例中，进行变量筛选的最终结果就是上面的模型。

此外，我们还需要对模型的平行性假设作检验。VGAM 包能进行所有类型的 Logistic 回归的计算，并且能进行累计优势 Logistic 回归模型的平行性假设检验。

```
> library(VGAM)
> polr.p <- vglm(outcome ~ sex + method,
+                family = cumulative(parallel = TRUE),
+                data = data2)
> polr.np <- vglm(outcome ~ sex + method,
+                 family = cumulative(parallel = FALSE),
+                 data = data2)
> VGAM::lrtest(polr.p, polr.np)
Likelihood ratio test
Model 1: outcome ~ sex + method
Model 2: outcome ~ sex + method
  #Df  LogLik  Df  Chisq    Pr(>Chisq)
1 164 -75.015
2 162 -74.280  -2  1.4693      0.4797
```

上面分别指定函数 vglm( )里的参数 parallel 为 TRUE 和 FALSE 建立了两个模型，并采用似然比检验比较了两个模型。因为 epiDisplay 包里面也有一个同名函数 lrtest( )，所以这里用"VGAM::"指定使用 VGAM 包里的函数 lrtest( )进行似然比检验。结果表明，两个模型的差异没有统计学意义（$p = 0.4797$），因此可以认为模型满足平行性假设条件。

最后，我们可以用 epiDisplay 包里的函数 ordinal.or.display( )汇总模型的主要结果，并将其导出作为表格运用于论文或报告中。

```
> library(epiDisplay)
> ordinal.or.display(polr1)
          Ordinal OR lower95ci upper95ci P value
sexfemale 3.739      1.353     11.338    0.008218
methodnew 6.033      2.459     15.772    0.000136
> write.csv(ordinal.or.display(polr1), file = "polr.csv")
```

7.5　小结

本章主要讨论了广义线性回归模型中最常用的 Logistic 回归。Logistic 回归的假设不像线性回归那么严格，但自变量之间的多重共线性仍会对模型造成影响。第 6 章中用到的方差膨胀因子可以用来检验各变量之间的共线性情况。表 7-3 汇总了本章中用到的函数和数据集、它们的来源包，以及功能描述。除了表 7-3 中列出的包，R 中还有很多扩展包可以用于建立 Logistic 回归模型。例如，robust 包中的函数 glmRob( )可以用于建立稳健的 Logistic 回归模型；glmnet 包里的函数 glmnet( )可以建立正则化的 Logistic 回归模型。读者可以参考这些包的帮助文档自行探索。第 8 章我们将讨论结果变量为计数资料时的回归模型。

表 7-3　本章中使用的函数和数据集

函数（或数据集）	来源包	功能描述
AIC( )	stats	计算模型的 AIC 值
anova( )	stats	获取模型的方差分析表
as.data.frame( )	base	将对象转换成数据框
as.table( )	base	将对象转换成表格
birthwt	MASS	数据集
clogit( )	survival	建立条件 Logistic 回归模型
clogistic.display( )	epiDisplay	汇总条件 Logistic 回归模型的结果
drop1( )	stats	从模型中剔除一个变量
Ectopic	epiDisplay	数据集
glm( )	stats	建立广义线性模型
glmnet( )	glmnet	建立正则化的 Logistic 回归模型
glmRob( )	robust	建立稳健的 Logistic 回归模型
hoslem.test( )	ResourceSelection	Hosmer-Lemeshow 检验
infert	datasets	数据集
logistic.display( )	epiDisplay	汇总二分类 Logistic 回归模型的结果
logLik( )	stats	计算模型的对数似然值
lrtest( )	epiDisplay	进行广义线性模型的似然比检验
mlogit.display( )	epiDisplay	汇总无序多分类 Logistic 回归模型的结果

函数（或数据集）	来源包	功能描述
multinom( )	nnet	建立无序多分类 Logistic 回归模型
ordered( )	base	将向量转换为有序因子
ordinal.or.display( )	epiDisplay	汇总有序多分类 Logistic 回归模型的结果
pnorm( )	stats	计算正态分布的分布函数值
polr( )	MASS	建立有序 Logistic 回归模型
predict.glm( )	stats	广义线性模型的预测
VC1to1	epiDisplay	数据集
vglm( )	VGAM	建立广义线性模型

7.6　习题

7-1　epiDisplay 包里的数据集 Ectopic 来自一个病例对照研究。参与研究的患者有 3 组：宫外孕患者（EP），来做人工流产的孕妇（IA）和来分娩的孕妇（Deli）。请把第一组作为病例组，后两组合并为对照组，运用 Logistic 回归分析人工流产史是否是宫外孕的危险因素。

7-2　datasets 包里的数据集 infert 来自一项关于自然流产和人工流产后不孕症的匹配病例对照研究。其中病例和对照以受教育年限（education）、年龄（age）和生育情况（parity）进行匹配。请运用条件 Logistic 回归分析不孕症的危险因素。

7-3　为研究某药的治疗效果，研究者将病人随机分为试验组和对照组，分别给予试验药物和安慰剂，收集数据得到表 7-4 所示结果。试建立有序分类 Logistic 回归模型分析该药物的治疗效果。

表 7-4　某药治疗效果研究结果数据

治疗方法	年龄（岁）	治疗效果		
		无效	有效	显效
对照组	0～	41	25	19
	20～	27	21	12
	40～	23	23	16
试验组	0～	19	20	33
	20～	21	25	32
	40～	15	30	41

第 8 章　Poisson 回归分析

在医学研究中经常遇到计数资料（count data），例如某罕见病在某个时间段的发病数、某病患者在一年内的住院次数、1L 空气中粉尘粒子数等。这种计数资料中事件发生的多少与观察的单位有关，即观察多长时间、多大面积或体积等。因此，通常以密度而不是以概率作为测度。密度可以看作很小一个单位内某事件发生的频数，或叫发生率。对于上述罕见事件的发生，如果事件之间彼此相互独立，观察样本量较大时，具有平均计数等于方差的特点，则可以用 Poisson 分布来描述事件发生的次数。Poisson 回归（Poisson regression）常用于单位时间、单位面积或单位空间内某事件发生次数的影响因素分析和预测。

8.1　Poisson 回归模型

Poisson 回归处理结果变量为计数的资料，自变量与线性回归和 Logistic 回归中的类似。Poisson 回归常用于分析成组队列数据，探索所关注的具有相同特征的对象所贡献的人时下的发病密度。Poisson 回归有两个主要假设：首先，具有相同特征（如性别、年龄组）和相同时期的对象所贡献人时的风险是同质的；其次，当样本量越来越大时，频数的均值趋近于方差。线性回归模型（要求方差齐性，残差服从正态分布）不适合计数数据。有 4 个方面的原因：模型可能导致预测的频数为负数；响应变量的方差可能随均值的增加而增加；残差不服从正态分布；零计数在转换中很难处理。在 Logistic 回归中，不同的对象可能有不同的暴露人时。在分析危险因素时不考虑人时的不同是不恰当的，而 Poisson 回归能计算各组之间的发病密度比，即流行病学中的相对危险度。

设结果变量 Y 服从参数为 λ 的 Poisson 分布，影响 λ 取值的 m 个因素为 $X_1, X_2, \cdots, X_m$，则 Poisson 回归模型可以表示为

$$\ln(\lambda) = \beta_0 + \beta_1 X_1 + \beta_2 X_2 + \cdots + \beta_m X_m$$

或者为

$$\lambda = \exp(\beta_0 + \beta_1 X_1 + \beta_2 X_2 + \cdots + \beta_m X_m)$$

其中，回归系数 β_i 表示在保持其他自变量不变时，变量 X_i 每改变一个单位，平均事件数的对数的改变量。为了使结果更容易解释，通常把回归系数指数化，转换为发病密度比（Incidence Density Ratio，IDR），即 $\mathrm{IDR} = \exp(\beta_i)$，$i = 1, 2, \cdots, m$。

robust 包中数据集 breslow.dat 记录了治疗初期的 8 周内，抗癫痫药物对癫痫发病次数

的影响，因变量 Ysum 为干预后 8 周内癫痫发病的总次数，自变量包括 Trt（治疗方式）、Age（年龄）和 Base（治疗前 8 周的癫痫发病次数）。

```
> library(robust)
> data(breslow.dat)
> str(breslow.dat)
'data.frame':   59 obs. of  12 variables:
 $ ID   : int  104 106 107 114 116 118 123 126 130 135 ...
 $ Y1   : int  5 3 2 4 7 5 6 40 5 14 ...
 $ Y2   : int  3 5 4 4 18 2 4 20 6 13 ...
 $ Y3   : int  3 3 0 1 9 8 0 23 6 6 ...
 $ Y4   : int  3 3 5 4 21 7 2 12 5 0 ...
 $ Base : int  11 11 6 8 66 27 12 52 23 10 ...
 $ Age  : int  31 30 25 36 22 29 31 42 37 28 ...
 $ Trt  : Factor w/ 2 levels "placebo","progabide": 1 1 1 1 1 1 1 1 1 1 ...
 $ Ysum : int  14 14 11 13 55 22 12 95 22 33 ...
 $ sumY : int  14 14 11 13 55 22 12 95 22 33 ...
 $ Age10: num  3.1 3 2.5 3.6 2.2 2.9 3.1 4.2 3.7 2.8 ...
 $ Base4: num  2.75 2.75 1.5 2 16.5 6.75 3 13 5.75 2.5 ...
> breslow <- breslow.dat[, 6:9]
```

数据框中的变量 Ysum 和 sumY 都是 Y1 到 Y4 这 4 个变量之和，变量 Age10 是变量 Age 除以 10，变量 Base4 是变量 Base 除以 4。因此，这里仅选取数据框 breslow.dat 的第 6 个到第 9 个变量，并将其存为数据框 breslow。

```
> summary(breslow)
     Base            Age            Trt          Ysum
 Min.   :  6.00  Min.   :18.00  placebo :28  Min.   :  0.00
 1st Qu.: 12.00  1st Qu.:23.00  progabide:31  1st Qu.: 11.50
 Median : 22.00  Median :28.00               Median : 16.00
 Mean   : 31.22  Mean   :28.34               Mean   : 33.05
 3rd Qu.: 41.00  3rd Qu.:32.00               3rd Qu.: 36.00
 Max.   :151.00  Max.   :42.00               Max.   :302.00
```

有 28 位患者使用了安慰剂，31 位患者使用了抗癫痫药物普罗加胺。结果变量 Ysum 最小值为 0.00，最大值为 302.00，中位数（16.00）与均值（33.05）相差较大，提示其分布很可能不是对称的。下面用直方图查看它的分布：

```
> hist(breslow$Ysum,
+      breaks = 20,
+      xlab = "Seizure Count",
+      main = "Distribution of Seizure")
```

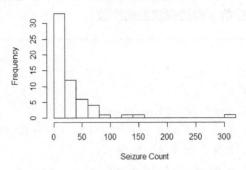

图 8-1   癫痫发病次数的分布直方图

从图 8-1 可以看出，发病次数呈右偏态分布。接下来，用函数 glm( )拟合 Poisson 回归模型，其中参数 family 需要指定为 "poisson"：

```
> fit <- glm(Ysum ~ Base + Age + Trt, data = breslow.dat, family = poisson)
> summary(fit)
Call:
glm(formula = Ysum ~ Base + Age + Trt, family = poisson, data = breslow.dat)
Deviance Residuals:
   Min      1Q    Median      3Q      Max
-6.0569  -2.0433  -0.9397   0.7929   11.0061


Coefficients:
             Estimate Std. Error z value Pr(>|z|)
(Intercept)   1.9488259  0.1356191   14.370  < 2e-16 ***
Base          0.0226517  0.0005093   44.476  < 2e-16 ***
Age           0.0227401  0.0040240    5.651 1.59e-08 ***
Trtprogabide -0.1527009  0.0478051   -3.194   0.0014 **
---
Signif. codes:  0 '***' 0.001 '**' 0.01 '*' 0.05 '.' 0.1 ' ' 1
(Dispersion parameter for poisson family taken to be 1)
    Null deviance: 2122.73  on 58  degrees of freedom
Residual deviance:  559.44  on 55  degrees of freedom
AIC: 850.71
Number of Fisher Scoring iterations: 5
```

结果表明，3 个预测变量都有统计学意义（$p < 0.01$）。为了查看各个变量的效应，可以使用函数 coef( )提取模型的系数：

```
> coef(fit)
 (Intercept)         Base          Age    Trtprogabide
  1.94882593   0.02265174   0.02274013   -0.15270095
```

在 Poisson 回归模型中，等式左边是结果变量的条件均值的对数 $\ln(\lambda)$。常数项是当预测变量全为 0 时平均发病次数的对数。由于这里年龄不可能为 0，且研究对象的基础发病次数均不为 0，因此常数项在这里没有实际意义。以变量 Age 为例，其回归系数表明在保持其他变量不变时，年龄每增加一岁，癫痫发病次数的对数平均增加 0.0227。为了更好地解释结果，将回归系数指数化：

```
> exp(coef(fit))
(Intercept)          Base          Age    Trtprogabide
  7.0204403     1.0229102    1.0230007       0.8583864
```

与 Logistic 回归中的指数化系数相似，Poisson 回归的指数化系数对响应变量的影响是成倍增加的，而不是线性增加的。在保持其他变量不变时，基础发病次数每增加一次，癫痫发病次数将乘以 1.0229102；年龄每增加一岁，癫痫发病次数将乘以 1.0230007；一单位的 Trt 变化（从安慰剂组到治疗组），癫痫平均发病次数将乘以 0.8583864，也就是说，在基础发病次数和年龄不变时，治疗组相对于安慰剂组癫痫发病次数降低了近 15%。相对危险度的 95% 置信区间可通过下面的命令得到：

```
> exp(confint(fit))
                 2.5 %       97.5 %
(Intercept)  5.3756959    9.1481671
Base         1.0218863    1.0239287
Age          1.0149478    1.0310859
Trtprogabide 0.7815616    0.9426684
```

与前述线性回归和 Logistic 回归类似，epiDisplay 包里的函数 idr.display( )可用于汇总 Poisson 回归模型的主要结果，并将其导出到一个 .csv 文件中。

```
> library(epiDisplay)
> idr.display(fit)
Poisson regression predicting Ysum
                    crude IDR(95%CI)   adj. IDR(95%CI)   P(Wald's test) P(LR-
test)
Base (cont. var.)     1.02 (1.02,1.02)  1.02 (1.02,1.02)  < 0.001 < 0.001

Age (cont. var.)      0.99 (0.98,1)     1.02 (1.01,1.03)  < 0.001 < 0.001

Trt: progabide vs placebo 0.93 (0.85,1.01)  0.86 (0.78,0.94)  0.001 0.001

Log-likelihood = -421.3535
No. of observations = 59
AIC value = 850.7071
> write.csv(idr.display(fit)$table, file = "poisson.csv")
```

8.2 过度离散的判定及处理

Poisson 回归的一个重要假设是计数变量的均值和方差相等。在实际中，计数结果的方差经常大于均值，这种现象被称为过度离散（overdispersion）。产生过度离散的原因有很多，例如遗漏了某个重要的预测变量、观测之间彼此不独立等。在这种情况下，Poisson 回归会低估预测变量的标准误，将会得到一个较小的置信区间。也就是说，可能会发现并不存在的效应。

qcc 包提供了对 Poisson 回归模型过度离散的检验方法：

```
> library(qcc)
> qcc.overdispersion.test(breslow$Ysum, type = "poisson")
Overdispersion test   Obs.Var/Theor.Var   Statistic   p-value
      poisson data         62.87013        3646.468       0
```

显著性检验的 p 值很小，表明存在过度离散。我们也可以使用 epiDisplay 包里的函数 poisgof( )对模型进行拟合优度检验。

```
> poisgof(fit)
$results
[1] "Goodness-of-fit test for Poisson assumption"
$chisq
[1] 559.4437
$df
[1] 55
$p.value
[1] 1.203254e-84
```

拟合优度检验的 p 值很小，表明模型拟合得较差，Possion 回归的假设条件很可能不满足，即存在过度离散等问题。

当过度离散比较明显时，有很多种解决方案，这里介绍其中的两种。一种是使用拟 Poisson 回归（quasi-Poisson regression），另一种是指定误差项服从负二项分布，使用负二项回归（negative binomial regression）。负二项分布是用于计数响应数据的一种更广义的分布形式，它允许计数有更大的离散或方差。上述两种模型结果的解释与 Poisson 回归类似。

建立拟 Poisson 回归模型只需要将函数 glm( )里面的参数设为 "quasipoisson"：

```
> fit.od <- glm(Ysum ~ Base + Age + Trt,
+              family = quasipoisson,
+              data = breslow)
> summary(fit.od)
Call:
glm(formula = Ysum ~ Base + Age + Trt, family = quasipoisson,
    data = breslow)
Deviance Residuals:
   Min      1Q    Median      3Q      Max
-6.0569  -2.0433  -0.9397   0.7929  11.0061

Coefficients:
            Estimate Std. Error t value Pr(>|t|)
(Intercept)  1.948826   0.465091   4.190 0.000102 ***
```

```
Base             0.022652    0.001747   12.969 < 2e-16 ***
Age              0.022740    0.013800    1.648 0.105085
Trtprogabide -0.152701      0.163943   -0.931 0.355702
---
Signif. codes:  0 '***' 0.001 '**' 0.01 '*' 0.05 '.' 0.1 ' ' 1
(Dispersion parameter for quasipoisson family taken to be 11.76075)

    Null deviance: 2122.73  on 58  degrees of freedom
Residual deviance:  559.44  on 55  degrees of freedom
AIC: NA
Number of Fisher Scoring iterations: 5
```

使用拟 Poisson 回归得到的回归系数与使用 Poisson 回归得到的回归系数完全相同，但其标准误更大。下面用 MASS 包里的函数 glm.nb( )建立负二项广义线性模型。

```
> fit.nb <- glm.nb(Ysum ~ Base + Age + Trt, data = breslow)
> summary(fit.nb)
Call:
glm.nb(formula = Ysum ~ Base + Age + Trt, data = breslow, init.theta =
3.361505307, link = log)
Deviance Residuals:
    Min      1Q    Median      3Q      Max
-3.3755  -0.7517  -0.1916  0.2817  2.6103

Coefficients:
             Estimate  Std. Error  z value  Pr(>|z|)
(Intercept)  1.931832    0.408372    4.731  2.24e-06 ***
Base         0.027736    0.002817    9.846   < 2e-16 ***
Age          0.016815    0.012535    1.341      0.18
Trtprogabide -0.193518   0.154271   -1.254      0.21
---
Signif. codes:  0 '***' 0.001 '**' 0.01 '*' 0.05 '.' 0.1 ' ' 1
(Dispersion parameter for Negative Binomial(3.3615) family taken to be 1)

    Null deviance: 181.856  on 58  degrees of freedom
Residual deviance:  63.667  on 55  degrees of freedom
AIC: 476.46
Number of Fisher Scoring iterations: 1
            Theta:  3.362
         Std. Err.:  0.710
 2 x log-likelihood:  -466.457
```

负二项回归的参数估计值与拟 Poisson 回归的比较接近。相对于 Poisson 回归，它们都有较大标准误和较大的 p 值。从上面的分析结果可以看出，在考虑过度离散后，变量 Age 和 Trt 均没有统计学意义了。

```
> poisgof(fit.nb)
$results
[1] "Goodness-of-fit test for Poisson assumption"
$chisq
[1] 63.66708
$df
[1] 55
$p.value
[1] 0.1978319
> AIC(fit, fit.nb)
        df      AIC
fit      4   850.7071
fit.nb   5   476.4568
```

负二项回归模型 fit.nb 通过了拟合优度检验（$p = 0.1978319$），而且其 AIC 值也比 Poisson
回归模型的更小。

8.3　对数线性模型

如果将 Poisson 回归运用于列联表资料的分析，建立的模型常被称为对数线性模型（log-
linear model）。用对数线性模型分析列联表资料时，不区分因变量和自变量，模型的假设检验
通过分析列联表单元格的实际频数和理论频数差异的大小进行推断，从而分析变量之间的相互
联系。对数线性模型为层次模型，如果模型中包含了某几个变量的高阶交互作用项，这几个变
量的低阶交互作用项和主效应项也必须包含在模型中。一般以饱和模型（saturated model）开
始，通过后退法逐渐排除没有统计学意义的项，最后得到拟合最优的简化模型。所谓饱和模型
就是包含了所有变量的主效应、所有低阶交互作用和高阶交互作用项的模型。

表 8-1 是一个三维列联表，表中数据来自 Vandenbroucke 等人开展的探索避孕药与 Fcator
V Leiden 等位基因在静脉血栓发生中的作用的一项病例对照研究。该研究共调查了 324 人，
其中病例组 155 人、对照组 169 人。

表 8-1　Fcator V Leiden 等位基因与口服避孕药的病例对照研究频数表

口服避孕药 (pill)	对照组（control）		病例组（case）	
	Fcator V (-) Leiden	Fcator V (+) Leiden	Fcator V (-) Leiden	Fcator V (+) Leiden
否	100	4	36	10
是	63	2	84	25

先将表 8-1 中的数据输入 R 中（注意输入的顺序）：

```
> dat <- array(c(100, 63, 4, 2, 36, 84, 10, 25),
+             dim = c(2, 2, 2),
```

```
+                        dimnames = list(pill = c("no", "yes"),
+                                       gene = c("V-", "V+"),
+                                       group = c("control", "case")))
> dat
, , group = control
    gene
pill  V-  V+
  no 100   4
  yes 63   2
, , group = case
    gene
pill  V-  V+
  no  36  10
  yes 84  25
```

上面的命令以 pill 为行变量、gene 为列变量、group 为层变量创建了一个数组 dat。接下来先将 dat 转换为表格，再将其转换为数据框：

```
> dat <- as.table(dat)
> mydata <- as.data.frame(dat)
> mydata
  pill gene   group Freq
1   no   V- control  100
2  yes   V- control   63
3   no   V+ control    4
4  yes   V+ control    2
5   no   V-    case   36
6  yes   V-    case   84
7   no   V+    case   10
8  yes   V+    case   25
> str(mydata)
'data.frame':   8 obs. of  4 variables:
 $ pill : Factor w/ 2 levels "no","yes": 1 2 1 2 1 2 1 2
 $ gene : Factor w/ 2 levels "V-","V+": 1 1 2 2 1 1 2 2
 $ group: Factor w/ 2 levels "control","case": 1 1 1 1 2 2 2 2
 $ Freq : num  100 63 4 2 36 84 10 25
```

在数据框 mydata 中，变量 pill 的两个水平分别为未使用口服避孕药和使用口服避孕药；变量 gene 的两个水平分别为野生基因型和突变基因型；变量 group 的两个水平分别为对照组和病例组。

下面使用函数 glm( )基于数据框 mydata 建立三维列联表的饱和模型。

```
> mod1 <- glm(Freq ~ pill*gene*group, family = poisson, data = mydata)
> summary(mod1)
Call:
glm(formula = Freq ~ pill * gene * group, family = poisson, data = mydata)
```

```
Deviance Residuals:
[1] 0 0 0 0 0 0 0 0

Coefficients:
                          Estimate Std. Error z value Pr(>|z|)
(Intercept)                 4.6052     0.1000  46.052  < 2e-16 ***
pillyes                    -0.4620     0.1608  -2.872  0.00407 **
geneV+                     -3.2189     0.5099  -6.313 2.74e-10 ***
groupcase                  -1.0216     0.1944  -5.256 1.47e-07 ***
pillyes:geneV+             -0.2311     0.8808  -0.262  0.79303
pillyes:groupcase           1.3093     0.2560   5.114 3.16e-07 ***
geneV+:groupcase            1.9379     0.6227   3.112  0.00186 **
pillyes:geneV+:groupcase  0.3001     0.9775   0.307  0.75884
---
Signif. codes:  0 '***' 0.001 '**' 0.01 '*' 0.05 '.' 0.1 ' ' 1
(Dispersion parameter for poisson family taken to be 1)

    Null deviance: 2.6787e+02  on 7  degrees of freedom
Residual deviance: -5.9952e-15  on 0  degrees of freedom
AIC: 55.225
Number of Fisher Scoring iterations: 3
```

模型中的公式"pill*gene*group"等价于"pill + gene + group + pill:gene + pill:group + gene:group + pill:gene:group",前一种方式更简洁,而后一种方式更容易理解。三维列联表的饱和对数线性模型包含 3 个主效应,3 个一阶交互作用和 1 个二阶交互作用。加上常数项,模型一共有 8 个参数。结果表明,变量 pill 和 gene 的交互作用不显著($p = 0.79303$),3 个变量的二阶交互作用也不显著($p = 0.75884$)。

下面用函数 step( )简化模型:

```
> mod2 <- step(mod1)
Start: AIC=55.23
Freq ~ pill * gene * group
                  Df Deviance    AIC
- pill:gene:group  1 0.096129 53.321
<none>               0.000000 55.225
Step: AIC=53.32
Freq ~ pill + gene + group + pill:gene + pill:group + gene:group
           Df Deviance    AIC
- pill:gene 1   0.0970 51.322
<none>          0.0961 53.321
- gene:group 1 25.9093 77.134
- pill:group 1 30.9197 82.145
Step: AIC=51.32
Freq ~ pill + gene + group + pill:group + gene:group
           Df Deviance    AIC
<none>          0.097 51.322
```

```
- gene:group   1   28.751   77.977
- pill:group   1   33.762   82.987
```

函数 step( )以 AIC 值为标准选择最优模型，最终的模型包含 3 个主效应，以及 2 个一阶交互作用 pill:group 和 gene:group。

```
> summary(mod2)
Call:
glm(formula = Freq ~ pill + gene + group + pill:group + gene:group,
    family = poisson, data = mydata)
Deviance Residuals:
      1         2         3         4         5         6         7         8
-0.03074   0.03883   0.15798   -0.20732   0.06475   -0.04217   -0.12087   0.07782


Coefficients:
                 Estimate Std. Error z value Pr(>|z|)
(Intercept)       4.60824    0.09916  46.472  < 2e-16 ***
pillyes          -0.47000    0.15811  -2.973  0.00295 **
geneV+           -3.30199    0.41569  -7.943 1.97e-15 ***
groupcase        -1.03553    0.18290  -5.662 1.50e-08 ***
pillyes:groupcase 1.33271    0.23646   5.636 1.74e-08 ***
geneV+:groupcase  2.06985    0.45793   4.520 6.19e-06 ***
---
Signif. codes:  0 '***' 0.001 '**' 0.01 '*' 0.05 '.' 0.1 ' ' 1
(Dispersion parameter for poisson family taken to be 1)

    Null deviance: 267.874356  on 7  degrees of freedom
Residual deviance:   0.097027  on 2  degrees of freedom
AIC: 51.322
Number of Fisher Scoring iterations: 3
```

结果表明，6 个参数对应的 p 值都小于 0.01，说明避孕药暴露情况、基因型、人群分组的各水平之间的差异都有统计学意义，且避孕药暴露情况和人群分组之间以及基因型和人群分组之间存在交互作用。

```
> exp(coef(mod2))
      (Intercept)           pillyes            geneV+         groupcase
      100.30769231       0.62500000        0.03680982        0.35503661
  pillyes:groupcase geneV+:groupcase
       3.79130435       7.92361111
```

固定某一种基因类型，病例组口服避孕药与未口服避孕药人数的比约为对照组口服避孕药与未口服避孕药人数比的 3.79 倍。同理，固定口服避孕药的某一暴露水平，病例组基因突变型与野生型人数的比约为对照组基因突变型与野生型人数的比的 7.92 倍。

最后，用 epiDisplay 包中的函数 poisgof( )对模型进行拟合优度检验。

```
> poisgof(mod2)
$results
[1] "Goodness-of-fit test for Poisson assumption"
$chisq
[1] 0.09702652
$df
[1] 2
$p.value
[1] 0.9526447
```

结果表明，模型拟合的效果较好。

8.4　小结

本章首先介绍了分析计数资料的 Poisson 回归模型，讨论了如何识别以及如何处理过度离散问题，还介绍了用于分析列联表资料的对数线性模型。本章中用到的函数和数据集、它们的来源包，以及功能描述见表 8-2。

表 8-2　本章中使用的函数和数据集

函数（或数据集）	来源包	功能描述
AIC( )	stats	计算模型的 AIC 值
breslow.dat	robust	数据集
coef( )	stats	提取回归模型的系数
confint( )	stats	计算回归模型的系数的置信区间
DHF99	epiDisplay	数据集
glm( )	stats	建立广义线性模型
glm.nb( )	MASS	建立负二项广义线性模型
idr.display( )	epiDisplay	汇总 Poisson 回归模型的结果
poisgof( )	epiDisplay	Poisson 回归模型的拟合优度检验
qcc.overdispersion.test( )	qcc	过度离散的检验
step( )	stats	进行逐步回归

8.5　习题

8-1　epiDisplay 包里的数据集 DHF99 是一项实地调查的滋生蚊子幼虫的水容器的数据，因变量 containers 是有蚊子幼虫滋生的容器的频数，education 和 viltype 是可能对因变量有影响的自变量。试用 Poisson 回归和负二项回归分析该数据集。

8-2　为研究吸烟、超重和冠心病之间的关系，收集数据见表 8-3，其中包含变量 ecg

（1 表示心电图异常，2 表示心电图正常）、bmi（1 表示体重正常，2 表示超重）、smoke（1 表示不吸烟，2 表示吸烟）和 count（频数）。试用对数线性模型分析超重和吸烟对冠心病的影响。

表 8-3 超重和吸烟与冠心病的关系的数据

ecg	bmi	smoke	count
1	1	1	47
1	1	2	10
1	2	1	8
1	2	2	6
2	1	1	25
2	1	2	15
2	2	1	35
2	2	2	30

第 9 章　生 存 分 析

在生物和医药研究中，经常遇到生存数据的分析。在队列研究中，随访从研究起点直到研究终点，或直到结局事件出现为止，无论哪一个先发生，随访都结束。未发生结局事件所持续的时间是一个重要的结果。对于结局事件在研究结束前发生的研究对象，总的随访时间是知道的。对于随访结束没有发生结局事件的研究对象，最后的状态称为"删失"（censoring）。例如在癌症治疗的试验中，有些患者失去了联系，或者他们的生存时间长于试验的研究期，这时我们无法获得这部分患者真正的生存时间。这种删失叫右删失（right censoring），在生存分析中是最常见的。此外还有左删失（left censoring），指生存时间小于某一时间段；区间删失（interval censoring），指生存时间在某一段时间之内。如果在分析中忽略删失数据，将很可能得到偏倚的结果。

生存分析（survival analysis）是研究生存时间和结局事件的分布及其影响因素的统计方法。在生存分析中，生存函数（survival function）$S(t)$用于刻画某个时刻 t 的研究对象存活的概率，风险函数（hazard function）$h(t)$用于度量在某个时刻 t 还存活的个体在极短的时间内死亡的风险。如果记寿命分布的密度为 $f(t)$，则 $h(t) = f(t)/S(t)$。

9.1　生存对象

在生存分析中，每个研究对象的结局变量由"time"（时间）和"event"（事件）组成。若用数字表示，结局事件发生为 1，否则为 0。survival 包提供了生存分析的一系列工具。生存分析中的响应变量是生存对象，在 survival 包中用函数 Surv( )生成，它是将生存时间（time）和事件（event）合并在一起的一种数据结构。实际上，函数 Surv( )还可以处理带有起始时间、结束时间，以及区间删失时间的数据。下面使用 survival 包里的数据集 ovarian 进行生存分析。该数据集来自一项比较卵巢癌患者在两种治疗方法下的生存率的随机对照试验。

```
> library(survival)
> data(ovarian)
> str(ovarian)
'data.frame':    26 obs. of  6 variables:
 $ futime  : num  59 115 156 421 431 448 464 475 477 563 ...
 $ fustat  : num  1 1 1 0 1 0 1 1 0 1 ...
 $ age     : num  72.3 74.5 66.5 53.4 50.3 ...
```

```
$ resid.ds: num  2 2 2 2 2 1 2 2 2 1 ...
$ rx      : num  1 1 1 2 1 1 2 2 2 1 2 ...
$ ecog.ps : num  1 1 2 1 1 2 2 2 1 2 ...
```

其中，变量 futime 是随访时间；变量 fustat 是患者在研究截止时的状态：0 表示存活，1 表示死亡。其他变量包括 age（患者的年龄）、resid.ds（疾病残留情况：1 表示没有残留，2 表示有残留）、rx（治疗方法：1 表示环磷酰胺，2 表示环磷酰胺加阿霉素）和 ecog.ps（患者的 ECOG 评分：1 表示较好，2 表示较差）。下面把后 3 个变量转换成因子，并对它们的各个水平加上相应的标签。

```
> ovarian$resid.ds <- factor(ovarian$resid.ds,
+                      levels = c(1, 2),
+                      labels = c("no", "yes"))
> ovarian$rx <- factor(ovarian$rx,
+                      levels = c(1, 2),
+                      labels = c("A", "B"))
> ovarian$ecog.ps <- factor(ovarian$ecog.ps,
+                      levels = c("1", "2"),
+                      labels = c("good", "bad"))
```

查看连续型变量 age 的分布，如图 9-1 所示：

```
> hist(ovarian$age)
```

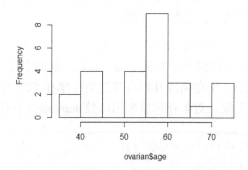

图 9-1　数据集 ovarian 中变量 age 的分布直方图

从图 9-1 可以看出，年龄的分布不是对称的。考虑到结果的易解释性，这里把变量 age 也转换成因子：

```
> ovarian$agegr <- cut(ovarian$age,
+                 breaks = c(0, 50, 75),
+                 labels = c("<=50", ">50"))
> table(ovarian$agegr)
<=50  >50
   6   20
```

上面的命令使用函数 cut( ) 以 50 为分点把年龄分成了两组，并记为变量 agegr 放在数据框中。

在完成数据准备工作后，生存分析的第一步就是用函数 Surv( ) 创建生存对象：

```
> surv.obj <- Surv(time = ovarian$futime, event = ovarian$fustat)
> surv.obj
 [1]  59  115  156  421+  431  448+  464  475  477+  563  638  744+  769+
770+
[15] 803+  855+ 1040+ 1106+ 1129+ 1206+ 1227+  268   329   353   365   377+
```

在生存对象 surv.obj 中，"+"号表示删失数据。例如，第 4 个值"421+"表示这个患者并未在 421 天死于卵巢癌，只是没有继续随访（可能是由于研究结束、失访、死于其他原因等）。

9.2　生存率的估计与生存曲线

对于生存率的估计最常用的是 Kaplan-Meier 法，其基本原理是先求出存活一定时期的对象再活过下一时期的概率（生存概率），然后根据概率的乘法定理将逐个生存概率连续相乘，从而得到从开始活到一定时间的概率（生存率），故又称为乘积极限法（product limit method）。生存率的 Kaplan-Meier 估计的计算可以调用函数 survfit( ) 实现。

```
> survfit(surv.obj ~ 1)
Call: survfit(formula = surv.obj ~ 1)
    n  events  median 0.95LCL 0.95UCL
   26     12     638     464      NA
```

函数 survfit( ) 的第一个参数需要输入一个公式，这里"~"后面的数字 1 表示没有自变量。该函数直接显示的输出只提供了一些简单的统计量，例如中位生存时间及其置信区间。因为该数据集的样本量较小，生存曲线并没有穿过生存率在 50% 对应的水平线，无法计算中位生存时间置信区间的上限。对生存对象使用函数 summary( ) 可以得到更多信息：

```
> surv.all <- survfit(surv.obj ~ 1)
> summary(surv.all)
Call: survfit(formula = surv.obj ~ 1)
 time n.risk n.event survival std.err lower 95% CI upper 95% CI
   59     26       1    0.962  0.0377        0.890        1.000
  115     25       1    0.923  0.0523        0.826        1.000
  156     24       1    0.885  0.0627        0.770        1.000
  268     23       1    0.846  0.0708        0.718        0.997
  329     22       1    0.808  0.0773        0.670        0.974
  353     21       1    0.769  0.0826        0.623        0.949
  365     20       1    0.731  0.0870        0.579        0.923
  431     17       1    0.688  0.0919        0.529        0.894
  464     15       1    0.642  0.0965        0.478        0.862
```

475	14	1	0.596	0.0999	0.429	0.828
563	12	1	0.546	0.1032	0.377	0.791
638	11	1	0.497	0.1051	0.328	0.752

上面的输出结果包含了各个时间点存活对象的个数、生存率及其置信区间等。但是删失的数据这里并没有显示，我们可以在函数 summary( )中加上参数 censored = TRUE 获取：

```
> summary(surv.all, censored = TRUE)
Call: survfit(formula = surv.obj ~ 1)
 time n.risk n.event survival std.err lower 95% CI upper 95% CI
   59     26       1    0.962  0.0377        0.890        1.000
  115     25       1    0.923  0.0523        0.826        1.000
  156     24       1    0.885  0.0627        0.770        1.000
  268     23       1    0.846  0.0708        0.718        0.997
  329     22       1    0.808  0.0773        0.670        0.974
  353     21       1    0.769  0.0826        0.623        0.949
  365     20       1    0.731  0.0870        0.579        0.923
  377     19       0    0.731  0.0870        0.579        0.923
  421     18       0    0.731  0.0870        0.579        0.923
  431     17       1    0.688  0.0919        0.529        0.894
  448     16       0    0.688  0.0919        0.529        0.894
  464     15       1    0.642  0.0965        0.478        0.862
  475     14       1    0.596  0.0999        0.429        0.828
  477     13       0    0.596  0.0999        0.429        0.828
  563     12       1    0.546  0.1032        0.377        0.791
  638     11       1    0.497  0.1051        0.328        0.752
  744     10       0    0.497  0.1051        0.328        0.752
  769      9       0    0.497  0.1051        0.328        0.752
  770      8       0    0.497  0.1051        0.328        0.752
  803      7       0    0.497  0.1051        0.328        0.752
  855      6       0    0.497  0.1051        0.328        0.752
 1040      5       0    0.497  0.1051        0.328        0.752
 1106      4       0    0.497  0.1051        0.328        0.752
 1129      3       0    0.497  0.1051        0.328        0.752
 1206      2       0    0.497  0.1051        0.328        0.752
 1227      1       0    0.497  0.1051        0.328        0.752
```

从上面的寿命表可以看出，在时间点 377 一共有 19 个对象（n.risk）处于风险中，直到时间点 421，发生的事件数（n.event）为 0，但是在时间点 421 处于风险中的对象数为 18。因此在时间点 377 到 421 之间有一个删失数据。读者可以用这种方法推算出其余各个时间段的删失数据。Kaplan-Meier 法估计的生存率是一个阶梯状的函数，其跳跃点是给定的时间点。我们可以调用函数 plot( )绘制生存曲线：

```
> plot(surv.all, mark.time = TRUE)
```

由于我们在函数 plot( )里面设置了参数 mark.time = TRUE，所以在图 9-2 中为删失数据

添加了标记 "+"。此外，图中的虚线表示生存率的置信区间，如果不想显示置信区间，只需要将参数 conf.int 设为 FALSE。

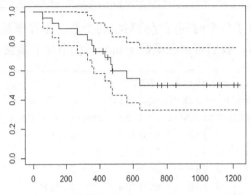

图 9-2　数据集 ovarian 的 Kaplan-Meier 图

9.3　生存率的比较

我们还可以通过在函数 survfit( )的公式中增加一个因子变量来获得该变量不同水平下的生存信息。例如，要想得到不同治疗方法下生存率的估计，可以输入下面的命令：

```
> surv.treat <- survfit(surv.obj ~ rx, data = ovarian)
> summary(surv.treat)
Call: survfit(formula = surv.obj ~ rx, data = ovarian)
          rx=A
 time n.risk n.event survival std.err lower 95% CI upper 95% CI
   59     13       1    0.923  0.0739        0.789        1.000
  115     12       1    0.846  0.1001        0.671        1.000
  156     11       1    0.769  0.1169        0.571        1.000
  268     10       1    0.692  0.1280        0.482        0.995
  329      9       1    0.615  0.1349        0.400        0.946
  431      8       1    0.538  0.1383        0.326        0.891
  638      5       1    0.431  0.1467        0.221        0.840
          rx=B
 time n.risk n.event survival std.err lower 95% CI upper 95% CI
  353     13       1    0.923  0.0739        0.789        1.000
  365     12       1    0.846  0.1001        0.671        1.000
  464      9       1    0.752  0.1256        0.542        1.000
  475      8       1    0.658  0.1407        0.433        1.000
  563      7       1    0.564  0.1488        0.336        0.946
```

在同一个图中显示多条生存曲线更有助于生存率的比较（如图 9-3 所示）：

```
> plot(surv.treat, mark.time = T, conf.int = TRUE,
+      lty = c(1, 2), col = c("blue", "red"))
```

```
> legend(60, .3, legend = c("A", "B"),
+        lty = c(1, 2), col = c("blue", "red"))
```

survminer 包中的 ggsurvplot( )函数以 ggplot2 的风格提供了更丰富的图形输出，如图 9-4 所示。

```
> library(survminer)
> ggsurvplot(surv.treat, data = ovarian, pval = TRUE)
```

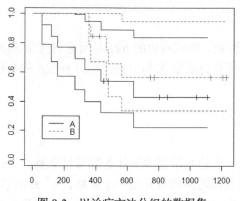

图 9-3 以治疗方法分组的数据集
ovarian 的 Kaplan-Meier 图

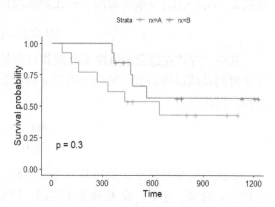

图 9-4 ggsurvplot( )绘制的 Kaplan-Meier 图

图 9-3 和图 9-4 表明，治疗方法 "B"（环磷酰胺加阿霉素）的生存率高于治疗方法 "A"（环磷酰胺）。但这种差异是偶然的还是由治疗方法的不同引起的，需要进行统计学检验。其中最常用的是时序检验（log rank test），其基本思想是先计算出不同时间两种治疗方法的暴露人数和死亡人数，并由此在两种治疗方法效果相同的假设下计算出期望死亡人数，如果不拒绝零假设，则实际观测值和期望值的差异不会很大，如果差异过大则不能认为是由随机误差引起的差异。对此，用 χ^2 检验作判断。时序检验可以用函数 survdiff( ) 来实现。

```
> survdiff(surv.obj ~ rx, data = ovarian)
Call:
survdiff(formula = surv.obj ~ rx, data = ovarian)
      N Observed Expected (O-E)^2/E (O-E)^2/V
rx=A 13        7     5.23     0.596      1.06
rx=B 13        5     6.77     0.461      1.06
 Chisq= 1.1  on 1 degrees of freedom, p= 0.3
```

上述结果表明，两种治疗方法下的生存率的差异没有统计学意义（$p = 0.3$）。但是，两组中被研究的对象存在其他可能影响生存结果的因素（例如年龄、疾病残留情况、患者的 ECOG 评分等）。此时，就需要用回归分析，把这些因素作为协变量来解释两组生存结果的差异。在平衡（调整）了这些潜在的影响因素后，两组生存时间的分布的比较才能更加准确。下面将介绍被广泛应用于生存分析的 Cox 回归模型。

9.4 Cox 回归

所有的参数回归模型需要对风险函数作出假设,这些模型可以对每个时间点的生存概率进行估计。而 Cox 回归没有关于风险函数的假设,它所遵循的唯一重要假设是"比例风险"。从数学上讲,风险函数 $h(t)$ 是(或依赖于)n 个独立的自变量 X 的函数,其中 X 表示向量 $X_1, X_2, \cdots, X_n$;t 表示时间。在比例风险的假定下,有:

$$h(t, X) = h_0(t) e^{\sum \beta_i X_i}$$

其中,等式左边表示风险受时间和自变量的影响。等式右边的 $h_0(t)$ 是所有自变量 X_i 都为 0 时的基线风险函数。另外一项中 e 的指数为所有自变量 X_i 与对应的估计系数 β_i 的乘积之和。因此有:

$$\frac{h(t, X)}{h_0(t)} = e^{\sum \beta_i X_i}$$

上式左边是暴露于 X 的风险与基线风险的比,右边是指数为估计系数与自变量的乘积之和的 e 的幂。这里,设 X_i 独立于时间,即假定其随时间的变化是一个常数;e^{β_i} 是由第 i 个变量的独立效应引起的风险增量或风险比。无论何时结局事件发生,不同组的观察对象获得风险的比例都假定为常数。

9.4.1 建立 Cox 回归模型

下面将所有协变量都包含进来以建立 Cox 回归模型:

```
> cox1 <- coxph(surv.obj ~ rx + resid.ds + agegr + ecog.ps,
+            data = ovarian)
> summary(cox1)
Call:
coxph(formula = surv.obj ~ rx + resid.ds + agegr + ecog.ps, data = ovarian)

  n= 26, number of events= 12

            coef    exp(coef)   se(coef)       z    Pr(>|z|)
rxB        -1.3814    0.2512     0.6448    -2.142    0.0322 *
resid.dsyes 1.4470    4.2503     0.7292     1.984    0.0472 *
agegr>50    2.2013    9.0368     1.1069     1.989    0.0467 *
ecog.psbad  0.5859    1.7966     0.6329     0.926    0.3546
---
Signif. codes:  0 '***' 0.001 '**' 0.01 '*' 0.05 '.' 0.1 ' ' 1


            exp(coef)  exp(-coef)  lower .95  upper .95
rxB          0.2512      3.9803     0.0710     0.8891
resid.dsyes  4.2503      0.2353     1.0180    17.7453
agegr>50     9.0368      0.1107     1.0324    79.1031
```

```
ecoq.psbad      1.7966      0.5566      0.5197      6.2113

Concordance= 0.782  (se = 0.065 )
Likelihood ratio test= 12.19  on 4 df,    p=0.02
Wald test            = 9.02  on 4 df,    p=0.06
Score (logrank) test = 11.97  on 4 df,    p=0.02
```

结果表明，在调整了协变量的情况下，两种治疗方法下死亡风险的差异有统计学意义（$p = 0.0322$）。类似于多重线性回归，多变量的 Cox 回归也存在变量选择的问题。对包含所有自变量的模型 cox1 使用函数 drop1( ) 可以得到各个自变量似然比检验的结果：

```
> drop1(cox1, test = "Chisq")
Single term deletions
Model:
surv.obj ~ rx + resid.ds + agegr + ecog.ps
         Df   AIC    LRT   Pr(>Chi)
<none>        65.775
rx       1  68.489 4.7134  0.02993 *
resid.ds 1  68.377 4.6016  0.03194 *
agegr    1  69.939 6.1641  0.01304 *
ecog.ps  1  64.658 0.8828  0.34744
---
Signif. codes:  0 '***' 0.001 '**' 0.01 '*' 0.05 '.' 0.1 ' ' 1
```

变量 ecog.ps 对应的 p 值最大，将其从模型中移除。

```
> cox2 <- coxph(surv.obj ~ rx + resid.ds + agegr, data = ovarian)
```

类似于线性模型和广义线性模型，我们可以用函数 step( ) 基于 AIC 值进行变量选择。例如：

```
> step.cox <- step(cox1)
Start: AIC=65.78
surv.obj ~ rx + resid.ds + agegr + ecog.ps
          Df    AIC
- ecog.ps  1  64.658
<none>        65.775
- resid.ds 1  68.377
- rx       1  68.489
- agegr    1  69.939

Step:  AIC=64.66
surv.obj ~ rx + resid.ds + agegr
          Df    AIC
<none>        64.658
- resid.ds 1  66.452
- rx       1  66.945
- agegr    1  68.537
```

运行函数 step( ) 的结果表明，模型 cox2 就是最优模型。

9.4.2　比例风险假定的检验

最后，我们需要验证 Cox 回归的比例风险假定，这可以借助函数 cox.zph( ) 来完成。

```
> cox.zph(cox2)
              rho   chisq   p
rxB         0.269   0.744  0.388
resid.dsyes -0.415  1.550  0.213
agegr>50    0.226   0.660  0.417
GLOBAL         NA   3.150  0.369
```

结果表明，各个自变量的检验和全局检验的 p 值都大于 0.05，没有违背比例风险的假定。

```
> summary(cox2)
Call:
coxph(formula = surv.obj ~ rx + resid.ds + agegr, data = ovarian)
  n= 26, number of events= 12
             coef exp(coef) se(coef)      z Pr(>|z|)
rxB       -1.2808    0.2778   0.6216 -2.060   0.0394 *
resid.dsyes 1.2517   3.4962   0.6921  1.808   0.0705 .
agegrold   2.1146    8.2864   1.0910  1.938   0.0526 .
---
Signif. codes:  0 '***' 0.001 '**' 0.01 '*' 0.05 '.' 0.1 ' ' 1
         exp(coef) exp(-coef) lower .95 upper .95
rxB         0.2778     3.5994   0.08215    0.9395
resid.dsyes 3.4962     0.2860   0.90044   13.5752
agegrold    8.2864     0.1207   0.97648   70.3175

Concordance= 0.771  (se = 0.067 )
Likelihood ratio test= 11.31  on 3 df,   p=0.01
Wald test        = 9.54  on 3 df,   p=0.02
Score (logrank) test = 11.9  on 3 df,   p=0.008
```

在调整了疾病残留情况和年龄的情况下，两种治疗方法下死亡风险的差异有统计学意义（$p = 0.0394$）。接受治疗方法 "B" 的患者的死亡风险是接受治疗方法 "A" 的患者的 27.78%；或者说，接受治疗方法 "A" 的患者的死亡风险是接受治疗方法 "B" 的患者的 3.5994 倍。此外，不同疾病残留情况以及不同年龄组之间的死亡风险的差异均无统计学意义。

9.4.3　生存的预测

我们可以使用上面建立的 Cox 回归模型进行预测。首先，建立新数据：

```
> newdata <- data.frame(rx = c("A" , "B"),
+                       resid.ds = c("no", "no"),
+                       agegr = c(">50", ">50"))
```

```
> newdata
  rx resid.ds agegr
1 A     no    >50
2 B     no    >50
```

上面我们建立了一个数据框，包含两位患者，第一位采用治疗方法"A"，第二位采用治疗方法"B"，两人都没有疾病残留，年龄都是大于 50 岁。然后我们用函数 predict( )使用模型 cox2 预测两人的死亡风险。

```
> hr <- predict(cox2, newdata = newdata, type = "risk")
> hr
        1         2
1.5011704 0.4170588
> hr[1]/hr[2]
        1
3.599421
```

两个死亡风险的比为 3.599421，表明对于年龄大于 50 岁且没有疾病残留的患者，采用治疗方法"A"的死亡风险是采用治疗方法"B"的死亡风险的 3.599421 倍。对于上述新建立的数据，我们还可以用 Kaplan-Meier 法拟合生存曲线（如图 9-5 所示），直观地比较两种治疗方法下的生存率的变化，代码如下：

```
> cox.fit <- survfit(cox2, newdata = newdata, type = "kaplan-meier")
> plot(cox.fit, lty = c(1, 2), col = c(2, 4))
> title(main="Cox survival curves by treatment
+       for age > 50, no residual disease patients",
+       xlab="Duration in days",
+       ylab="Survival probability",
+       las = 1)
> legend(5, 0.3, c("Treatment A", "Treatment B"),
+        lty = c(1, 2), col = c(2, 4))
```

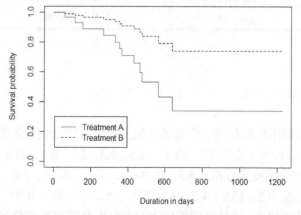

图 9-5　两种治疗方法下 Cox 回归模型预测的生存曲线

　　如图 9-5 所示，在相同条件下，治疗方法 "B" 的生存率比治疗方法 "A" 的更高。读者也可以尝试建立新的数据框以比较变量各个分类的不同组合下患者的生存情况。

9.5　小结

　　本章主要讨论了生存分析和 Cox 回归模型。表 9-1 列出了本章中用到的函数和数据集、它们的来源包，以及功能描述。生存分析的实质是对生存时间进行分析，其主要特点是可以处理删失数据，本章所涉及的生存分析方法主要是针对右删失数据。Cox 回归模型是一种半参数模型，其主要假设是风险比不随时间的变化而变化，即比例风险性。当这一假定不满足时，我们可以尝试按照某个变量进行分层分析，即建立分层的 Cox 回归模型。也可以将时间的影响，或者说比例风险随时间的变化规律纳入模型加以分析，即建立含时间依存性变量的 Cox 回归模型。这些方法在 R 中都可以实现。感兴趣的读者可以查阅相关的资料，这里不再详述。

表 9-1　本章中使用的函数和数据集

函数（或数据集）	来源包	功能描述
Compaq	epiDisplay	数据集
coxph( )	survival	建立 Cox 回归模型
cox.zph( )	survival	检验 Cox 回归的比例风险假定条件
cut( )	base	用分点分割数值型变量为因子
drop1( )	stats	从模型中剔除一个变量
ggsurvplot( )	survminer	绘制 ggplot2 生存曲线
ovarian	survival	数据集
predict.coxph( )	survival	Cox 回归模型的预测
step( )	stats	进行逐步回归
Surv( )	survival	建立生存对象
survdiff( )	survival	检验生存曲线的差异
survfit( )	survival	估计生存率

9.6　习题

　　9-1　某研究者分别用免疫疗法、药物结合免疫疗法治疗黑色素瘤患者，经随访得到各个患者的生存时间（月）。免疫治疗组：33.7+、3.8、6.3、2.3、6.4、23.8+、1.8、5.5、16.6+、33.7+、17.1+；药物结合免疫治疗组：4.3、26.9+、21.4+、18.1+、5.8、3.0、11.0+、22.1、23.0+、6.8、10.8+、2.8、9.2、15.9、4.5、9.2、8.2+、8.2+、7.8+。其中 "+" 表示删失数据。

　　（1）试采用 Kaplan-Meier 法估计两组患者的生存率及其 95% 置信区间；

（2）绘制两组患者的生存曲线；

（3）对两组患者的生存率进行 log-rank 检验。

9-2 epiDisplay 包里的数据集 Compaq 来自一个在欧洲开展的随访研究，目的是评价私立医院乳腺癌患者的生存情况是否更好。

（1）查看死亡年限和删失记录的分布情况；

（2）绘制两种类型医院的 Kaplan-Meier 生存曲线；

（3）讨论在调整了潜在的混杂因素（疾病分期、年龄和社会经济水平）后的两种医院患者的生存差异。

第 10 章 聚 类 分 析

分类学是人类认识世界的基础科学。本章介绍的聚类分析和第 11 章将要介绍的判别分析都是研究事物分类的定量分析方法。聚类分析（cluster analysis）是在事物的分类面貌尚不清楚的情况下讨论分类问题，而判别分析是根据已知类别的样品归纳出判别法则，以归类未知类别的新样品。

聚类分析可以是对样品聚类，也可以是对观察指标（变量）聚类，前者称为 Q 型聚类，后者称为 R 型聚类。虽然这两种类型的聚类关注的问题不同，但从数据分析上来讲，二者并没有实质性的差别。

10.1 相似性的度量

聚类分析是比较各样品（或指标）之间的相似程度，将相似性较大的归为一类，将相似性较小的归在不同的类。因此，用定量的方法对事物进行聚类，首先必须定量地描述事物之间的相似程度。

10.1.1 样品间的距离

一个事物常常需要用多个变量来刻画其特征。如果对于 n 个有待分类的样品需要用 p 个变量描述，那么可以把这 n 个样品看成 p 维空间中 n 个点。很自然地，两个样品间的相似程度可用 p 维空间中两点之间的距离来度量。令 d_{ij} 表示样品 X_i 与 X_j 的距离。常用的距离定义有以下几种。

（1）欧氏距离（euclidean）：

$$d_{ij} = \left(\sum_{k=1}^{p} (x_{ik} - x_{jk})^2 \right)^{\frac{1}{2}}$$

（2）绝对值距离（manhattan）：

$$d_{ij} = \sum_{k=1}^{p} \left| x_{ik} - x_{jk} \right|$$

（3）切比雪夫距离（maximum）：

$$d_{ij} = \max_{1 \leqslant k \leqslant p} \left| x_{ik} - x_{jk} \right|$$

（4）明氏距离（minkowski）：

$$d_{ij} = \left(\sum_{k=1}^{p} \left| x_{ik} - x_{jk} \right|^q \right)^{\frac{1}{q}}$$

（5）兰氏距离（canberra）：

$$d_{ij} = \sum_{k=1}^{p} \frac{\left| x_{ik} - x_{jk} \right|}{\left| x_{ik} + x_{jk} \right|}$$

其中，欧氏距离是人们较为熟悉的也是使用最多的距离。stats 包里的函数 dist( )可以用于计算上述各种距离，函数中的参数 method 用于设定计算距离的方法。上面各种距离名称后的括号中是参数 method 的取值，默认为 "euclidean"，即欧氏距离。例如：

```
> set.seed(1234)
> dat <- matrix(rnorm(10), nrow = 5)
> dat
          [,1]        [,2]
[1,] -1.2070657   0.5060559
[2,]  0.2774292  -0.5747400
[3,]  1.0844412  -0.5466319
[4,] -2.3456977  -0.5644520
[5,]  0.4291247  -0.8900378
> dist(dat)
          1          2          3          4
2 1.8362584
3 2.5217366  0.8075013
4 1.5628403  2.6231471  3.4301852
5 2.1508596  0.3498918  0.7398428  2.7938585
```

上面用函数 rnorm( )随机生成了服从标准正态分布的 10 个数，并用这 10 个数创建了一个 5 行 2 列的矩阵。矩阵的每一行可以看作一个样品，每一列可以看作一个指标（变量）。然后用函数 dist( )计算了 5 个样品两两之间的欧氏距离。

由于距离矩阵是一个对称矩阵，函数 dist( )的默认输出只显示距离矩阵的下三角，我们可以通过设置参数 diag 和 upper 为 TRUE 显示完整的距离矩阵。

```
> dist(dat, diag = TRUE, upper = TRUE)
          1          2          3          4          5
1 0.0000000  1.8362584  2.5217366  1.5628403  2.1508596
2 1.8362584  0.0000000  0.8075013  2.6231471  0.3498918
3 2.5217366  0.8075013  0.0000000  3.4301852  0.7398428
4 1.5628403  2.6231471  3.4301852  0.0000000  2.7938585
5 2.1508596  0.3498918  0.7398428  2.7938585  0.0000000
```

需要注意的是，在使用上述距离时，变量的量纲不能相差太大。当变量的量纲不同、测量值的变异相差悬殊时，需要先对数据进行标准化，然后用标准化后的数据计算距离。例如：

```
> set.seed(123)
> dat <- matrix(c(rnorm(5), rnorm(5, mean = 100, sd = 10)), nrow = 5)
> dat
            [,1]        [,2]
[1,] -0.56047565 117.15065
[2,] -0.23017749 104.60916
[3,]  1.55870831  87.34939
[4,]  0.07050839  93.13147
[5,]  0.12928774  95.54338
> colMeans(dat)
[1]   0.1935703 99.5568103
```

上面生成的矩阵 dat 的第一列的均值接近 0，第二列的均值接近 100。如果直接计算行与行之间的距离，会出现"大鱼吃小鱼"现象，即第二列的权重远大于第一列。例如：

```
> dist(dat)
          1         2          3         4
2 12.545836
3 29.876515 17.352231
4 24.027465 11.481629  5.970530
5 21.618276  9.072905  8.317738  2.412625
```

这里需要用函数 scale( )将两列标准化后再计算距离矩阵：

```
> dat.scale <- scale(dat)
> dist(dat.scale)
          1         2         3         4
2 1.1522907
3 3.6589994 2.6581600
4 2.2061468 1.0538570 1.9010736
5 2.0425919 0.8964284 1.8979897 0.2196038
```

由于两个变量之间的量纲不同，数据的变异也相差较大，上面得到的两个距离矩阵有很大的不同。此外，在计算距离矩阵时，还应尽可能地避免变量间的多重相关性。多重相关性所造成的信息重叠，会片面强调某些变量的重要性。

鉴于上述距离的不足，一种改进的距离就是马氏（Mahalanobis）距离：

$$d_{ij} = \sqrt{(X_i - X_j)^\mathrm{T} \Sigma^{-1} (X_i - X_j)}$$

其中，Σ 为总体的协方差矩阵，实际中常用样本协方差矩阵估计。马氏距离不受量纲的影响。实际上，当变量之间彼此完全不相关时，Σ 为单位阵，此时马氏距离就是欧氏距离。

在 R 中，函数 mahalanobis( )可用于计算样本点到某个中心点的马氏距离。我们也可以根据公式编写计算样本点之间马氏距离的函数：

```
> dist.ma <- function (data) {
+     X <- as.matrix(na.omit(data))
```

```
+    V <- cov(X)
+    L <- t(chol(V))
+    stdX <- t(forwardsolve(L, t(X)))
+    d <- dist(stdX)
+    attr(d, "Labels") <- row.names(data)
+    d
+ }
```

上面的自编函数 dist.ma( )可以用于计算样本点之间的马氏距离，其中的协方差矩阵用样本协方差矩阵估计。使用该函数时只需运行上面的代码即可，例如：

```
> dist.ma(dat)
          1         2         3         4
2 1.3668591
3 2.7120352 2.2803206
4 2.6199035 1.2530459 2.5532965
5 2.2038959 0.8526566 2.1941739 0.4741082
```

10.1.2 变量间的相似系数

如果要对变量进行聚类，需要度量变量之间的相似程度。最常用的度量变量之间的相似程度的指标有相关系数和夹角余弦。

设变量 X_i 的取值为 $(x_{1i}, x_{2i}, \cdots, x_{ni})^{\mathrm{T}}$，其中 $i = 1, 2, \cdots, p$，则两变量 X_i 与 X_j 的样本相关系数定义为

$$r_{ij} = \frac{\sum\limits_{k=1}^{n}\left(x_{ki} - \overline{x_i}\right)\left(x_{kj} - \overline{x_j}\right)}{\sqrt{\sum\limits_{k=1}^{n}\left(x_{ki} - \overline{x_i}\right)^2 \cdot \sum\limits_{k=1}^{n}\left(x_{kj} - \overline{x_j}\right)^2}}$$

函数 cor( )可用于计算样本相关系数，例如：

```
> set.seed(1234)
> x <- rnorm(20)
> y <- rnorm(20)
> cor(x, y)
[1] -0.2765719
```

两变量 X_i 与 X_j 的夹角余弦的定义为

$$\cos\theta_{ij} = \frac{\sum\limits_{k=1}^{p} x_{ik} x_{jk}}{\sqrt{\sum\limits_{k=1}^{p} x_{ik}^2 \cdot \sum\limits_{k=1}^{p} x_{jk}^2}}$$

R 的基本包中没有计算夹角余弦的函数，不过我们很容易根据上面的公式计算。例如，对于上面的两个向量 x 和 y，它们的夹角余弦为：

```
> sum(x * y) / sqrt(sum(x ^ 2) * sum(y ^ 2))
[1] -0.06739668
```

实际上，r_{ij} 就是向量 $X_i - \overline{X_i}$ 与 $X_j - \overline{X_j}$ 的夹角余弦。若将原始数据标准化，则 $\overline{X_i^*} = \overline{X_j^*} = 0$，此时样本相关系数与夹角余弦等价。

```
> x.scale <- scale(x)
> y.scale <- scale(y)
> sum(x.scale * y.scale) / sqrt(sum(x.scale ^ 2) * sum(y.scale ^ 2))
[1] -0.2765719
```

10.2　层次聚类法

层次聚类法（hierarchical clustering）又被称为系统聚类法。其基本思想是：先把 N 个对象（样品或变量）分成 N 类，然后将属性最接近的两类合并成一类，得到 $N-1$ 类；再从这 $N-1$ 类中找出最接近的两类加以合并变成 $N-2$ 类；如此下去，直到所有 N 个对象合并成一类为止。在合并类的过程中，我们需要度量类之间的相似性（或距离）。

10.2.1　类之间相似系数的定义

正如样品之间的距离可以有不同的定义方法一样，类与类之间的距离也有各种定义。常用的有最短距离法、最长距离法、中间距离法、类平均法、重心法、相似法、离差平方和法等。函数 hclust( )可用于层次聚类，其中的参数 method 用于指定类之间距离的计算方法，参数 method 的取值及其含义见表 10-1。类与类之间用不同的方法定义距离，就产生了不同的层次聚类方法。不同方法的归类步骤是一样的，不同的仅仅是类与类之间的距离有不同的定义，即采用了不同的计算距离的公式。

表 10-1　函数 hclust( )中参数 method 的常用取值及其含义

参数 method	含义
single	最短距离法
complete	最长距离法（默认）
median	中间距离法
average	类平均法
centroid	重心法
mcquitty	相似法
ward.D2	离差平方和法

10.2.2　Q 型聚类

下面使用 flexclust 包里的数据集 nutrient 为例进行聚类分析。该数据集包含了 27 种食品中营养物质的 5 项测量指标：能量（energy，cal）、蛋白质（protein，g）、脂肪（fat，g）、钙（calcium，mg）和铁（iron，mg）的含量。首先，安装 flexclust 包并加载数据集 nutrient。

```
> library(flexclust)
> data(nutrient)
> head(nutrient)
                energy protein fat calcium iron
BEEF BRAISED       340      20  28       9  2.6
HAMBURGER          245      21  17       9  2.7
BEEF ROAST         420      15  39       7  2.0
BEEF STEAK         375      19  32       9  2.6
BEEF CANNED        180      22  10      17  3.7
CHICKEN BROILED    115      20   3       8  1.4
```

为了便于查看，将其行名（样品标签）换成小写字母：

```
> row.names(nutrient) <- tolower(row.names(nutrient))
```

接下来将各种食物看成样品进行 Q 型聚类。先查看变量的类型和分布情况：

```
> str(nutrient)
'data.frame':   27 obs. of  5 variables:
 $ energy : int  340 245 420 375 180 115 170 160 265 300 ...
 $ protein: int  20 21 15 19 22 20 25 26 20 18 ...
 $ fat    : int  28 17 39 32 10 3 7 5 20 25 ...
 $ calcium: int  9 9 7 9 17 8 12 14 9 9 ...
 $ iron   : num  2.6 2.7 2 2.6 3.7 1.4 1.5 5.9 2.6 2.3 ...
> summary(nutrient)
     energy          protein           fat            calcium           iron
 Min.   : 45.0   Min.   : 7.0   Min.   : 1.00   Min.   :  5.00   Min.   :0.500
 1st Qu.:135.0   1st Qu.:16.5   1st Qu.: 5.00   1st Qu.:  9.00   1st Qu.:1.350
 Median :180.0   Median :19.0   Median : 9.00   Median :  9.00   Median :2.500
 Mean   :207.4   Mean   :19.0   Mean   :13.48   Mean   : 43.96   Mean   :2.381
 3rd Qu.:282.5   3rd Qu.:22.0   3rd Qu.:22.50   3rd Qu.: 31.50   3rd Qu.:2.600
 Max.   :420.0   Max.   :26.0   Max.   :39.00   Max.   :367.00   Max.   :6.000
```

结果表明，变量都是数值型的，但各个变量的量纲有较大差异。鉴于此，先用函数 scale( ) 将数据标准化，再用欧氏距离计算距离矩阵：

```
> nutrient.scaled <- scale(nutrient)
> d.eu <- dist(nutrient.scaled, method = "euclidean")
```

下面用函数 hclust( )进行层次聚类，并绘制聚类结果的树状图。

```
> hc1 <- hclust(d.eu, method = "average")
> plot(hc1, hang = - 1)
```

函数 hclust( )的第一个参数是由函数 dist( )生成的距离矩阵，第二个参数 method 用于指定类之间距离的计算方法，默认值为 complete（最长距离法），这里我们将其设置为 average（类平均法）。plot( )是一个泛型函数，这里实际上调用的是函数 plot.hclust( )。其中的参数 hang 默认为正数，这里设为负数可以让聚类图中样品的标签显示在同一条水平线上。如果确定了类别的个数，我们还可以使用函数 rect.hclust( )在树状图的分支周围绘制矩形，突出显示相应的簇，如图 10-1 所示。

```
> rect.hclust(hc1, k = 5)
```

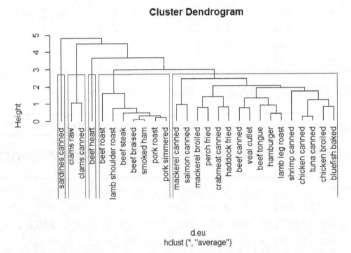

图 10-1　27 种食品的层次聚类树状图（欧氏距离、类平均法）

一般来说，分析者可以根据实际问题确定需要的聚类个数。也可以借助 Nbclust 包里的函数 Nbclust( )确定聚类个数。

```
> library(NbClust)
> NbClust(nutrient.scaled, distance = "euclidean", method = "average")
*** : The Hubert index is a graphical method of determining the number
of clusters. In the plot of Hubert index, we seek a significant knee that
corresponds to a significant increase of the value of the measure i.e the
significant peak in Hubert index second differences plot.

*** : The D index is a graphical method of determining the number of
clusters. In the plot of D index, we seek a significant knee (the significant
peak in Dindex second differences plot) that corresponds to a significant
increase of the value of the measure.

   *******************************************************************

* Among all indices:
* 4 proposed 2 as the best number of clusters
* 4 proposed 3 as the best number of clusters
* 2 proposed 4 as the best number of clusters
* 4 proposed 5 as the best number of clusters
* 1 proposed 9 as the best number of clusters
* 1 proposed 10 as the best number of clusters
```

```
* 2 proposed 13 as the best number of clusters
* 1 proposed 14 as the best number of clusters
* 4 proposed 15 as the best number of clusters
                ***** Conclusion *****
* According to the majority rule, the best number of clusters is  2
****************************************************************
> par(mfrow = c(1, 1))
```

函数 Nbclust( )的输出包含两部分。第一部分是两种图形方法（Hubert index 法和 D index 法）的说明以及相应的图形。图 10-2 是 D index 法的输出结果。在图 10-2（a）中，D index 值下降最快的点（"肘点"）对应的就是最优聚类个数，从 4 类到 5 类 D index 值下降得很快，之后下降得很慢，所以聚类个数可选为 5；在图 10-2（b）中，D index 值的二阶差分上升最快的点对应的就是最优聚类个数，据此，聚类个数仍选为 5。输出的第二部分是通过改变聚类个数、距离度量方法和类之间距离度量方法得到的所有组合下的聚类结果，并据此向用户提出最优聚类个数的建议。结果表明，建议聚类的个数为 2、3、5 或 15 的都有最多的 4 个组合。因为函数 Nbclust( )将绘图画布设为了一行两列，所以我们用最后一行命令将画布恢复为一行一列。

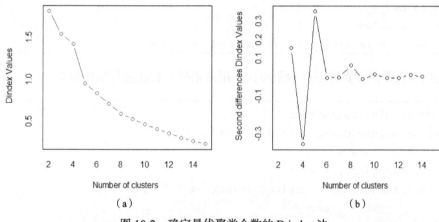

（a）　　　　　　　　　　　　　　　　（b）

图 10-2　确定最优聚类个数的 D index 法

我们可以结合上述结果和实际问题选择合适的聚类个数。例如，如果选 5 类，可以用函数 cutree( )显示每种食品所属的类别：

```
> cutree(hc1, k = 5)
      beef braised            hamburger           beef roast          beef steak
              1                    2                    1                    1
       beef canned      chicken broiled       chicken canned          beef heart
              2                    2                    2                    3
   lamb leg roast lamb shoulder roast           smoked ham          pork roast
              2                    1                    1                    1
     pork simmered           beef tongue          veal cutlet      bluefish baked
              1                    2                    2                    2
         clams raw          clams canned      crabmeat canned        haddock fried
```

4	4	2	2
mackerel broiled	mackerel canned	perch fried	salmon canned
2	2	2	2
sardines canned	tuna canned	shrimp canned	
5	2	2	

为了便于查看，我们可以将上面的结果排序后放入一个数据框中：

```
> data.frame(group = sort(cutree(hc1, k = 5)))
                    group
beef braised          1
beef roast            1
beef steak            1
lamb shoulder roast   1
smoked ham            1
pork roast            1
pork simmered         1
hamburger             2
beef canned           2
chicken broiled       2
=========== remaining lines omitted =============
```

下面用马氏距离计算样品间的距离，并用离差平方和法进行层次聚类。

```
> d.ma <- dist.ma(nutrient)
> hc2 <- hclust(d.ma, method = "ward.D2")
> plot(hc2, hang = -1)
> rect.hclust(hc2, k = 5)
> data.frame(group = sort(cutree(hc2, k = 5)))
                    group
beef braised          1
hamburger             1
beef roast            1
beef steak            1
beef canned           1
lamb leg roast        1
lamb shoulder roast   1
smoked ham            1
pork roast            1
pork simmered         1
=========== remaining lines omitted =============
```

图 10-3 与图 10-1 显示的聚类结果不尽相同，这表明用不同的方法进行层次聚类可能得到不同的聚类结果。此时，读者可以尝试用不同的方法得到一个相对稳定的聚类结果。

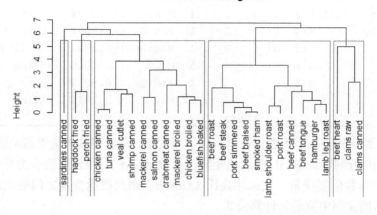

图 10-3 27 种食品的层次聚类树状图（马氏距离、离差平方和法）

层次聚类法还可以扩展到混合类型的数据，为方便介绍，下面采用 cluster 包里的 flower 数据集来实现层次聚类。

```
> library(cluster)
> data(flower)
> str(flower)
'data.frame':   18 obs. of  8 variables:
 $ V1: Factor w/ 2 levels "0","1": 1 2 1 1 1 1 1 1 2 2 ...
 $ V2: Factor w/ 2 levels "0","1": 2 1 2 1 2 2 1 1 2 2 ...
 $ V3: Factor w/ 2 levels "0","1": 2 1 1 2 1 1 1 2 1 1 ...
 $ V4: Factor w/ 5 levels "1","2","3","4",..: 4 2 3 4 5 4 4 2 3 5 ...
 $ V5: Ord.factor w/ 3 levels "1"<"2"<"3": 3 1 3 2 2 3 3 2 1 2 ...
 $ V6: Ord.factor w/ 18 levels "1"<"2"<"3"<"4"<..: 15 3 1 16 2 12 13 7 4 14 ...
 $ V7: num  25 150 150 125 20 50 40 100 25 100 ...
 $ V8: num  15 50 50 50 15 40 20 15 15 60 ...
```

上面的输出表明，数据集 flower 里有 18 个样品，每个样品包含 8 个属性，其中前 6 个属性是因子型变量，后两个属性是数值型变量。下面查看两个数值型变量的分布情况。

```
> summary(flower$V7)
   Min. 1st Qu.  Median    Mean 3rd Qu.    Max.
  20.00   28.75   65.00   79.72  118.75  200.00
> summary(flower$V8)
   Min. 1st Qu.  Median    Mean 3rd Qu.    Max.
  10.00   15.00   22.50   30.83   50.00   60.00
```

从分布情况看，变量 V7 和 V8 的取值范围不同，需要对它们进行标准化。

```
> flower[, c("V7", "V8")] <- scale(flower[, c("V7", "V8")])
> summary(flower)
```

```
    V1        V2        V3        V4      V5        V6            V7                    V8
 0: 8     0:8      0:11   1:2     1: 3    1  : 1    Min.    :-1.0634    Min.     :-1.0811
 1:10    1:10    1:7     2:4     2:10    2  : 1    1st Qu.:-0.9076    1st Qu.:-0.8217
                                   3:3     3: 5    3  : 1    Median :-0.2621    Median :-0.4325
                                   4:6               4  : 1    Mean    : 0.0000    Mean     : 0.0000
                                   5:3               5  : 1    3rd Qu.: 0.6949    3rd Qu.: 0.9947
                                                       6  : 1    Max.    : 2.1416    Max.     : 1.5136
                                            (Other) : 12
```

然后，计算距离矩阵。因为数据框里有因子型变量，不能用基本包里的函数 dist( )，需要用 cluster 包里的函数 daisy( )计算距离矩阵。函数 daisy( )可以计算混合类型样本数据的距离矩阵。对于非数值型变量，它采用高氏（Gower）距离度量变量之间的距离，读者可以从该函数的帮助文档中查看其计算公式。

```
> dmat <- as.matrix(daisy(flower))
> dmat[1:6, 1:6]
          1            2            3            4            5            6
1 0.0000000 0.8875408 0.5272467 0.3517974 0.4115605 0.2269199
2 0.8875408 0.0000000 0.5147059 0.5504493 0.6226307 0.6606209
3 0.5272467 0.5147059 0.0000000 0.5651552 0.3726307 0.3003268
4 0.3517974 0.5504493 0.5651552 0.0000000 0.6383578 0.4189951
5 0.4115605 0.6226307 0.3726307 0.6383578 0.0000000 0.3443627
6 0.2269199 0.6606209 0.3003268 0.4189951 0.3443627 0.0000000
```

计算 18 个样品两两之间的距离，故距离矩阵 dmat 含有 18 行 18 列，上面只显示了其中的前 6 行的前 6 列。最后，用函数 agnes( )进行层次聚类，并用函数 pltree( )画出聚类图。

```
> flower.cluster <- agnes(dmat, diss = TRUE)
> pltree(flower.cluster, hang = -1, main = "")
> rect.hclust(flower.cluster, k = 3)
```

在函数 agnes( )中，参数 diss = TRUE 表示输入的是距离矩阵而非原始数据框，参数 method 这里取默认值 "average"，表示类平均法。在图 10-4 中，横坐标表示样品的编号，纵坐标表示距离。函数 rect.hclust( )中设定参数 k 为 3 表示绘出分为 3 类的框图。

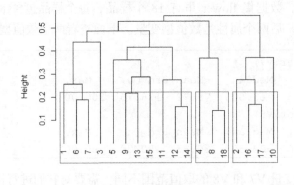

图 10-4　数据集 flower 的聚类树状图

当样品个数较多时，从树状图上很难分辨各个类别所含的样品，这时我们可以使用函数 cutree( )显示各个样品所属的类别，输出结果是按样品序号给出的分类结果。

```
> cutree(flower.cluster, k = 3)
 [1] 1 2 1 3 1 1 1 3 1 2 1 1 1 1 1 2 2 3
```

10.2.3 R 型聚类

R 型聚类与 Q 型聚类在本质上没有差别，只不过聚类的对象由样品换成了变量。因此，相似性度量从样品之间的距离换成了变量，即观察指标之间的相关系数。

假设某研究测量了 300 名成年女子的身高（x1）、下肢长（x2）、手臂长（x3）、腰围（x4）、胸围（x5）和臀围（x6），且计算得到的各指标的相关系数见表 10-2。

表 10-2 成年女子身体指标相关系数

	x1	x2	x3	x4	x5	x6
x1	1	0.852	0.671	0.099	0.234	0.376
x2	0.852	1	0.636	0.055	0.174	0.321
x3	0.671	0.636	1	0.153	0.233	0.252
x4	0.099	0.055	0.153	1	0.732	0.627
x5	0.234	0.174	0.233	0.732	1	0.676
x6	0.376	0.321	0.252	0.627	0.676	1

下面用层次聚类法对这些指标（变量）进行聚类。先根据表 10-2 中的数据建立相关系数矩阵 R：

```
> R <- matrix(c(1, 0.852, 0.671, 0.099, 0.234, 0.376,
+               0.852, 1, 0.636, 0.055, 0.174, 0.321,
+               0.671, 0.636, 1, 0.153, 0.233, 0.252,
+               0.099, 0.055, 0.153, 1, 0.732, 0.627,
+               0.234, 0.174, 0.233, 0.732, 1, 0.676,
+               0.376, 0.321, 0.252, 0.627, 0.676, 1),
+     nrow = 6,
+     dimnames = list(c("身高", "下肢长", "手臂长", "腰围", "胸围", "臀围")))
```

两个变量之间的相关系数的绝对值（而不是相关系数本身）越大，表示这两个变量越相似，或者“距离”越近。因此，我们需要将 $1-|R|$ 作为距离。因为这里的相关系数都是正数，可以不取绝对值，否则需要用函数 abs( )将负的相关系数转换为正数。

```
> d <- as.dist(1 - R)
> hc <- hclust(d)
> plot(hc, hang = -1)
> rect.hclust(hc, k = 2)
```

从图 10-5 可以看出，上述 6 个身体指标大体可分为两类：一类是反映人高矮的变量，如手臂长、身高、下肢长；另一类是反映人胖瘦（或围度）的变量，如臀围、腰围、胸围。

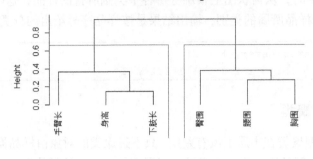

图 10-5 成年女子身体指标聚类树状图

10.3 k 均值聚类法

层次聚类法的每一步都需要计算类之间的距离，当样本量较大时，运算量很大，需要占用很大的内存空间。为了改进这个不足，MacQueen 于 1967 年提出了一种动态聚类法：k 均值聚类法（k-means clustering）。其基本思想与计算数学中的迭代法很相似：首先指定参数 k，随机选取 k 个样品作为中心点，其余样品根据它们与中心点的距离逐一归为其中一类，同时计算新的中心点，即均值向量。重复上一步直至所有样品全部归类。重复上述过程直到前后两次调整的结果一致为止，得到最终的分类。

对于上面标准化后的数据 nutrient.scaled，采用 k 均值法进行聚类如下（设定中心点的个数为 5）：

```
> set.seed(1234)
> km <- kmeans(nutrient.scaled, centers = 5)
> km
K-means clustering with 5 clusters of sizes 8, 8, 2, 1, 8
Cluster means:
     energy     protein        fat    calcium        iron
1 -0.6351527 -0.35280035 -0.6201884  0.1110030 -0.93682101
2 -0.2893295  0.91140090 -0.4203134 -0.2862584  0.32061646
3 -1.4811842 -2.35200232 -1.1087718  0.4361807  2.27092763
4 -0.2708033  0.70560069 -0.3981050  4.1396825  0.08110456
5  1.3286287 -0.05880006  1.3674579 -0.4512501  0.03833458
Clustering vector:
       beef braised         hamburger             beef roast        beef steak
                  5                 2                      5                 5
         beef canned   chicken broiled          chicken canned        beef heart
                  2                 1                      2                 2
     lamb leg roast lamb shoulder roast           smoked ham        pork roast
                  5                 5                      5                 5
```

```
      pork simmered          beef tongue          veal cutlet    bluefish baked
            5                      2                    2                1
        clams raw            clams canned        crabmeat canned    haddock fried
            3                      3                    1                1
     mackerel broiled      mackerel canned        perch fried      salmon canned
            1                      1                    1                1
      sardines canned        tuna canned         shrimp canned
            4                      2                    2
Within cluster sum of squares by cluster:
[1] 10.2031176 13.0434862  0.5626097  0.0000000  4.3364978
 (between_SS / total_SS =  78.3 %)
Available components:
[1] "cluster"     "centers"     "totss"       "withinss"    "tot.withinss"
[6] "betweenss"   "size"        "iter"        "ifault"
```

　　上面的结果首先给出了 5 个类别所含样品数（sizes），分别为 8、8、2、1 和 8。接着给出了最终的 5 个中心点坐标以及聚类的结果。然后给出了各类别的组内平方和。其中第 4 类只有 1 个样品，所以第 4 个组内平方和为 0。括号中显示组间平方和占总平方和的 78.3%。类似于方差分析的思想，此百分比越大表明组内差距越小、组间差距越大，即聚类效果越好。该值可用于比较类别数不同时的聚类结果，从而找出最优聚类结果。

　　为了便于查看，我们可以对聚类结果进行排序以查看分类情况：

```
> sort(km$cluster)
      beef braised           beef roast           beef steak      lamb leg roast
            1                      1                    1                1
   lamb shoulder roast       smoked ham           pork roast       pork simmered
            1                      1                    1                1
         clams raw           clams canned          hamburger        beef canned
            2                      2                    3                3
      chicken canned          beef heart           beef tongue      veal cutlet
            3                      3                    3                3
        tuna canned          shrimp canned       sardines canned   chicken broiled
            3                      3                    4                5
      bluefish baked        crabmeat canned       haddock fried    mackerel broiled
            5                      5                    5                5
     mackerel canned         perch fried          salmon canned
            5                      5                    5
```

　　因为函数 kmeans( ) 每次都是随机选取 k 个样品作为中心点，再计算距离，然后重新分类，所以每次的运行结果不太一样。对类别及 k 的数值选择不同，分类的结果也不完全相同。选择一个正确的聚类数目对于划分样品是很重要的，k 值可以根据专业知识加以确定，或者先用层次聚类法决定个数。

　　最后，我们可以用 fpc 包里的函数 plotcluster( ) 把聚类结果投影到两个区分度最高的维度以验证聚类的效果，如图 10-6 所示。

```
> library(fpc)
> plotcluster(nutrient.scaled, km$cluster)
```

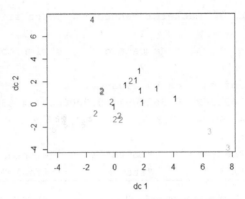

图 10-6　nutrient.scaled 数据的聚类投影图

从图 10-6 可以看到，上述 k 均值法聚类的效果较好。如果效果不好，需要调整参数 centers 的取值或者采用其他方法聚类。

k 均值聚类法算法简单、聚类速度快，对于球形数据聚类的效果较好。但它不能识别非球形的簇，解决这个问题的方法之一是采用基于密度的聚类方法。fpc 包里的函数 dbscan( ) 可以实现密度聚类，有需要的读者可以查看该包的帮助文档。此外，cluster 包提供了大量的聚类方法和可视化技术，例如函数 agnes( ) 可实现凝聚的层次聚类算法（如 agglomerative nesting），函数 diana( ) 可实现分裂的层次聚类算法（如 divisive analysis），函数 fanny( ) 可用于模糊聚类分析（fuzzy cluster analysis）等。

10.4　小结

本章主要介绍了层次聚类法和 k 均值聚类法。表 10-3 列出了本章中用到的函数和数据集、它们的来源包，以及功能描述。聚类分析是一种探索性的数据分析方法，针对不同的数据可能有不同的适合方法，很难说哪一种方法是最好的。其中我们需要把握的一个重要原则是要使聚类结果的区分度足够大，并且能够结合实际问题很好地总结各个类别的特征，以便于结果的解释和应用。

表 10-3　本章中使用的函数和数据集

函数（或数据集）	来源包	功能描述
agnes( )	cluster	建立凝聚的层次聚类模型
as.dist( )	stats	将对象转换为距离
cor( )	stats	计算相关系数矩阵
cutree( )	stats	分隔聚类树得到各类别
daisy( )	cluster	计算距离矩阵

续表

函数（或数据集）	来源包	功能描述
dbscan( )	fpc	建立密度聚类模型
diana( )	cluster	建立分裂的层次聚类模型
dist( )	stats	计算距离矩阵
dist.ma( )	自编函数	计算马氏距离矩阵
fanny( )	cluster	建立模糊层次聚类模型
flower	cluster	数据集
hclust( )	stats	建立层次聚类模型
kmeans( )	stats	建立 k 均值聚类模型
mahalanobis( )	stats	计算马氏距离
NbClust( )	NbClust	确定最优聚类个数
nutrient	flexclust	数据集
plotcluster( )	fpc	绘制聚类结果的投影图
pltree( )	cluster	绘制聚类树状图
rect.hclust( )	stats	在聚类树状图上添加矩形得到聚类结果
row.names( )	base	获取数据框的行名
scale( )	base	将数据标准化
sort( )	base	将向量排序
tolower( )	base	将字符串转换为小写字母

10.5　习题

10-1　欲以能耗、糖耗将运动项目分类，以便针对不同能耗、糖耗的运动提供不同的膳食，使运动员既能得到能量的补充，又不造成多于的脂肪堆积。某单位对 6 名运动员作了能量代谢测定，得到 13 个项目的平均值见表 10-4。

表 10-4　13 个运动项目能耗和糖耗的测定值

编号	运动项目	能耗（J/(min·m²)）	糖耗（%）
1	负重下蹲	27.9	61.4
2	高力翻	26.4	56.8
3	提铃	23.7	74.1
4	引体向上	23.5	56.8
5	腰腹转	22.8	84.5
6	手脚并举	22.5	81.2
7	仰卧蹬腿	22.2	56.1
8	快挺	20.8	62.9

续表

编号	运动项目	能耗（J/(min·m²)）	糖耗（%）
9	趴拉	20.8	59.0
10	卧推	13.7	69.6
11	俯卧撑	18.9	45.1
12	曲臂	18.0	60.6
13	仰卧起坐	20.9	61.3

（1）请分别用欧氏距离和马氏距离计算各运动项目之间的距离。

（2）请用层次聚类法对运动项目进行聚类。

10-2　为比较 10 种红葡萄酒的质量，由 5 位品酒师对每种酒的颜色、香味、酸度、甜度、纯度和果味 6 项指标进行打分，最低为 1 分，最高为 10 分，得到每种酒的各项指标的平均得分，见表 10-5。请对这 10 种酒进行分类。

表 10-5　10 种红葡萄酒的得分数据

编号	颜色 x1	香味 x2	酸度 x3	甜度 x4	纯度 x5	果味 x6
1	4.65	4.22	5.01	4.50	4.15	4.12
2	6.32	6.11	6.21	6.85	6.52	6.33
3	4.87	4.60	4.95	4.15	4.02	4.11
4	4.88	4.68	4.43	4.12	4.03	4.14
5	6.73	6.65	6.72	6.13	6.51	6.36
6	7.45	7.56	7.60	7.80	7.20	7.18
7	8.10	8.23	8.01	7.95	8.31	6.26
8	8.42	8.54	8.12	7.88	8.26	7.98
9	6.45	6.81	6.52	6.31	6.27	6.06
10	7.50	7.32	7.42	7.52	7.10	6.95

10-3　某实验需观测 7 个指标：x1（每 100mL 尿中含钠量，mmol/L）、x2（渗透清除率，mL/min）、x3（尿钠排出量，mmol/L）、x4（尿量，mL/min）、x5（尿渗透压，mOsm/(kg·H₂O)）、x6（尿与血浆渗透压之比）、x7（游离水清除率，mL/min），现欲通过聚类分析减少指标以节省人力、物力，提高实验效率。实验者以若干只兔子为实验对象获取 7 个指标的数据并计算了指标之间的相关系数。相关系数的绝对值数据见表 10-6。请对这 7 个指标进行聚类。

表 10-6　7 个观测指标相关系数的绝对值数据

	x1	x2	x3	x4	x5	x6	x7
x1	1						
x2	0.936	1					
x3	0.995	0.896	1				
x4	0.974	0.977	0.949	1			
x5	0.610	0.490	0.621	0.612	1		
x6	0.440	0.367	0.441	0.477	0.749	1	
x7	0.705	0.890	0.640	0.773	0.150	0.715	1

第11章 判别分析

判别分析（discriminant analysis）是研究样品所属类别的一种统计分析方法。在医学研究和临床实践中，经常需要根据观察资料对所研究的对象进行判别归类。例如，临床诊断中根据患者的症状、体征和各种检测结果判别患者的患病情况；根据细菌的形态和生化特征，判断其属于哪一种菌株等。判别分析与聚类分析都是研究分类问题，不同的是，在聚类分析中所有样品事先都不知道属于哪一类，也不知道一共有多少类；而在判别分析中，用于建立判别准则的样品的分类是已知的，判别的目的是根据建立的判别准则判断新的样品的种类。在机器学习中，聚类分析属于无监督学习（unsupervised learning），判别分析属于有监督学习（supervised learning）。

根据建立的判别准则的不同，判别分析可分为距离判别、Fisher 判别、Bayes 判别等。无论哪种判别方法，其步骤都是一致的，如下。（1）收集训练样本数据（training dataset）和测试样本数据（testing dataset）：收集一批分类明确的训练样品和测试样品，根据专业知识测量每个样品的分类指标。（2）建立判别准则：根据专业问题的特点和资料的性质选择判别分析方法，使用训练样本建立判别函数。（3）考核判别效果：用回代（resubstitution）法和前瞻法考核所建立函数的判别效果。回代法是将训练样本中每个样品的各项指标回代入所建立的判别函数中得到类别判断，并将此分类与原类别进行比较，计算符合率（正确率）；前瞻法是将所建立的判别准则用于测试样本集，得到测试样本的分类，并与测试样本的原始分类作比较计算符合率。只有当回代符合率和前瞻符合率都比较高时，才可以认为所建立的判别准则是合适的。前者衡量的是判别模型的拟合优度，后者衡量的是判别模型的预测准确度。

11.1 距离判别

距离判别法的原理简单而朴素，即根据样品到各类中心点（均值向量）的距离，按距离最近准则进行判别归类。第 10 章已经介绍了各种距离的定义和计算公式。因为马氏距离不受指标的量纲和指标之间多重相关性的影响，所以在距离判别中最为常用。

下面以 datasets 包里的数据集 iris 为例说明距离判别法的原理和应用。该数据集包含 150 个鸢尾花样品的 4 项测量指标数据，其中前 50 行是 setosa 鸢尾花数据，中间 50 行是 versicolor 鸢尾花数据，后 50 行是 virginica 鸢尾花数据。

首先加载数据集，并探索 4 个指标之间的相关性。

```
> data(iris)
> cor(iris[, 1:4])
            Sepal.Length Sepal.Width Petal.Length Petal.Width
```

```
Sepal.Length    1.0000000   -0.1175698    0.8717538    0.8179411
Sepal.Width    -0.1175698    1.0000000   -0.4284401   -0.3661259
Petal.Length    0.8717538   -0.4284401    1.0000000    0.9628654
Petal.Width     0.8179411   -0.3661259    0.9628654    1.0000000
```

从上面的相关系数矩阵可以看出，花萼长度与花瓣长度、花萼长度与花瓣宽度、花瓣长度与花瓣宽度之间存在很强的正相关关系。因此，需要用马氏距离计算样品之间的距离。

分别计算 3 种鸢尾花的 4 个指标的均值，作为各个类别的中心点。

```
> m.setosa <- colMeans(iris[1:50, 1:4])
> m.setosa
Sepal.Length  Sepal.Width Petal.Length  Petal.Width
      5.006        3.428        1.462        0.246
> m.versicolor <- colMeans(iris[51:100, 1:4])
> m.versicolor
Sepal.Length  Sepal.Width Petal.Length  Petal.Width
      5.936        2.770        4.260        1.326
> m.virginica <- colMeans(iris[101:150, 1:4])
> m.virginica
Sepal.Length  Sepal.Width Petal.Length  Petal.Width
      6.588        2.974        5.552        2.026
```

接下来使用马氏距离进行距离判别。在马氏距离的计算公式（见 10.1 节）中，需要用到变量间的协方差矩阵，通常是用样本协方差矩阵去估计它。我们首先需要考虑 3 种鸢尾花的 4 个指标的协方差矩阵是否相等，这可以借助 Box's M 检验来帮助判断。biotools 包里的 boxM( )函数可以实现该检验，使用前请先安装 biotools 包。

```
> library(biotools)
> boxM(iris[, -5], iris[, 5])
  Box's M-test for Homogeneity of Covariance Matrices
data:  iris[, -5]
Chi-Sq (approx.) = 140.94, df = 20, p-value < 2.2e-16
```

Box's M 检验要求变量服从多元正态分布，其零假设是各协方差矩阵相等。如果该检验结果不显著，则认为各类总体的协方差矩阵相同，此时可以用所有样品计算的协方差矩阵作为总体协方差矩阵的估计值。上面的检验结果表明，3 种鸢尾花 4 项指标的协方差矩阵的差异有统计学意义（$p < 0.001$）。因此，分别计算 3 种类别下的协方差矩阵。

```
> v.setosa <- cov(iris[1:50, 1:4])
> v.setosa
             Sepal.Length Sepal.Width Petal.Length Petal.Width
Sepal.Length   0.12424898 0.099216327  0.016355102 0.010330612
Sepal.Width    0.09921633 0.143689796  0.011697959 0.009297959
Petal.Length   0.01635510 0.011697959  0.030159184 0.006069388
Petal.Width    0.01033061 0.009297959  0.006069388 0.011106122
> v.versicolor <- cov(iris[51:100, 1:4])
```

```
> v.versicolor
            Sepal.Length Sepal.Width Petal.Length Petal.Width
Sepal.Length   0.26643265  0.08518367   0.18289796  0.05577959
Sepal.Width    0.08518367  0.09846939   0.08265306  0.04120408
Petal.Length   0.18289796  0.08265306   0.22081633  0.07310204
Petal.Width    0.05577959  0.04120408   0.07310204  0.03910612
> v.virginica <- cov(iris[101:150, 1:4])
> v.virginica
            Sepal.Length Sepal.Width Petal.Length Petal.Width
Sepal.Length   0.40434286  0.09376327   0.30328980  0.04909388
Sepal.Width    0.09376327  0.10400408   0.07137959  0.04762857
Petal.Length   0.30328980  0.07137959   0.30458776  0.04882449
Petal.Width    0.04909388  0.04762857   0.04882449  0.07543265
```

然后，我们就可以用函数 mahalanobis( )计算每个样品与 3 种鸢尾花数据的中心点的距离了。例如，计算第 1 个样品与 3 种鸢尾花数据的中心点的马氏距离，代码如下：

```
> mahalanobis(iris[1, 1:4], m.setosa, v.setosa)
        1
0.4491138
> mahalanobis(iris[1, 1:4], m.versicolor, v.versicolor)
        1
114.8045
> mahalanobis(iris[1, 1:4], m.virginica, v.virginica)
        1
182.9359
```

结果表明，第 1 个样品与 setosa 鸢尾花数据的中心点距离最近，因此将其判为 setosa 鸢尾花。类似地，我们可以用这种方法对其余所有样品作出判断。

计算所有样品与 3 个中心点的距离：

```
> d.setosa <- mahalanobis(iris[,1:4], m.setosa, v.setosa)
> d.versicolor <- mahalanobis(iris[,1:4], m.versicolor, v.versicolor)
> d.virginica <- mahalanobis(iris[,1:4], m.virginica, v.virginica)
```

为便于比较，将上面 3 个向量放入一个数据框中：

```
> d <- data.frame(d.setosa, d.versicolor, d.virginica)
> head(d)
   d.setosa d.versicolor d.virginica
1 0.4491138    114.80449    182.9359
2 2.0810942     83.31536    153.9749
3 1.2843351     94.92043    160.4941
4 1.7062070     82.77880    140.6414
5 0.7616854    120.48102    184.0369
6 3.7126474    120.48007    183.2981
```

对于数据框 d 的每一行数据，我们需要找出哪一行最小，这可以通过下面的命令实现：

```
> index <- apply(d, MARGIN = 1, FUN = which.min)
> index
  [1] 1 1 1 1 1 1 1 1 1 1 1 1 1 1 1 1 1 1 1 1 1 1 1 1 1 1 1 1 1 1 1 1 1
 [34] 1 1 1 1 1 1 1 1 1 1 1 1 1 1 1 1 2 2 2 2 2 2 2 2 2 2 2 2 2 2 2 2 2
 [67] 2 2 2 3 2 3 2 2 2 2 2 2 2 2 2 2 2 3 2 2 2 2 2 2 2 2 2 2 2 2 2 2 2
[100] 2 3 3 3 3 3 3 3 3 3 3 3 3 3 3 3 3 3 3 3 3 3 3 3 3 3 3 3 3 3 3 3 3
[133] 3 3 3 3 3 3 3 3 3 3 3 3 3 3 3 3 3 3
```

函数 apply( ) 可以对矩阵或数据框按行（MARGIN = 1）或者按列（MARGIN = 2）执行某函数。函数 which.min( ) 用于找出最小值所在的位置。上面的 "1" 代表第 1 列（setosa），"2" 代表第 2 列（versicolor），"3" 代表第 3 列（virginica）。我们将它们换成标签：

```
> type <- factor(index, labels = c("setosa", "versicolor", "virginica"))
> type
  [1] setosa     setosa     setosa     setosa     setosa     setosa
  [7] setosa     setosa     setosa     setosa     setosa     setosa
 [13] setosa     setosa     setosa     setosa     setosa     setosa
 [19] setosa     setosa     setosa     setosa     setosa     setosa
 [25] setosa     setosa     setosa     setosa     setosa     setosa
 [31] setosa     setosa     setosa     setosa     setosa     setosa
 [37] setosa     setosa     setosa     setosa     setosa     setosa
 [43] setosa     setosa     setosa     setosa     setosa     setosa
 [49] setosa     setosa     versicolor versicolor versicolor versicolor
 [55] versicolor versicolor versicolor versicolor versicolor versicolor
 [61] versicolor versicolor versicolor versicolor versicolor versicolor
 [67] versicolor versicolor versicolor versicolor virginica  versicolor
 [73] virginica  versicolor versicolor versicolor versicolor versicolor
 [79] versicolor versicolor versicolor versicolor versicolor virginica
 [85] versicolor versicolor versicolor versicolor versicolor versicolor
 [91] versicolor versicolor versicolor versicolor versicolor versicolor
 [97] versicolor versicolor versicolor versicolor virginica  virginica
[103] virginica  virginica  virginica  virginica  virginica  virginica
[109] virginica  virginica  virginica  virginica  virginica  virginica
[115] virginica  virginica  virginica  virginica  virginica  virginica
[121] virginica  virginica  virginica  virginica  virginica  virginica
[127] virginica  virginica  virginica  virginica  virginica  virginica
[133] virginica  virginica  virginica  virginica  virginica  virginica
[139] virginica  virginica  virginica  virginica  virginica  virginica
[145] virginica  virginica  virginica  virginica  virginica  virginica
Levels: setosa versicolor virginica
```

当样品太多时，通过肉眼观察比较难分辨哪些样品被判对，哪些被判错。我们可以借助判定类别与真实类别的列联表查看判别效果。

```
> table(type, iris$Species)
type          setosa versicolor virginica
```

setosa	50	0	0
versicolor	0	47	0
virginica	0	3	50

上面的列联表被称为分类结果的混淆矩阵（在第 3 章已经使用过）。结果表明，有 3 个 versicolor 鸢尾花被判为 virginica 鸢尾花。我们可以使用错误率或正确率来量化判别效果，本例中回代法的判断正确率为 147/150 = 98%。进一步地，可以用下面的命令找出这 3 个被错判的样品的编号：

```
> which(type == "virginica" & iris$Species == "versicolor")
[1] 71 73 84
```

结果表明，第 71、73、84 号样品被错判了。

11.2　*K* 最邻近判别

K 最邻近（K-Nearest Neighbor，KNN）算法是一个理论上比较成熟的分类算法，也是最简单的分类算法之一。其基本思路是，如果一个样品在特征空间中与 *K* 个最邻近（或最相似）样品中的大多数属于某一个类别，则将该样品判为这个类别。KNN 法在进行判别时，主要依靠样品周围若干邻近样品的信息，对于类域的交叉或重叠较多的待分类样品来说，分类效果通常比其他方法好。class 包里的函数 knn( )可以实现 KNN 分类，在函数中需要输入训练集（train）、测试集（test）、训练集里样品的类别标签（cl）和邻近点的个数（*k*）等。下面以数据集 iris 为例说明函数 knn( )的使用方法。首先，建立训练集和测试集：

```
> set.seed(1234)
> nrow(iris)
[1] 150
> s <- sample(1:150, 100)
> train <- iris[s, ]
> test <- iris[-s, ]
> cl <- train[, 5]
```

数据集 iris 一共有 150 个样品，我们从中随机抽出 100 个样品作为训练集，剩余的 50 个样品作为测试集，并把训练集里样品的标签存为 cl。接下来，加载 class 包，在函数 knn( )中依次放入训练集里所有的属性变量（除第 5 个变量 Species）、测试集（除第 5 个变量 Species）、训练集里的样品标签（cl，即训练集里的第 5 个变量 Species）。首先取邻近点的个数 *k* 为默认值 1 进行判别。

```
> library(class)
> iris.knn <- knn(train[, -5], test[, -5], cl)
> iris.knn
 [1] setosa      setosa      setosa      setosa      setosa      setosa
 [7] setosa      setosa      setosa      setosa      setosa      setosa
```

```
[13] setosa     setosa     setosa     setosa     setosa     setosa
[19] versicolor versicolor versicolor versicolor versicolor versicolor
[25] virginica  versicolor versicolor versicolor versicolor versicolor
[31] versicolor versicolor versicolor versicolor versicolor versicolor
[37] virginica  virginica  virginica  versicolor virginica  virginica
[43] virginica  virginica  virginica  virginica  virginica  virginica
[49] versicolor virginica
Levels: setosa versicolor virginica
```

上面得到的是测试集里样品的判定类别。类似于 11.1 节，我们可以使用混淆矩阵查看预测效果：

```
> confusion.matrix <- table(iris.knn, test[, 5])
> confusion.matrix
iris.knn     setosa versicolor virginica
  setosa        18         0         0
  versicolor     0        17         2
  virginica      0         1        12
```

结果表明，setosa 分类正确，而 versicolor 和 virginica 分别有 1 例和 2 例分类错误。前瞻法的判断正确率为 94%，可以用下面的命令得到：

```
> accuracy <- sum(diag(confusion.matrix))/nrow(test)
> accuracy
[1] 0.94
```

上面是取参数 k 为默认值 1 的判别结果，我们还可以通过调整参数 k 的值并通过比较正确率选出最适合的 k 值。如果将范围控制在 1～20，可以使用 for 循环语句实现：

```
> accuracy <- vector(length = 20)
> for(i in 1:20) {
+   iris.knn <- knn(train[, -5], test[, -5], cl, k = i)
+   confusion.matrix <- table(iris.knn, test[, 5])
+   accuracy[i] <- sum(diag(confusion.matrix))/nrow(test)
+ }
> accuracy
 [1] 0.94 0.96 0.98 0.98 0.98 0.98 0.98 0.94 0.94 0.94 0.96 0.94 0.92 0.88
[15] 0.90 0.90 0.88 0.92 0.92 0.92
```

得到不同 k 值时的正确率后，我们还可以用这 20 个正确率作图直观地显示正确率的大小，如图 11-1 所示。

```
> plot(accuracy, type = "b", xlab = "k")
```

从图 11-1 可以看出，对于该数据集，当 k 取 3～7 时预测效果最佳，正确率均达到 98%。需要说明的是，此例中样品属性的量纲是一致的。当样品的属性之间的量纲差别较大时，需要先将属性变量标准化。此外，当样品的类别不平衡，即某些类别的样品很多，而其他类别的样品很少时，KNN 算法可能不稳定。这种情况下可以考虑加权的 K 邻近（Weighted K-Nearest Neighbor，WKNN）算法来改进。WKNN 算法在 KNN 算法的基础上，对各已知类别样本点根据其距离未知样本点的远近赋予不同的权重，即距离越近权重越大。一般来说，WKNN 算法判别效果更优。kknn 包里的函数 kknn( ) 可以用来实现 WKNN 算法。函数 kknn( ) 与函数 knn( ) 一样，都是将训练集与测试集一起放入函数，但格式上略有不同，感兴趣的读者可以参阅其帮助文档。

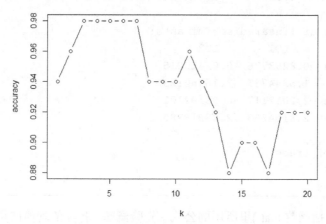

图 11-1　KNN 算法中参数 k 取 1～20 时对应的正确率

11.3　Fisher 判别

　　Fisher 判别的基本思想是"投影"，即将高维空间中的样本点投影到低维空间，从而简化问题。Fisher 判别最重要的就是选择出适当的投影轴，保证投影后每一类之内的样本点的离散程度尽可能低，而不同类之间的样本点离散程度尽可能高。

　　Fisher 判别有线性判别、二次判别等多种判别方法。具体地，对于线性判别，先将样本点投影到一维空间（即直线），若效果不好，则可以增加一个维度，即投影到二维空间，依此类推。二次判别与线性判别的区别就在于投影面的形状不同，线性判别的投影面为直线或平面，而二次判别使用若干二次曲面将样本点划分到相应的类别中。MASS 包里的函数 lda( ) 可用于线性判别，而函数 qda( ) 可用于二次判别，其使用方法类似。下面以数据集 iris 为例，使用函数 lda( ) 进行线性判别。

```
> library(MASS)
> iris.ld <- lda(Species ~ Sepal.Length + Sepal.Width +
+                Petal.Length + Petal.Width, data = iris)
> iris.ld
Call:
lda(Species ~ Sepal.Length + Sepal.Width + Petal.Length + Petal.Width,
    data = iris)
Prior probabilities of groups:
```

```
     setosa versicolor  virginica
 0.3333333  0.3333333  0.3333333


Group means:
          Sepal.Length Sepal.Width Petal.Length Petal.Width
setosa           5.006       3.428        1.462       0.246
versicolor       5.936       2.770        4.260       1.326
virginica        6.588       2.974        5.552       2.026


Coefficients of linear discriminants:
                  LD1         LD2
Sepal.Length  0.8293776  0.02410215
Sepal.Width   1.5344731  2.16452123
Petal.Length -2.2012117 -0.93192121
Petal.Width  -2.8104603  2.83918785


Proportion of trace:
   LD1    LD2
 0.9912 0.0088
```

以上输出中包括函数 lda( )里所用的公式、先验概率、各类的均值向量、线性判别函数的系数、两个判别式对区分总体的贡献大小等。在公式里 Species 为因变量，其余 4 个变量为自变量；先验概率的默认值为各个类别所占的比例；两个线性判别函数分别为

$$LD1 = 0.829 \times Sepal.Length + 1.534 \times Sepal.Width - 2.201 \times Petal.Length - 2.810 \times Petal.Width$$

$$LD2 = 0.024 \times Sepal.Length + 2.165 \times Sepal.Width - 0.932 \times Petal.Length + 2.839 \times Petal.Width$$

将泛型函数 predict( )作用于线性判别对象可以得到各个样品的模型分类结果，结果如下：

```
> iris.pred <- predict(iris.ld)
> iris.pred$class
  [1] setosa      setosa      setosa      setosa      setosa      setosa
  [7] setosa      setosa      setosa      setosa      setosa      setosa
 [13] setosa      setosa      setosa      setosa      setosa      setosa
 [19] setosa      setosa      setosa      setosa      setosa      setosa
 [25] setosa      setosa      setosa      setosa      setosa      setosa
 [31] setosa      setosa      setosa      setosa      setosa      setosa
 [37] setosa      setosa      setosa      setosa      setosa      setosa
 [43] setosa      setosa      setosa      setosa      setosa      setosa
 [49] setosa      setosa      versicolor  versicolor  versicolor  versicolor
 [55] versicolor  versicolor  versicolor  versicolor  versicolor  versicolor
 [61] versicolor  versicolor  versicolor  versicolor  versicolor  versicolor
 [67] versicolor  versicolor  versicolor  versicolor  virginica   versicolor
 [73] versicolor  versicolor  versicolor  versicolor  versicolor  versicolor
 [79] versicolor  versicolor  versicolor  versicolor  versicolor  virginica
 [85] versicolor  versicolor  versicolor  versicolor  versicolor  versicolor
 [91] versicolor  versicolor  versicolor  versicolor  versicolor  versicolor
 [97] versicolor  versicolor  versicolor  versicolor  virginica   virginica
```

```
[103] virginica   virginica   virginica   virginica   virginica   virginica
[109] virginica   virginica   virginica   virginica   virginica   virginica
[115] virginica   virginica   virginica   virginica   virginica   virginica
[121] virginica   virginica   virginica   virginica   virginica   virginica
[127] virginica   virginica   virginica   virginica   virginica   virginica
[133] virginica   versicolor  virginica   virginica   virginica   virginica
[139] virginica   virginica   virginica   virginica   virginica   virginica
[145] virginica   virginica   virginica   virginica   virginica   virginica
Levels: setosa versicolor virginica
```

与 11.2 节类似，我们可以通过混淆矩阵查看判别效果。

```
> table(iris.pred$class, iris$Species)
           setosa versicolor virginica
  setosa       50          0         0
  versicolor    0         48         1
  virginica     0          2        49
```

结果表明，有 3 个样品判别错误，错误率为 2%，正确率为 98%。如果想找出哪 3 个样品被判错，可以使用下面的命令：

```
> which(iris.pred$class == "virginica" & iris$Species == "versicolor")
[1] 71  84
> which(iris.pred$class == "versicolor" & iris$Species == "virginica")
[1] 134
```

其中，71 号和 84 号 versicolor 鸢尾花被误判为 virginica；134 号 virginica 鸢尾花被误判为 versicolor。

为了直观地展示判别效果，我们可以以两个线性判别函数为坐标轴绘制散点图，并用不同颜色和形状的点表示鸢尾花的种类，代码如下：

```
> LD1 <- iris.pred$x[, 1]
> LD2 <- iris.pred$x[, 2]
> col <- as.numeric(iris$Species)
> pch <- as.numeric(iris$Species)
> plot(LD1, LD2, col = col, pch = pch)
> legend("top", legend = c("setosa", "versicolor", "virginica"),
+        col = 1:3, pch = 1:3)
> points(LD1[c(71, 84)], LD2[c(71, 84)], cex = 2)
> points(LD1[134], LD2[134], cex = 2)
```

如图 11-2 所示，两个线性判别函数很好地区分了 3 类鸢尾花。其中 setosa 鸢尾花被完全分离，versicolor 和 virginica 鸢尾花有个别样本点重叠。这也解释了为什么模型将两朵 versicolor 鸢尾花判断成了 virginica 类别，并将一朵 virginica 鸢尾花判断成了 versicolor 类别。

如果想用前瞻法考查线性判别的预测效果，可以在函数 predict( )里把参数 newdata 设置为测试集数据得到测试集里样品的判别分类，并将此分类与测试集里样品的原始分类作比较，方法与 11.2 节类似，这里不再赘述。

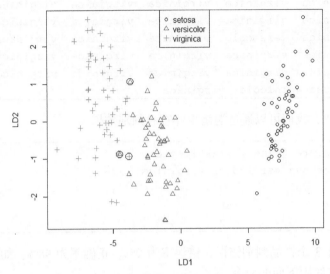

图 11-2　线性判别法分类效果散点图

11.4　Bayes 判别

　　Bayes 判别法假定对研究对象有一定的认识，这种认识用先验概率描述，再利用样本信息来修正已有的先验概率，从而得到后验概率，最后根据后验概率判断各样品的类别。朴素 Bayes 分类（naive Bayes classifier）是一种简单而实用的分类算法，其基本原理是 Bayes 定理。下面使用 klaR 包里的函数 NaiveBayes( )实现朴素 Bayes 分类算法。

```
> library(klaR)
> iris.bayes <- NaiveBayes(Species ~ Sepal.Length + Sepal.Width +
+                          Petal.Length + Petal.Width, data = iris)
> names(iris.bayes)
[1] "apriori"  "tables"  "levels"  "call"  "x"  "usekernel"  "varnames"
```

　　函数 NaiveBayes( )一共有 7 项输出结果，其中 apriori 是使用的先验概率，tables 存储了用于建立判别规则的所有变量在各类别下的条件概率。

　　我们可以使用上面建立的判别规则 iris.bayes 绘制参与规则建立的 4 个变量在不同类别鸢尾花下的密度曲线图。

```
> plot(iris.bayes)
```

　　上面的命令共生成 4 幅图形，读者可以通过按下 Enter 键分别得到。图 11-3 包含了这 4 幅图形。以第一幅图为例，从花萼长度（Sepal.Length）来看，virginica 鸢尾花的最长，versicolor

鸢尾花次之，setosa 鸢尾花的最短。

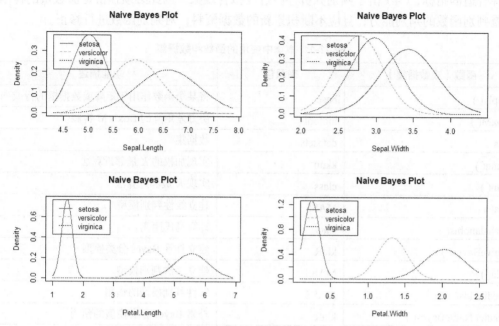

图 11-3　数据集 iris 中各特征变量在不同类别下的密度曲线

接下来通过回代法查看判别效果。

```
> iris.pred <- predict(iris.bayes)
> table(iris.pred$class, iris$Species)
            setosa versicolor virginica
setosa         50          0         0
versicolor      0         47         3
virginica       0          3        47
```

一共有 6 朵鸢尾花被错判，判断正确率为 96%。

11.5　小结

　　本章主要讨论了判别分析中常用的 4 种方法，表 11-1 列出了本章中用到的函数和数据集、它们的来源包，以及功能描述。除了上面介绍的判别方法，第 7 章中介绍的各种 Logistic 回归也可用于判别分析。此外，机器学习中的分类方法还包括决策树（rpart 包）、随机森林（randomForest 包）、支持向量机（e1071 包、kernlab 包）、人工神经网络（nnet 包、neuralnet 包）等算法，读者可以查阅括号中相关包的帮助文档进行探索。在应用这些方法时，需要注意以下问题：（1）没有一种算法能"通吃"所有的数据，在建立分类模型时，分析者要尽可能地借助专业背景知识构造数据特征，并尝试多种算法以优化模型；（2）在建立判别准则时，需要有足够的样本，且样本的分类必须准确无误；（3）在用来建立判别函数的所有指标中，有的可能对判别分类贡献很小，有的甚至没有贡献，此时可以采用逐步判别法选择合适的指标；（4）由于判别分析存在过度拟合现象，因此必须预留足够数量的样本来考查判别函数的判别能力，且应不断积累新的数据资料，对判别函数进行修正。

表 11-1　本章中使用的函数和数据集

函数（或数据集）	来源包	功能描述
apply( )	base	将某个函数作用于矩阵或数据框的行或列
boxM( )	biotools	协方差矩阵的 Box's M 检验
iris	datasets	数据集
kknn( )	kknn	实现加权的 K 最邻近算法
knn( )	class	实现 K 最邻近算法
lda( )	MASS	建立线性判别模型
mahalanobis( )	stats	计算马氏距离
NaiveBayes( )	klaR	建立朴素 Bayes 分类模型
qda( )	MASS	建立二次判别模型
predict.lda( )	MASS	线性判别模型的预测
predict.NaiveBayes( )	klaR	朴素 Bayes 分类模型的预测
which( )	base	获取对象中指定条件的序号

11.6　习题

11-1　在马氏距离的计算公式中，若协方差矩阵是单位矩阵（即假设各个变量之间独立同分布），则马氏距离就是欧氏距离。对于数据集 iris，请采用欧氏距离运用距离判别法对各样品进行分类，并将分类结果与原始类别相比较，评价判别效果。（提示：函数 diag( ) 可生成单位矩阵）

11-2　MASS 包里的数据集 Pima.tr 和 Pima.te 是居住在美国某地区皮马印第安人后裔中部分女性的糖尿病调查数据。数据集共包含 8 个变量，其中变量 type 是一个二元变量（是否患有糖尿病）；其他解释变量是个体的若干特征（怀孕次数、年龄和其他临床检测指标），均为数值型变量。数据一共有 532 条记录，其中训练集 Pima.tr 包含其中随机选择的 200 条记录，测试集 Pima.te 包含其余的 332 条记录。请以 Pima.tr 为训练集分别用 K 最邻近判别法、Fisher 判别法和 Bayes 判别法建立判别准则，然后以 Pima.te 为测试集比较各种判别方法的判别效果。

第12章 主成分分析和因子分析

在医学研究与实践中，往往需要测量研究对象的很多个指标，收集大量的数据以便分析和寻找规律。多指标、大样本无疑会为研究和应用提供丰富的信息，但也在一定程度上增加了数据收集的工作量。更重要的是，在多数情况下，许多指标之间可能存在相关性，从而增加了问题分析的复杂性。

例如，为了评价儿童的生长发育情况，研究者收集了一批儿童的身高、体重、胸围等8个指标的资料。如何利用这8个指标对研究对象作出评价呢？如果仅用其中一个指标来作评价，会损失很多有用的信息，容易产生片面的结论。如果分别用每一个指标来作评价，那么这种评价是孤立的，而不是综合的，所得结论可能相互矛盾。我们需要找到一种合理的方法，既能减少分析指标，又能尽量少损失原来指标所包含的信息。

本章要讨论的主成分分析与因子分析是用来探索和简化多变量复杂关系的常用方法。主成分分析（Principal Component Analysis，PCA）是在确保数据信息损失最小的原则下，把多个指标转化为少数几个不相关的综合指标的数据降维方法。而因子分析（Factor Analysis，FA）通过寻找一组更小的、潜在的或者隐藏的结构来解释已经观测到的变量之间的关系。

12.1 主成分分析

主成分分析是由 Hotelling 于 1933 年推广的，其本质就是"降维"，即将高维数据有效地转化为低维数据来处理，解释变量之间的内在联系，进而分析解决实际问题。

12.1.1 主成分的定义

主成分分析实际上是对原始变量进行线性变换，主成分就是原始变量的线性组合。假设有 m 个原始变量 $X_1, X_2, \cdots, X_m$，我们想找到这些变量的 m 个线性组合 $Z_1, Z_2, \cdots, Z_m$，即

$$\begin{cases} Z_1 = a_{11}X_1 + a_{12}X_2 + \cdots + a_{1m}X_m \\ Z_2 = a_{21}X_1 + a_{22}X_2 + \cdots + a_{2m}X_m \\ \vdots \\ Z_m = a_{m1}X_1 + a_{m2}X_2 + \cdots + a_{mm}X_m \end{cases}$$

其中，$Z_1, Z_2, \cdots, Z_m$ 互不相关，且 Z_1 的方差最大，称之为第一主成分，Z_2 的方差次之，称之为第二主成分，以此类推。此外，各线性组合的组合系数均为单位向量，即 $a_{i1}^2 + a_{i2}^2 + \cdots + a_{im}^2 = 1, (i = 1, 2, \cdots, m)$。上式的矩阵形式为

$$Z = AX$$

其中，$Z = \begin{pmatrix} Z_1 \\ Z_2 \\ \vdots \\ Z_m \end{pmatrix}$，$A = \begin{pmatrix} a_{11} & a_{12} & \cdots & a_{1m} \\ a_{21} & a_{22} & \cdots & a_{2m} \\ \vdots & \vdots & & \vdots \\ a_{m1} & a_{m2} & \cdots & a_{mm} \end{pmatrix}$，$X = \begin{pmatrix} X_1 \\ X_2 \\ \vdots \\ X_m \end{pmatrix}$。

从理论上讲，主成分的个数最多有 m 个，此时这 m 个主成分就反映了全部原始变量所提供的信息。鉴于主成分分析的目的是要用少数综合指标来反映全部原始指标中的主要信息，因此在实际应用中，所确定的主成分个数总是小于原始指标的个数。

线性变换的几何意义实际上就是旋转坐标轴。下面通过一组模拟的数据来说明主成分的几何意义。假设有两个原始变量 X_1 和 X_2，它们之间存在很强的正相关关系。如图 12-1 所示，两个变量的散点图中的点几乎都集中在 45° 线上，即数据的变异几乎都体现在这条直线上。

如果我们能将两个坐标轴同时逆时针旋转 45°，那么只用一个维度（方向）就能够表示数据中绝大多数的变异。图 12-2 是旋转坐标轴之后的结果，Z_1 和 Z_2 分别是 X_1 和 X_2 旋转后的方向，其中 Z_1 就是图 12-1 中的 45° 线，Z_2 垂直于 Z_1。从图 12-2 中我们可以看到数据的变异几乎都体现在了 Z_1 方向上。这样，我们就成功地将二维数据降成了一维数据，而只损失了数据的很小一部分变异。此例只是为了解释主成分分析的原理，并没有太大的实际意义，实际中只有数据中存在多个相关变量时才需要用到主成分分析。

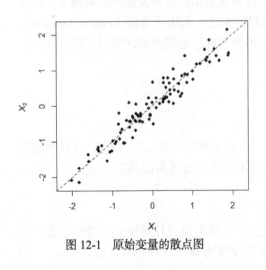

图 12-1 原始变量的散点图

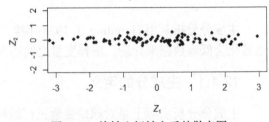

图 12-2 旋转坐标轴之后的散点图

12.1.2 主成分的求解

求解主成分的问题，实际上就是对 X 的协方差矩阵（或相关系数矩阵）进行特征分解，即求其特征值和特征向量。特征值代表了特征的重要程度，特征向量代表了坐标旋转后的特征方向。base 包里的函数 eigen( ) 可以用来求解矩阵的特征值和特征向量。

datasets 包里的数据集 Harman23.cor 包含 305 个女孩的 8 项身体测量指标之间的相关系数，8 项指标分别为 height（身高）、arm.span（臂展）、forearm（小臂长）、lower.leg（小腿长）、weight（体重）、bitro.diameter（股骨转子间径）、chest.girth（胸围）和 chest.width（胸宽）。下面通过对该相关系数矩阵进行特征分解得到主成分。

```
> cor.matrix <- Harman23.cor$cov
> eigen(cor.matrix)
eigen() decomposition
$values
[1] 4.67287960 1.77098284 0.48103549 0.42144078 0.23322126 0.18667352
[7] 0.13730387 0.09646264
$vectors
           [,1]        [,2]        [,3]        [,4]        [,5]
[1,] -0.3975776 -0.2797405 -0.10138153  0.10746039  0.4083654
[2,] -0.3893198 -0.3314202  0.11314530 -0.06809937 -0.3409230
[3,] -0.3761601 -0.3446045  0.01526320  0.04696228 -0.5411895
[4,] -0.3883899 -0.2970667 -0.14497535 -0.12381232  0.4586355
[5,] -0.3506669  0.3942422 -0.21329349  0.11448967  0.2957297
[6,] -0.3119078  0.4007179 -0.07323449  0.71279966 -0.2194829
[7,] -0.2855270  0.4359188 -0.42088118 -0.62953051 -0.2571693
[8,] -0.3102250  0.3144488  0.85303619 -0.22086171  0.1095985
           [,6]        [,7]        [,8]
[1,] -0.15193375  0.63598252 -0.384098117
[2,] -0.07209702  0.27848831  0.722612711
[3,]  0.39235508 -0.24188344 -0.481639638
[4,] -0.25086379 -0.66234538  0.112146116
[5,]  0.72009856  0.02630746  0.237305222
[6,] -0.40979597 -0.11197746 -0.006899864
[7,] -0.25828437  0.08024390 -0.125353965
[8,] -0.04071268 -0.03303594 -0.116923142
```

对相关系数矩阵进行特征分解后得到了从大到小排列的特征值及其对应的单位特征向量。我们先利用特征值决定保留的主成分的个数 k。一般来说，主成分个数的选取遵循下面两个原则：（1）前 k 个主成分的累计贡献率达到某一特定的值（比如 70% 或 80%）；（2）保留的主成分对应的特征值大于 1（Kaiser-Harris 准则）。在实际问题中，除了考虑这两个原则，还要结合问题的背景和主成分的实际意义。

```
> eigen(cor.matrix)$values
[1] 4.67287960 1.77098284 0.48103549 0.42144078 0.23322126 0.18667352
[7] 0.13730387 0.09646264
```

结果表明，前两个特征值大于 1，且前两个特征值之和占特征值总和（总和为变量的个数 8）的 80.5%，所以可以保留前两个主成分。接下来，由特征值对应的单位特征向量得到各个主成分（为了便于查看，将其保留 3 位小数）。

```
> round(eigen(cor.matrix)$vectors, 3)
       [,1]   [,2]   [,3]   [,4]   [,5]   [,6]   [,7]   [,8]
[1,] -0.398 -0.280 -0.101  0.107  0.408 -0.152  0.636 -0.384
```

```
[2,]  −0.389 −0.331  0.113 −0.068 −0.341 −0.072  0.278  0.723
[3,]  −0.376 −0.345  0.015  0.047 −0.541  0.392 −0.242 −0.482
[4,]  −0.388 −0.297 −0.145 −0.124  0.459 −0.251 −0.662  0.112
[5,]  −0.351  0.394 −0.213  0.114  0.296  0.720  0.026  0.237
[6,]  −0.312  0.401 −0.073  0.713 −0.219 −0.410 −0.112 −0.007
[7,]  −0.286  0.436 −0.421 −0.630 −0.257 −0.258  0.080 −0.125
[8,]  −0.310  0.314  0.853 −0.221  0.110 −0.041 −0.033 −0.117
```

上面结果中的各列分别为 8 个主成分的系数，前两个主成分可表示为

$$\begin{cases} Z_1 = -0.398X_1 - 0.389X_2 + \cdots - 0.310X_8 \\ Z_2 = -0.280X_1 - 0.331X_2 + \cdots + 0.314X_8 \end{cases}$$

第一个主成分与每个身体测量指标都负相关，且相关系数都比较接近，可以看作一个综合指标；第二个主成分与前 4 个变量（height、arm.span、forearm 和 lower.leg）负相关，与后 4 个变量（weight、bitro.diameter、chest.girth 和 chest.width）正相关，可以看作一个体型指标。

实际上，上述计算过程可以用 stats 包里的函数 princomp( )轻松完成。需要说明的是，用函数 princomp( )做主成分分析可以使用原始数据或者原始数据的协方差矩阵（或相关系数矩阵）。用户可以通过设置其中的参数选择恰当的数据类型，参数的使用方法请查看该函数的帮助文档。本例中只有相关系数矩阵，所以需要将参数 covmat 设为相关系数矩阵进行主成分分析。

```
> PCA <- princomp(covmat = cor.matrix)
> summary(PCA, loadings = TRUE)
Importance of components:
                        Comp.1     Comp.2     Comp.3     Comp.4     Comp.5
Standard deviation      2.1616844  1.3307828  0.69356722 0.6491847  0.48292987
Proportion of Variance  0.5841099  0.2213729  0.06012944 0.0526801  0.02915266
Cumulative Proportion   0.5841099  0.8054828  0.86561224 0.9182923  0.94744500
                        Comp.6     Comp.7     Comp.8
Standard deviation      0.43205731 0.37054537 0.31058435
Proportion of Variance  0.02333419 0.01716298 0.01205783
Cumulative Proportion   0.97077919 0.98794217 1.00000000


Loadings:
               Comp.1 Comp.2 Comp.3 Comp.4 Comp.5 Comp.6 Comp.7 Comp.8
height          0.398  0.280  0.101  0.107  0.408  0.152  0.636  0.384
arm.span        0.389  0.331 -0.113        -0.341         0.278 -0.723
forearm         0.376  0.345                -0.541 -0.392 -0.242  0.482
lower.leg       0.388  0.297  0.145 -0.124  0.459  0.251 -0.662 -0.112
weight          0.351 -0.394  0.213  0.114  0.296 -0.720        -0.237
bitro.diameter  0.312 -0.401         0.713 -0.219  0.410 -0.112
chest.girth     0.286 -0.436  0.421 -0.630 -0.257  0.258         0.125
chest.width     0.310 -0.314 -0.853 -0.221  0.110                0.117
```

上面把函数 princomp( )生成的对象命名为 PCA，然后用函数 summary( )显示了 PCA 中的主要信息，其中参数 loadings 默认为 FALSE，这里设为 TRUE 以显示载荷矩阵。在载荷矩阵中，绝对值小于 0.1 的数值没有显示，如果想全部显示，可以将参数 cutoff 设为 0。

在选择所需主成分的个数时，我们还可以借助将各主成分的方差排序后的点线图来帮助判断。

```
> screeplot(PCA, type = "lines")
> abline(h = 1)
```

图 12-3 被称为碎石图（scree plot）。"scree"一词来自地质学，表示在岩层斜坡下方发现的小碎石，这些小碎石的地质学价值不高，可以忽略。本例中可见前两个主成分的散点位于陡坡上，而后 6 个主成分的散点形成了平台，且特征值均小于 1，因此保留前两个主成分。

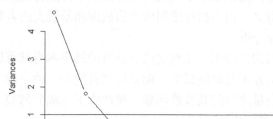

图 12-3　数据 Harman23.cor 的主成分分析碎石图

为了分析主成分的意义，我们还可以用函数 loadings( )提取载荷矩阵，并用其前两列作散点图（见图 12-4），代码如下：

```
> load <- loadings(PCA)
> plot(load[, 1:2], xlim = c(-0.5, 0.5), ylim = c(-0.5, 0.5))
> text(load[, 1], load[, 2], adj = c(-0.3, 0))
> abline(h = 0, v = 0)
```

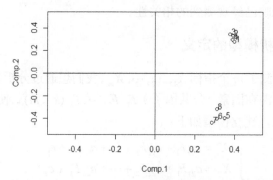

图 12-4　数据 Harman23.cor 的 8 个变量在前两个主成分下的散点图

图 12-4 进一步直观地表明了两个主成分具有的前面已经讨论过的特征。

如果是使用原始数据进行主成分分析，函数 princomp( )的输出中还包含每个观测对象的主成分得分，这可以通过命令 PCA$scores 得到。主成分得分可用于二次分析，例如对个体排序，或者作为主成分回归的变量等。

主成分分析除了可以使用 base 包中的 princomp( )函数，还可以使用 pysch 包和 FactoMineR 包提供的各种函数，它们有更丰富和更实用的选项，读者可以借助这两个包的帮助文档自行探索。

12.1.3 主成分分析的注意事项

主成分分析是对原始变量信息的一种提取，它不会增加总信息量。当原始变量之间的相关性较小时，应用主成分分析是没有意义的。

主成分分析可以基于协方差矩阵或者相关系数矩阵，得到的结果通常不相同。一般来说，当指标之间的取值范围彼此相差不大时可用协方差矩阵进行主成分分析，这样可以尽量保留原始变量的实际意义。而当指标之间的取值范围相差较大或者量纲不同时，应采用相关系数矩阵进行主成分分析。

主成分分析的主要目的是降维，虽然主成分分析的结果本身就可以解释一些问题，但在更多情况下主成分分析并不是最终目的，而是达到目的的一种手段。例如，把它用于多元回归分析中以解决自变量之间的共线性问题，便产生了主成分回归。此外，它还可以用于聚类分析、判别分析、综合评价等。

12.2 因子分析

因子分析起源于 20 世纪初 Charles Spearman 和 Karl Pearson 等学者为定义和测定智力所作的统计分析。近年来，随着计算能力的提升，因子分析已经广泛应用于医学、心理学、社会学、经济学等领域。在医学研究中有很多现象是难以直接观测的，它们只能通过其他多个可观测的指标来间接地反映，我们可以通过建立因子分析模型探索这些不可观测的现象。因子分析可视为主成分分析的一种推广，它的基本思想是：根据相关性把变量分组，使得组内变量的相关性较高，但不同组的变量的相关性较低，则每组变量可代表一个基本结构，称为因子，它反映已经观测到的相关性。

12.2.1 因子分析模型的定义

假设对 n 例样品观测了 m 个指标 $X_1, X_2, \cdots, X_m$，我们想通过分析各指标之间的相关性，找到起支配作用的 k 个潜在因素（公共因子）$F_1, F_2, \cdots, F_k$ $(k < m)$，使得这些公共因子可以解释各指标之间的关联。建立模型如下：

$$
\begin{cases}
X_1 = a_{11}F_1 + a_{12}F_2 + \cdots + a_{1k}F_k + e_1 \\
X_2 = a_{21}F_1 + a_{22}F_2 + \cdots + a_{2k}F_k + e_2 \\
\quad\vdots \\
X_m = a_{m1}F_1 + a_{m2}F_2 + \cdots + a_{mk}F_k + e_m
\end{cases}
$$

其中，各公共因子 F_i 的均值为 0，方差为 1，且相互独立；e_i 称为 X_i 的特殊因子，它们与各 F_i 相互独立，且均值为 0，方差为 σ_i^2；a_{ij} 为 X_i 在 F_j 上的载荷，它反映了 F_j 对 X_i 的影响程度（$i = 1, 2, \cdots, m; j = 1, 2, \cdots, k$）。上式可表示为矩阵形式，如下：

$$X = AF + e$$

其中，$X = \begin{pmatrix} X_1 \\ X_2 \\ \vdots \\ X_m \end{pmatrix}$，$A = \begin{pmatrix} a_{11} & a_{12} & \cdots & a_{1k} \\ a_{21} & a_{22} & \cdots & a_{2k} \\ \vdots & \vdots & & \vdots \\ a_{m1} & a_{m2} & \cdots & a_{mk} \end{pmatrix}$，$F = \begin{pmatrix} F_1 \\ F_2 \\ \vdots \\ F_k \end{pmatrix}$，$e = \begin{pmatrix} e_1 \\ e_2 \\ \vdots \\ e_m \end{pmatrix}$。称矩阵 A 为因子载荷矩阵。

12.2.2 因子分析模型的求解

若原始变量的相关矩阵为 R，特殊因子的相关矩阵为 Σ，则由上面因子分析模型可得

$$R - \Sigma = AA^{\mathrm{T}}$$

记 $R^* = R - \Sigma$，称 R^* 为约化相关矩阵（reduced correlation matrix）。注意，R^* 中对角线上的元素是 $1 - \sigma_i^2 = h_i^2$，而不是 1，其余非对角线上的元素与 R 相同。h_i^2 的大小反映了全体公共因子对原始指标 X_i 的影响，称为 "公共度"（communality）。当 h_i^2 等于 1 时，σ_i^2 等于 0，即 X_i 可由公共因子的线性组合表示，而与特殊因子无关；当 h_i^2 接近于 0 时，表明原始指标 $X_1, X_2, \cdots, X_m$ 受公共因子的影响不大，而主要由特殊因子来决定。

为了求解 A，我们需要对约化相关矩阵里的公共度 h_i^2 进行估计，估计的方法不同，所进行的因子分析方法就不同。常用的估计约化相关矩阵的方法有主成分法、主因子法、极大似然法等。

接下来用一个实例阐述因子分析模型的求解过程。假设有 220 名男生的 6 门课程（盖尔语 x1、英语 x2、历史 x3、算术 x4、代数 x5、几何 x6）考试成绩的相关数据见表 12-1。我们想知道这 6 门课程的成绩受哪几个因子控制。

表 12-1　6 门课程考试成绩的相关数据

	x1	x2	x3	x4	x5	x6
x1	1					
x2	0.439	1				
x3	0.410	0.354	1			
x4	0.288	0.354	0.164	1		
x5	0.329	0.320	0.190	0.595	1	
x6	0.248	0.329	0.181	0.470	0.464	1

首先把上面的相关数据输入 R，并存为对象 cormat：

```
> cormat <- matrix(c(1, 0.439, 0.410, 0.288, 0.329, 0.248,
+                    0.439, 1, 0.354, 0.354, 0.320, 0.329,
+                    0.410, 0.354, 1, 0.164, 0.190, 0.181,
```

```
+                0.288, 0.354, 0.164, 1, 0.595, 0.470,
+                0.329, 0.320, 0.190, 0.595, 1, 0.464,
+                0.248, 0.329, 0.181, 0.470, 0.464, 1),
+            nrow = 6)
```

虽然基本包 stats 中的函数 factanal( )可以用于因子分析,但是笔者推荐使用 psych 包提供的一系列函数,因为它们提供了更多有用的选项,也更方便查看和解释输出。与主成分分析类似,下一步工作是判断需要提取几个公共因子。psych 包里的函数 fa.parallel( )可以同时给出因子分析所需的因子个数和主成分分析所需的主成分个数。该函数的输出还包含一个带有平行检验的碎石图。

```
> library(psych)
> fa.parallel(cormat, n.obs = 220, fm = "ml")
Parallel analysis suggests that the number of factors =  2  and the number
of components =  1
```

函数 fa.parallel( )中的第一个参数可以是原始数据框,也可以是相关系数矩阵。如果是相关系数矩阵,需要给出观测的个数(n.obs),这里是 220。另外,参数 fm 指定提取公共因子的方法,默认为最小残差法(minres),这里设置为了统计学家青睐的极大似然法(ml),因为它具有良好的统计性质。

图 12-5 表明,如果使用主成分分析,可以选择保留一个主成分(根据碎石检验和平行检验)或者两个主成分(根据特征值大于 1);如果使用因子分析,需要提取两个因子。注意,对于因子分析,Kaiser-Harris 准则要求选择特征值大于 0 的因子。

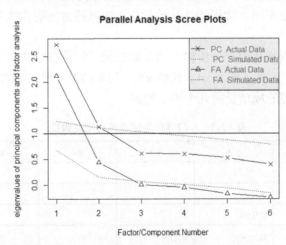

图 12-5　判断 6 门课程考试成绩需保留因子个数的碎石图和平行分析

接下来,使用函数 fa( )提取公共因子并求解因子载荷矩阵。提取公共因子的方法有很多,包括最小残差法(minres)、主成分法(pa)、极大似然法(ml)、加权最小二乘法(wls)和广义加权最小二乘法(gls)等。下面尝试使用极大似然法,并且暂时不旋转因子。

```
> FA1 <- fa(cormat, nfactors = 2, n.obs = 220, rotate = "none", fm = "ml")
> FA1
```

```
Factor Analysis using method =  ml
Call: fa(r = cormat, nfactors = 2, n.obs = 220, rotate = "none",
   fm = "ml")
Standardized loadings (pattern matrix) based upon correlation matrix
  ML1   ML2   h2   u2   com
1 0.55  0.43 0.49 0.51 1.9
2 0.57  0.29 0.41 0.59 1.5
3 0.39  0.45 0.36 0.64 2.0
4 0.74 -0.27 0.62 0.38 1.3
5 0.72 -0.21 0.57 0.43 1.2
6 0.60 -0.13 0.37 0.63 1.1


                       ML1   ML2
SS loadings            2.21 0.61
Proportion Var         0.37 0.10
Cumulative Var         0.37 0.47
Proportion Explained   0.78 0.22
Cumulative Proportion  0.78 1.00
============ remaining lines omitted =============
```

结果显示，第 2、4、5 和 6 这 4 个变量在第一个因子上的载荷较大（分别为 0.57、0.74、0.72、0.60）；另外两个变量在两个因子上的载荷较为平均（分别为 0.55、0.39 和 0.43、0.45）。因子载荷的意义较难解释，此时使用因子旋转将有助于因子的解释。

12.2.3 因子旋转

因子分析的主要目的不仅是找出公共因子，更重要的是弄清各公共因子的专业意义，以便对实际问题进行分析。数学上可以证明满足因子分析模型的公共因子不唯一，且只要旋转初始公共因子，就可以获得一组新的公共因子。旋转的方法有正交旋转（orthogonal rotation）和斜交旋转（oblique rotation）两类。正交旋转能保持各个指标的共性方差不变，因子载荷的意义明确，且旋转后的公共因子仍然互不相关；斜交旋转不保证旋转后的各公共因子互不相关，且对因子载荷的解释要复杂得多，但取得的效果一般优于正交旋转的效果。在实际分析中，笔者建议首先尝试使用正交旋转，在正交旋转的结果不易解释时再尝试使用斜交旋转。

在正交旋转中，最常用的是方差最大旋转（varimax），其他方法还有四次方最大旋转（quartimax）、均方最大旋转（equamax）等。下面使用方差最大旋转重新建立模型。

```
> FA2 <- fa(cormat, nfactors = 2, n.obs = 220, rotate = "varimax", fm = "ml")
> FA2
Factor Analysis using method =  ml
Call: fa(r = cormat, nfactors = 2, n.obs = 220, rotate = "varimax",
   fm = "ml")
Standardized loadings (pattern matrix) based upon correlation matrix
  ML1  ML2   h2   u2   com
1 0.24 0.66 0.49 0.51 1.3
```

```
2 0.32 0.55 0.41 0.59 1.6
3 0.09 0.59 0.36 0.64 1.0
4 0.77 0.17 0.62 0.38 1.1
5 0.72 0.21 0.57 0.43 1.2
6 0.57 0.21 0.37 0.63 1.3

                      ML1  ML2
SS loadings          1.61 1.21
Proportion Var       0.27 0.20
Cumulative Var       0.27 0.47
Proportion Explained 0.57 0.43
Cumulative Proportion 0.57 1.00
=========== remaining lines omitted =============
```

结果显示，公共因子变得更易解释了。第一个因子的后 3 个变量（算术、代数、几何）载荷较大，因此可称第一个因子为数学因子；第二个因子的前 3 个变量（盖尔语、英语、历史）载荷较大，因此可称第二个因子为文史因子。

我们还可以使用函数 fa.diagram( )生成图形直观地展示因子分析的结果。例如，上面正交旋转后的结果 FA2 如图 12-6 所示。

```
> fa.diagram(FA2, digits = 2)
```

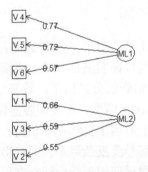

图 12-6   6 门课程考试成绩两因子正交旋转的因子分析

正交旋转强制两个因子不相关，如果想允许两个因子相关，可以使用斜交旋转。在斜交旋转中，最常用的两种方法是 oblimin 旋转和 promax 旋转。例如：

```
> FA3 <- fa(cormat, nfactors = 2, n.obs = 220, rotate = "promax", fm = "ml")
> FA3
Factor Analysis using method =  ml
Call: fa(r = cormat, nfactors = 2, n.obs = 220, rotate = "promax",
    fm = "ml")
Standardized loadings (pattern matrix) based upon correlation matrix
    ML1   ML2   h2   u2  com
1  0.04  0.68 0.49 0.51 1.0
```

```
2  0.17   0.53 0.41 0.59 1.2
3 -0.11   0.65 0.36 0.64 1.1
4  0.83  -0.07 0.62 0.38 1.0
5  0.76   0.00 0.57 0.43 1.0
6  0.58   0.05 0.37 0.63 1.0

                       ML1   ML2
SS loadings            1.64  1.17
Proportion Var         0.27  0.20
Cumulative Var         0.27  0.47
Proportion Explained   0.58  0.42
Cumulative Proportion  0.58  1.00
 With factor correlations of
      ML1    ML2
ML1 1.00   0.56
ML2 0.56   1.00
============ remaining lines omitted ============
```

　　斜交旋转后因子的结构更明确了，同样可以得到一个数学因子和一个文史因子。因子相关矩阵显示两个因子的相关系数为 0.56，相关性较强。如果因子间的相关性很低，可能需要重新使用正交旋转来简化问题。

　　同样地，FA3 的结果也可以用图形直观地展示，如图 12-7 所示。

```
> fa.diagram(FA3, digits = 2)
```

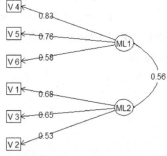

图 12-7　6 门课程考试成绩两因子斜交旋转的因子分析

12.2.4　因子分析的注意事项

1. 因子分析的解不唯一

　　由于估计约化相关矩阵的方法有很多，因此同一问题可以有不同的因子分析解，如主成分解、主因子解、极大似然解等。极大似然法所获得的结果具有较好的统计性质，但有时候可能不收敛。在处理实际问题时，可根据具体情况选择不同的方法来获得符合客观实际的解。此外，因子旋转也会导致得到的解不相同，选取何种方法进行因子旋转，也需要根据专业意义来确定。

　　2．因子得分问题

　　相对于主成分分析来说，因子分析不是那么关注因子得分的计算。如果使用的是原始数据，只需在函数 fa( ) 里将参数 score 设为 TRUE 便可轻松地获得因子得分。与主成分得分可以精确计算不同，因子得分是估计得到的，估计方法有回归法、加权最小二乘法等。

　　3．主成分分析与因子分析的关系

　　主成分分析和因子分析都是将多个相关变量简化为少数几个综合指标的多元统计方法。主成分分析严格来讲不是一种模型，而是一种线性变换。对于每一个原始数据矩阵而言，其主成分系数矩阵是唯一的，各主成分可以直接表示为对应的特征向量与原始变量的线性组合，各主成分不一定具有实际意义。因子分析可以看作是主成分分析的扩展。因子分析模型是将原始变量表示为公共因子和特殊因子的线性组合，因此其初始因子载荷中包含了特殊因子的影响。同时，因子载荷不是唯一的，因子旋转便于对因子载荷进一步简化，使得各公共因子具有明确的实际意义。当特殊因子的变差为零时，主成分分析和因子分析完全等价。因此，当特殊因子的变差贡献很小时，主成分分析与因子分析得到的结果很接近，而当特殊因子的变差贡献较大时，二者的结果会存在明显的差异。一般来说，主成分分析的重点在于综合原始变量的信息，而因子分析的重点在于解释原始变量之间的关系。

　　4．探索性因子分析与验证性因子分析

　　本节所介绍的因子分析方法，在分析之前我们并不知道潜在的因子是否存在，即使存在潜在的因子，我们也不确定个数是多少，所以分析带有一种探索性，因而被称为探索性因子分析（Exploratory Factor Analysis，EFA）。如果研究者根据专业知识或经验对潜在因子的结构已有认识，提出观测变量和潜在因子之间存在着某种假设的关系，然后通过现有资料验证这种假设，并评价观测变量和因子之间是如何联系的，以及联系的程度有多大，这种因子分析被称为验证性因子分析（Confirmatory Factor Analysis，CFA）。CFA 属于结构方程模型（Structural Equation Model，SEM）中的一种方法，在 R 中有几个优秀的包可以做 CFA 和 SEM，如 lavaan 包、sem 包等。

12.3　小结

　　本章介绍了主成分分析和因子分析，主要讨论了判断主成分或因子个数的方法、提取主成分或因子的方法，以及通过旋转因子增强因子分析模型解释力的方法。本章中用到的函数、它们的来源包，以及功能描述见表 12-2。

表 12-2　本章中使用的函数

函数	来源包	功能描述
eigen( )	base	求解矩阵的特征值和特征向量
fa( )	psych	因子分析
fa.diagram( )	psych	图示因子分析结果

函数	来源包	功能描述
fa.parallel( )	psych	判断因子分析所需的因子个数
factanal( )	stats	因子分析
loadings( )	stats	提取载荷矩阵
princomp( )	stats	主成分分析
screeplot( )	stats	绘制碎石图

12.4　习题

表 12-3 中是 123 位患者关于疼痛的 9 项表述的评分之间的相关系数。每种表述的评分尺度为 1~6（从完全同意到完全不同意）。关于疼痛的 9 项表述如下。

s1：我是否在将来感到疼痛取决于医生的医疗技术；

s2：不论何时我感到疼痛，通常都是因为我做过或没做过的事情；

s3：我是否疼痛取决于医生为我做了什么；

s4：除非我去寻求医疗帮助，否则我的疼痛得不到任何缓解；

s5：我知道我的疼痛是因为缺乏锻炼或饮食不合理而导致的；

s6：人的疼痛源于自身的疏忽大意；

s7：我对我的疼痛有直接责任；

s8：疼痛的缓解主要由医生控制；

s9：从来没有经历过疼痛的人纯粹是运气好。

表 12-3　关于疼痛 9 项表述的评分的相关系数

	s1	s2	s3	s4	s5	s6	s7	s8	s9
s1	1								
s2	−0.04	1							
s3	0.61	−0.07	1						
s4	0.45	−0.12	0.59	1					
s5	0.03	0.49	0.03	−0.08	1				
s6	−0.29	0.43	−0.13	−0.21	0.47	1			
s7	−0.30	0.30	−0.24	−0.19	0.41	0.63	1		
s8	0.45	−0.31	0.59	0.63	−0.14	−0.13	−0.26	1	
s9	0.30	−0.17	0.32	0.37	−0.24	−0.15	−0.29	0.40	1

（1）试对上述数据进行主成分分析，用碎石图决定主成分的个数。

（2）用极大似然法建立因子分析模型，选择合适的公共因子个数。

（3）分别用正交旋转法和斜交旋转法旋转因子，解释得到的结果。

第 13 章　临床诊断试验评价

在临床医学中，医生的一项重要任务是判断就诊者是否患病，以便采取适当的进一步行动。临床检测结果常被用于指导临床决策，因此，对临床诊断试验的质量评价尤为重要。用于描述检测质量的统计学指标有：灵敏度、特异度、预测值、正确率和似然比等。由于 Logistic 回归也可用于预测结果，理解这些指标对评估 Logistic 回归模型的预测能力也是很有帮助的。

13.1　二分类结果的评价指标

临床上最简单的诊断结果是根据检验指标的测定值将受试对象分成阳性和阴性两组。对于这类检验指标的评价，通常是对检验结果与目前公认的最准确的诊断方法，即金标准（gold standard）作比较。常用的金标准有组织病理学检查、手术发现、细菌培养以及长期随访所得的结论。金标准一般应是特异性诊断，可以正确区分"有病"和"无病"。如果没有特异性诊断，也可以用医学专家共同制定的公认的综合诊断作为金标准。对于二分类结果，通常用类似于表 13-1 的四格表描述检验结果与金标准之间的关系，并据此计算评价的各项指标。

表 13-1　检验结果与金标准诊断结果的关系

检验结果	金标准		合计
	有病	无病	
阳性	a（真阳性）	b（假阳性）	$a+b$
阴性	c（假阴性）	d（真阴性）	$c+d$
合计	$a+c$	$b+d$	$a+b+c+d$

13.1.1　灵敏度和特异度

灵敏度（sensitivity）是指患者检测结果为阳性的百分率，也称真阳性率；特异度（specificity）是指未患病的人检测结果为阴性的百分率，也称真阴性率。灵敏度和特异度是反映真实性最重要和不可缺少的指标，结合表 13-1，它们的计算公式可分别表示为

$$灵敏度 = \frac{a}{a+c} \times 100\%$$

$$特异度 = \frac{d}{b+d} \times 100\%$$

13.1.2　预测值

在实际应用中，我们往往只知道试验的结果，并据此作出临床判断，但并不知道受试者究竟是否是患者。因此，我们需要了解检验结果预测疾病的能力，如阳性结果中真正的患者的比例是多少。阳性预测值（positive predictive value）是指在检测结果呈阳性的情况下受试者患病的比例；阴性预测值（negative predictive value）是指在检测结果为阴性的情况下受试者不患病的比例。结合表 13-1，它们的计算公式可分别表示为

$$阳性预测值 = \frac{a}{a+b} \times 100\%$$

$$阴性预测值 = \frac{d}{c+d} \times 100\%$$

13.1.3　图解灵敏度、特异度、阳性预测值和阴性预测值

灵敏度和特异度反映了检测方法的判断能力不受患病率的影响，但受到疾病严重程度等患者特征的影响。而预测值受到患病率的影响，患病率越低，阳性预测值越低，而阴性预测值越高。

假设在一项研究中有 100 名患者和 100 名非患者。某一检测试验的灵敏度为 80%，特异度为 90%。数据可以描述如下：

```
> table1 <- as.table(cbind(c(80, 20), c(10, 90)))
> dimnames(table1) <- list("检测结果" = c("阳性", "阴性"),
+                          "金标准" = c("有病", "无病"))
> table1
        金标准
检测结果 有病 无病
   阳性    80   10
   阴性    20   90
> mosaicplot(t(table1), col = c("red", "white"), main = "")
```

如图 13-1（a）所示，灵敏度是左侧红色部分的相对高度（80%），特异度是右侧白色部分的相对高度（90%）。阳性预测值是指左侧红色部分相对于所有红色部分所占的比例，在此例中为 80/(80 + 10) ≈ 88.9%。阴性预测值是指右侧白色部分相对于所有白色部分所占的比例，在此例中为 90/(20 + 90) ≈ 81.8%。事实上，左侧部分的相对宽度反映了这种疾病的患病率。在此例中，两个组的数目相等，所以患病率为 50%。灵敏度和特异度的计算限定在每一列中，因此它们与患病率无关。

如果不考虑研究的设定条件，尤其是在社区研究中，患病率通常远远低于 50%。假设患者数量相同，但是由于检测现在是在一个社区中进行的，有更多的非患者。假设现在的患病率只有 5%，在该社区中共检查 2000 人，同时用金标准和新检测方法进行诊断，检查结果的数据可以描述如下：

```
> table2 <- as.table(cbind(c(80, 20), c(190, 1710)))
> dimnames(table2) <- list("检测结果" = c("阳性", "阴性"),
+                          "金标准" = c("有病", "无病"))
> table2
        金标准
检测结果  有病 无病
    阳性    80  190
    阴性    20 1710
> mosaicplot(t(table2), col = c("red", "white"), main = "")
```

图 13-1（b）中表示的患病率较低，因为左侧部分的宽度仅为两列加起来的总宽度的 5%。灵敏度（80%）和特异度（90%）与前例一致，但阳性预测值现在要小得多。患病组（左侧）的红色部分面积不到总的红色面积的一半，阳性预测值仅为 80/(80 + 190) ≈ 29.6%。在患病率为 5% 的情况下，检测结果呈阳性的人患病的可能性不到 30%。在社区或人群中对一种罕见疾病进行临床诊断必须谨慎，因为结果实际上可能反映的是其他类似疾病的情况。

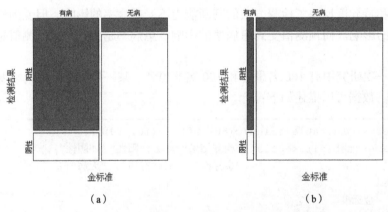

图 13-1　不同患病率下的灵敏度和特异度示意图

降低患病率对阴性预测值也有一定影响。在图 13-1（b）中，右侧白色部分的面积占绝对大的比重。阴性预测值为 1710/(1710 + 20) ≈ 98.8%。这比之前的 81.8% 有所升高。但是，阴性检测结果可能不会对临床排除疾病的倾向决定有太大的影响。因此，患病率很低的筛查检测中，很少用到阴性预测值。

13.1.4　诊断试验的综合评价指标

比较两个诊断试验时，单独使用灵敏度或特异度中的一个指标可能出现一个诊断试验的灵敏度高，而另一个诊断试验的特异度高，无法判断哪一个诊断试验更好。因此，我们需要将灵敏度与特异度综合起来建立指标评价以诊断试验的准确性，这些综合指标有正确率、约登指数、阳性似然比和阴性似然比等。

1.　正确率

正确率（accuracy）又称总符合率，表示检测结果与金标准的符合程度，其计算公式为

$$正确率 = \frac{a+d}{a+b+c+d} \times 100\%$$

正确率能反映一项诊断试验正确区分患者与非患者的能力，但它在很大程度上依赖受试人群的患病率。例如，如果受试人群的患病率为1%，即使将所有样本诊断为阴性，也有99%的正确率。此外，它没有揭示假阴性和假阳性的比例，相同的正确率也可能有截然不同的假阴性率和假阳性率。

2. 约登指数

约登指数（Youden index）是反映诊断试验真实性的综合指标，其定义为

$$约登指数 = 灵敏度 + 特异度 - 1$$

约登指数的值在-1到1之间，其值越大表明诊断试验的真实性越好。当约登指数为负时，该诊断试验无任何临床应用价值。

3. 似然比

似然比（likelihood ratio）是患者与非患者中出现某种检验结果的概率之比，反映了得到该测定结果的诊断价值。

阳性似然比（positive likelihood ratio）是真阳性率与假阳性率之比，其计算公式为

$$阳性似然比 = \frac{灵敏度}{1-特异度} = \frac{a/(a+c)}{b/(b+d)}$$

阴性似然比（negative likelihood ratio）是假阴性率与真阴性率之比，其计算公式为

$$阴性似然比 = \frac{1-灵敏度}{特异度} = \frac{c/(a+c)}{d/(b+d)}$$

似然比等于1说明在患者和非患者中得到该检验结果的概率是相同的，那么该检验无诊断价值。似然比离1越远表明根据该检验结果进行诊断的准确性越高。似然比不受患病率的影响，同时结合了灵敏度和特异度的信息，比预测值更能反映指标的正确性，是一种比较好的综合评价指标。

13.2　ROC 及曲线下面积

许多实验室检测指标（比如血清生物标记物的水平）都是连续的测度值。使用不同的截断点将会得到不同的灵敏度和特异度。一个保守的截断点将会带来很高的特异性，但缺点是会有更多的假阴性。而将截断点置于一个较低的水平时，情况正好相反。这时，就需要用到 ROC（Receiver Operation Characteristic）分析了。以真阳性率（灵敏度）为纵坐标，以假阳性率（误诊率）为横坐标所绘制的曲线称为 ROC 曲线。计算在不同截断点下 ROC 曲线下的面积（Area Under Curve，AUC），可用于判断该检验方法的诊断价值。

13.2.1　单个 ROC 分析

单个 ROC 分析的内容主要包括计算曲线下面积及其置信区间，并根据一定的标准确

定检测值的截断点。下面以 pROC 包里的数据集 aSAH 为例进行介绍。该数据集包含 113 例动脉瘤性蛛网膜下腔出血患者的检测数据和预后，共 7 个变量。初次使用请先安装 pROC 包。

```
> library(pROC)
> data(aSAH)
> str(aSAH)
'data.frame':  113 obs. of  7 variables:
 $ gos6   : Ord.factor w/ 5 levels "1"<"2"<"3"<"4"<..: 5 5 5 5 1 1 4 1 5 4 ...
 $ outcome: Factor w/ 2 levels "Good","Poor": 1 1 1 1 2 2 1 2 1 1 ...
 $ gender : Factor w/ 2 levels "Male","Female": 2 2 2 2 2 1 1 1 2 2 ...
 $ age    : int  42 37 42 27 42 48 57 41 49 75 ...
 $ wfns   : Ord.factor w/ 5 levels "1"<"2"<"3"<"4"<..: 1 1 1 1 3 2 5 4 1 2 ...
 $ s100b  : num  0.13 0.14 0.1 0.04 0.13 0.1 0.47 0.16 0.18 0.1 ...
 $ ndka   : num  3.01 8.54 8.09 10.42 17.4 ...
```

数据框 aSAH 中，变量 gos6 表示患者入院后 6 个月的格拉斯哥预后评分(Glasgow Outcome Scale, GOS)，为 1~5 的有序记分；变量 outcome 根据 GOS 评分将预后分为"Good"（5 分或 4 分）和"Poor"（1 至 3 分）；变量 wfns 为患者入院时的世界神经外科医师联盟(World Federation of Neurological Societies, WFNS) 评分，为 1~5 的有序记分；变量 s100b 和 ndka 分别为两个血清检测指标。下面以变量 outcome 为结局变量，s100b 为诊断试验指标，使用函数 roc( )生成一个 roc 对象：

```
> roc1 <- roc(outcome ~ s100b, data = aSAH)
Setting levels: control = Good, case = Poor
Setting direction: controls < cases
> attributes(roc1)
$names
 [1] "percent"            "sensitivities"     "specificities"
 [4] "thresholds"         "direction"         "cases"
 [7] "controls"           "fun.sesp"          "auc"
[10] "call"               "original.predictor" "original.response"
[13] "predictor"          "response"          "levels"

$class
[1] "roc"
```

对象 roc1 中包含了很多属性，如不同截断点对应的灵敏度（sensitivities）、特异度（specificities）、截断点（thresholds）和曲线下面积（auc）等。其中曲线下面积 auc 可以用下面的命令获取：

```
> roc1$auc
Area under the curve: 0.7314
```

下面将不同截断点以及对应的灵敏度和特异度放入一个数据框中，并在数据框中加入一个变量 youden 表示约登指数：

```
> roc.result <- data.frame(threshold = roc1$thresholds,
+                          sensitivity = roc1$sensitivities,
+                          specificity = roc1$specificities)
> roc.result$youden <- roc.result$sensitivity + roc.result$specificity - 1
> head(roc.result)
  threshold sensitivity specificity       youden
1      -Inf   1.0000000  0.00000000   0.00000000
2     0.035   0.9756098  0.00000000  -0.02439024
3     0.045   0.9756098  0.06944444   0.04505420
4     0.055   0.9756098  0.11111111   0.08672087
5     0.065   0.9756098  0.13888889   0.11449864
6     0.075   0.9024390  0.22222222   0.12466125
```

找出约登指数的最大值所在的行：

```
> which.max(roc.result$youden)
[1] 18
```

结果表明，第 18 行对应的约登指数最大。查看该行的信息：

```
> roc.result[18, ]
   threshold sensitivity specificity       youden
18     0.205   0.6341463   0.8055556    0.4397019
```

该行对应的截断点的值为 0.205，若 s100b 大于该值，则诊断结果为阳性，否则诊断结果为阴性。此时的灵敏度约为 0.634，特异度约为 0.806，约登指数约为 0.440。实际上，上述结果可以直接用 pROC 包里的函数 coords( )得到：

```
> coords(roc1, "best", transpose = FALSE)
     threshold specificity sensitivity
best     0.205   0.8055556   0.6341463
```

函数 coords( )里第二个参数设为 “best” 只显示最佳截断点，否则将显示所有的截断点。参数 best.method 默认为 “youden”，即选取使约登指数取到最大值的点为截断点，也可以设为 “closest.topleft”，即选取 ROC 曲线的左上角对应的点为截断点。

```
> coords(roc1, "best", best.method = "closest.topleft", transpose = FALSE)
     threshold specificity sensitivity
best     0.205   0.8055556   0.6341463
```

结果表明，用两种方法得到的截断点是相同的。

通常的 ROC 曲线是以 1−特异度为横坐标，以灵敏度为纵坐标，连接各点绘制出的一条曲线。利用上面 roc1 的结果很容易绘制出这样的曲线（如图 13-2 所示）：

```
> plot(1-roc1$specificities, roc1$sensitivities, type = "l", lwd = 2)
```

实际上，pROC 包里面的函数 plot.roc( ) 可以直接绘制 ROC 曲线，图 13-2 可以用命令 plot.roc(roc1) 直接得到。此外，函数 plot.roc( ) 里可以设置更多的参数以得到包含更丰富结果的图形。例如：

```
> plot.roc(roc1, print.auc = TRUE, auc.polygon = TRUE,
+         grid = c(0.1, 0.2), grid.col = c("green", "red"),
+         auc.polygon.col = "lightblue", print.thres = TRUE)
```

图 13-3 中显示了 AUC（约 0.731）、根据最大化约登指数得到的截断点（0.205）、对应的特异度（约 0.806）和灵敏度（约 0.634）。需要注意的是，虽然这里的横坐标是特异度，但是横坐标是从 1 到 0 取值的，因此图 13-3 与图 13-2 展示的 ROC 曲线是相同的。

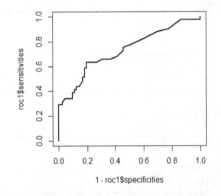

图 13-2　函数 plot( ) 绘制的 ROC 曲线

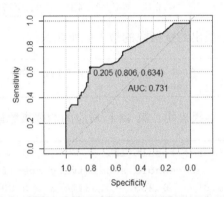

图 13-3　函数 plot.roc( ) 绘制的 ROC 曲线

图 13-3 中灰色直线下方的面积是 0.5，AUC 小于 0.5 表示试验无诊断价值，AUC 越大，表明试验的准确性越高。对于单个 ROC 的判断能力的评价可以借助 AUC 与 0.5 的差异作出统计学推断。函数 ci.auc( ) 可以得到 AUC 的置信区间。例如：

```
> ci.auc(roc1)
95% CI: 0.6301-0.8326 (DeLong)
```

上面用 DeLong 法得到的 AUC 的置信区间不包含 0.5，表明该诊断试验有统计学意义。但在更多的时候，我们需要比较两个诊断试验的 ROC。

13.2.2　两个 ROC 的比较

为了比较两个 ROC，下面先分别用 s100b 和 ndka 为检测指标建立两个 roc 对象：

```
> roc1 <- roc(aSAH$outcome, aSAH$s100b)
Setting levels: control = Good, case = Poor
Setting direction: controls < cases
> roc2 <- roc(aSAH$outcome, aSAH$ndka)
Setting levels: control = Good, case = Poor
Setting direction: controls < cases
```

对两个诊断试验的 AUC 进行比较有多种方法，函数 roc.test( ) 提供了 DeLong 非参数方法、Venkatraman 回归模型法、bootstrap 重抽样法等，其中默认为 DeLong 法。

```
> roc.test(roc1, roc2)
  DeLong's test for two correlated ROC curves
data:  roc1 and roc2
Z = 1.3908, p-value = 0.1643
alternative hypothesis: true difference in AUC is not equal to 0
sample estimates:
AUC of roc1 AUC of roc2
  0.7313686   0.6119580
```

结果表明，虽然 s100b 对应的 AUC（约 0.731）大于 ndka 对应的 AUC（约 0.612），但是差异没有统计学意义（$p = 0.164$），尚不能认为两种指标的诊断能力有差别。需要注意的是，这里的两种诊断方法检测的对象相同，即两组检测结果是相关的。函数 roc.test( )默认进行两组相关检测结果 AUC 的比较，对于两组独立的诊断试验的比较，只需将函数中的参数 paired 设为 FALSE。此外，上述结果也可以用图形（如图 13-4 所示）展示，代码如下：

```
> plot(roc1)
> lines(roc2, col = "red")
> test <- roc.test(roc1, roc2)
> text(0.5, 0.5, labels = paste("p-value =", round(test$p.value, 3)))
> legend("bottomright",
+        legend = c("S100b", "NDKA"),
+        col = c(1, 2), lwd = 2)
```

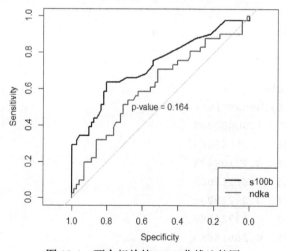

图 13-4　两个相关的 ROC 曲线比较图

13.2.3　Logistic 回归的 ROC 曲线

二分类 Logistic 回归模型可以得到结局事件的预测概率，从而判断结局事件是否发生。因此，我们可以从 Logistic 回归模型的结果中绘制 ROC 曲线，以检查模型如何区分病例和对照。下面用 datasets 包里的数据集 infert 建立一个 Logistic 回归模型：

```
> fit <- glm(case ~ induced + spontaneous, family = binomial, data = infert)
> library(epiDisplay)
> logistic.display(fit)
Logistic regression predicting case
                   crude OR(95%CI)   adj. OR(95%CI)   P(Wald's test) P(LR-test)
induced (cont. var.)     1.05 (0.74,1.5)    1.52 (1.02,2.27)  0.042          0.042
spontaneous (cont. var.) 2.9 (1.97,4.26)    3.31 (2.19,5.01)  < 0.001     < 0.001
```

该模型将两个自变量都视为连续型变量。结果表明，再进行一次人工流产会增加 50% 的不孕症风险，而再一次自然流产则会增加两倍以上的不孕症风险。下面使用 epiDisplay 包里的函数 lroc( ) 来绘制模型的 ROC 曲线，结果如图 13-5 所示。

```
> lroc(fit, line.col = "red", lwd = 3)
$model.description
[1] "case ~ induced + spontaneous"
$auc
[1] 0.7285506
$predicted.table
 predicted.prob Non-diseased Diseased
        0.1534          60        7
        0.2158          33       12
        0.2949          20        9
        0.3750          25       22
        0.4768          11        5
        0.5806           4        4
        0.6651          11       18
        0.7511           1        6
$diagnostic.table
   1-Specificity Sensitivity
   1.000000000  1.00000000
   0.636363636  0.91566265
   0.436363636  0.77108434
   0.315151515  0.66265060
   0.163636364  0.39759036
   0.096969697  0.33734940
   0.072727273  0.28915663
   0.006060606  0.07228916
   0.000000000  0.00000000
```

模型对应的 AUC 约为 0.729，预测的准确度一般。在预测表 predicted.table 中，由于人工流产和自然流产在数据集里都有 3 种可能的取值（0、1 和 2），因此两个自变量共有 9 种可能的取值组合。每种组合下研究对象为病例都有各自的概率，它们位于预测表的第一列。

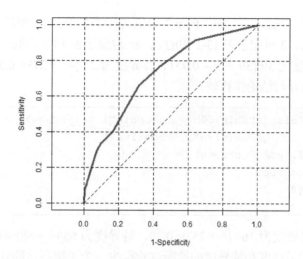

图 13-5 Logistic 回归模型的 ROC 曲线

13.3 联合试验

在临床实践中，医生经常使用多项检测来诊断一种特定的疾病。用两种或两种以上的诊断试验对疾病作出判断的方法称为联合试验。联合试验有平行试验（并联）和系列试验（串联）两种。

在平行试验中，如果任何一个检测结果是阳性的，那么最终的结果就是阳性。只有当两个检测结果都为阴性时，最终的测试结果才是阴性。在这种情况下，灵敏度会升高，特异度会降低。而在系列试验中，两个测试都必须是阳性的，才能得到最后的阳性结果。只要其中任何一个检测是阴性，最后的结果就为阴性。在这种情况下，灵敏度会降低，特异度会升高。对于 13.2 节中的例子，我们先分别选取两种检测指标的截断点：

```
> cut.point1 <- coords(roc1, "best", transpose = FALSE)$threshold
> cut.point1
[1] 0.205
> cut.point2 <- coords(roc2, "best", transpose = FALSE)$threshold
> cut.point2
[1] 11.08
```

因为函数 coords 里的参数 best.method 默认为 "youden"，上述结果表明，以最大化约登指数为标准得到的两种检测指标的截断点分别为 0.205 和 11.08。下面以这两个值为界值得到平行试验的诊断结果，并将其与结论作比较：

```
> parallel <- ifelse(aSAH$s100b > cut.point1 | aSAH$ndka > cut.point2,
+                     "Positive", "Negative")
> table(parallel, aSAH$outcome)
parallel   Good Poor
  Negative   27    2
  Positive   45   39
```

　　注意，上面表中 "Positive" 和 "Poor" 分别位于表的第二行和第二列，所以这里 39 对应于表 13-1 中的 a，2 对应于表 13-1 中的 c，45 对应于表 13-1 中的 b，27 对应于表 13-1 中的 d。因此，灵敏度为 $39/(39 + 2) \approx 0.951$，特异度为 $27/(45 + 27) \approx 0.375$。接下来，建立系列试验的诊断结果并与结论作比较：

```
> serial <- ifelse(aSAH$s100b > cut.point1 & aSAH$ndka > cut.point2,
+                  "Positive", "Negative")
> table(serial, aSAH$outcome)
serial      Good Poor
  Negative    68   25
  Positive     4   16
```

　　与上面类似，灵敏度为 $16/(16 + 25) \approx 0.39$，特异度为 $68/(4 + 68) \approx 0.944$。

　　同时具有很高的灵敏度和特异度的诊断试验很少，为了提高诊断效率，可以选取联合试验的方法。临床医师如果需要一项很敏感的试验以降低漏诊率（即假阴性率），可以采用平行试验。而对于慢性病的诊断和疾病的筛查，系列试验则更合适。

13.4　小结

　　本章主要讨论了诊断试验的统计学评价指标。表 13-2 列出了本章中用到的函数和数据集、它们的来源包，以及功能描述。需要说明的是，在评价诊断试验时，除了上述统计学指标，还应考虑试验在临床上使用是否方便、有无副作用、漏诊或误诊带来的损害等问题。

表 13-2　本章中使用的函数和数据集

函数（或数据集）	来源包	功能描述
aSAH	pROC	数据集
ci.auc( )	pROC	计算 AUC 的置信区间
coords( )	pROC	获取 ROC 曲线上特定点的坐标
ifelse( )	base	条件判断选择
lroc( )	epiDisplay	绘制 Logistic 回归模型的 ROC 曲线
plot.roc( )	pROC	绘制 ROC 曲线
roc( )	pROC	生成 ROC 对象
roc.test( )	pROC	比较两个 ROC 曲线的 AUC
which.max( )	base	获取对象中指定条件的序号

13.5　习题

　　对于本章中的数据集 aSAH，试以其中的 wfns 作为预测变量、以 outcome 为结局变量进行 ROC 分析，并用 AUC 比较变量 wfns、s100b 和 ndka 的预测价值。

第14章 Meta 分析

在医学科研实践中，针对同一问题常常有许多类似的研究。Meta 分析是对具有相同研究目的的多个独立研究结果进行系统分析、定量综合的分析方法，现已成为循证医学研究对文献资料进行系统综述的基本统计分析方法。本章主要介绍 Meta 分析方法及其在医学领域的应用。

14.1 Meta 分析的基本步骤

Meta 分析本质上是一种观察性研究，包括提出问题、收集和分析数据、报告结果等基本研究过程。其具体步骤可概括如下。

（1）**提出问题，指定研究计划**。与其他任何科学研究一样，Meta 分析首先应该提出问题，明确研究目的，进行研究设计并制定研究方案。Meta 分析课题一般来自临床研究或流行病学研究中不确定的或有争议的问题，主要用于临床随机对照试验，也常用于队列研究和病例对照研究。

确定 Meta 分析的课题后，应制定详细的研究计划，包括研究目的、研究现状分析和研究意义、文献检索的途径和方法、文献的纳入和排除标准、文献信息提取的方法、统计分析的方法和步骤等。

（2）**检索相关文献**。系统、全面地收集与研究相关的文献是 Meta 分析有别于传统文献综述的重要特征之一。首先，根据研究问题确定相应的检索词，并确定检索词之间的逻辑组配关系。然后，利用数据库和其他网络资源检索相关文献。常用的医学数据库有：PubMed 数据库、中国生物医学文献数据库（SinoMed）、Cochrane 协作网数据库（Cochrane Library）、Web of Science、中国知网数据库（CNKI）、万方数据知识服务平台等。此外，为保证查全率，会议论文、学位论文、专利文献、政府出版物等 "散在文献"（fugitive literature）也应尽可能检索。临床课题还应检索临床试验数据库，特别要关注那些未发表的阴性结果，尽可能避免发表偏倚（publication bias）。

（3）**选择符合要求的纳入文献**。根据研究计划中的文献纳入和排除标准，在检索到的相关文献中选择符合要求的文献。在制定文献的纳入和排除标准时，主要考虑研究对象、研究设计的类型、暴露或干预措施、研究结局、文献发表的时间和使用的语言、样本量、随访期限、重复发表和文献提供信息的完整性等因素。

（4）**文献的信息提取**。从符合要求的文献中摘录用于分析的数据，通常包括文献名称、发表时间、研究类型和方法学特征、研究对象特征、结局测量指标、样本量、Meta 分析的效应指标等。

（5）**纳入研究的质量评价**。研究质量主要是指一个研究在设计、实施和分析过程中减少系统误差（偏倚）和随机误差的程度。纳入研究的质量评价是对 Meta 分析结果进行敏感性分析时给予文献不同权重的依据，也用于考查和解释研究间的异质性及研究结果的差异。纳入文献的质量高低可用权重表示，常采用文献质量评价量表或评分系统对文献进行评分，如 Jadad 量表（Jadad scale）、Chalmers 量表、Cochrane 偏倚风险评估工具等。

（6）**资料的统计学处理**。统计学处理是 Meta 分析最重要的步骤之一。这个过程包括：明确资料类型，选择适当的效应量（Effect Size，ES）；纳入研究的异质性分析；模型选择和统计分析，得到合并效应量的点估计、区间估计等统计推断结果；发表偏倚分析。为保证结论的稳健性，有时还需要对分析结果进行敏感性分析。

（7）**结果的分析和讨论**。在得到 Meta 分析的结果后，需要对结果进行分析和讨论。主要包括异质性的来源及其对合并效应量的影响、是否需要做亚组分析、各种偏倚的识别和控制、Meta 分析结果的实际意义等。

14.2 Meta 分析的常用统计方法

纳入 Meta 分析的各个独立研究可能会报告多种不同的结果变量，选择哪些结果变量作为效应指标，是我们首先需要考虑的。对于二分类结果变量，常用的用于合并的效应量有相对危险度（Relative Risk，RR）、优势比（Odds Ratio，OR）、危险度差（Risk Difference，RD）等；对于连续型变量，有均值、均值差（Mean Difference，MD）、标准化均值差（Standardized Mean Difference，SMD）、相关系数等。

在合并效应量时，首先需要区分变异的来源。变异的来源主要有研究内变异（inner-study variation）和研究间变异（inter-study variation）。如果研究间变异较小，可认为研究间的差异只是抽样误差引起的，纳入分析的各个独立研究来自同一个总体，各个独立研究的效应只是效应合并量这个总体参数的估计值。此时可采用固定效应模型（fixed effect model）进行参数估计和假设检验。固定效应模型假设各个研究之间只有一个真效应值（true effect size），研究直接观测到的效应值的差别只来源于抽样误差。如果研究间变异较大，即这些变异不仅仅是抽样误差引起的，每个独立研究都是各自总体的一个"个体"，即它们分别来自不同的但又相互关联的一些总体。每个总体有其相应的总体参数，效应合并量是多个不同总体参数的加权平均。此时可采用随机效应模型（random effect model）。随机效应模型假设各个研究之间（如不同国家和地区、不同种族等）的真效应值是互不相同的，且服从正态分布，因此最后观测到的效应值的差别既包括真效应值的随机误差，也包括抽样误差。

在合并效应量时，常用的统计方法有 Mantel-Haenszel 法、Peto 法、Fleiss 法、方差倒数法、DerSimonian-Laird 法等。这些方法都有不同的适用条件，例如 Mantel-Haenszel 法适用于二分类变量，Peto 法适用于结局变量是优势比的资料，Fleiss 法适用于只提供了试验组（病例组）和对照组的发病率（或暴露率）的资料。

Meta 分析设计的领域和应用范围极为广泛，能够使用的统计方法也很多，在 R 中有一系列用于 Meta 分析的包，其中比较流行的是 meta 包。该包里用于 Meta 分析的函数都以"meta"开头，函数中的参数 sm 用于设置合并效应量的类型。常用的函数及其对应的合并效应量的类型见表 14-1。

表 14-1　meta 包用于 Meta 分析的常用函数和合并效应量

函数	参数 sm 的取值	合并效应量
metabin( )	RR（默认）	相对危险度
	OR	优势比
	RD	危险度差
	ASD	反正弦差
metacont( )	MD（默认）	均值差
	SMD	标准化均值差
	ROM	均值比
metacor( )	ZCOR（默认）	Fisher-Z 变换相关系数
	COR	相关系数
metainc( )	IRR（默认）	发病率比
	IRD	发病率差
metamean( )	MRAW（默认）	原始均值
	MLN	对数均值
metaprop( )	PLOGIT（默认）	Logit 比例
	PFT	Freeman-Tukey 双重反正弦变换比例
	PLN	对数比例
	PRAW	原始比例
metarate( )	IRLN（默认）	对数发病率
	IR	发病率

下面仅侧重介绍医学研究中最为常见的 OR（或 RR）值的合并、RD 的合并、MD 的合并的 Meta 分析方法。

14.3　二分类变量资料的 Meta 分析

对二分类变量资料进行 Meta 分析时，选择 OR 值作为效应量最为常见，而选择 RR 和 RD 作为效应量反映临床疗效最为直观。三者的特征比较见表 14-2，读者可以根据研究类型和分析目的选择其中之一作为效应量。

表 14-2　OR、RR 和 RD 三者特征的比较

	OR	RR	RD
无效值	1	1	0
可解释性	较差	好	好
适合的研究类型	所有有对照的研究	前瞻性研究	前瞻性研究
控制协变量时的应用性	好	较差	差
一致性	好	好	较差
以事件或非事件计算结果时	不变	可能差异较大	不变

14.3.1　OR、RR 或 RD 的合并

下面以 meta 包里的数据集 Fleiss93 为例重点介绍合并 OR 值的 Meta 分析流程。该数据集是 20 世纪 70 年代到 80 年代完成的有关阿司匹林预防心肌梗死后死亡的 7 个临床试验的研究结果。首先，加载该数据集：

```
> library(meta)
> data(Fleiss93)
> Fleiss93
    study year event.e  n.e event.c   n.c
1   MRC-1 1974      49  615      67   624
2     CDP 1976      44  758      64   771
3   MRC-2 1979     102  832     126   850
4    GASP 1979      32  317      38   309
5   PARIS 1980      85  810      52   406
6    AMIS 1980     246 2267     219  2257
7  ISIS-2 1988    1570 8587    1720  8600
```

在数据框 Fleiss93 中，变量 study 表示研究的标签；变量 year 表示研究的年份；变量 event.e 表示治疗组的死亡人数；变量 n.e 表示治疗组的总人数；变量 event.c 表示对照组的死亡人数；变量 n.c 表示对照组的总人数。

1. 合并 OR 值

函数 metabin( )可以用于合并 OR 值，代码如下：

```
> metabin(event.e, n.e, event.c, n.c, data = Fleiss93, sm = "OR")
      OR        95%-CI      %W(fixed) %W(random)
1 0.7197 [0.4890; 1.0593]      3.2        8.2
2 0.6808 [0.4574; 1.0132]      3.1        7.8
3 0.8029 [0.6065; 1.0629]      5.7       13.2
4 0.8007 [0.4863; 1.3186]      1.8        5.4
5 0.7981 [0.5526; 1.1529]      3.2        8.9
6 1.1327 [0.9347; 1.3728]     10.2       20.7
7 0.8950 [0.8294; 0.9657]     72.9       35.8

Number of studies combined: k = 7
                        OR        95%-CI         z  p-value
Fixed effect model    0.8969 [0.8405; 0.9570] -3.29   0.0010
Random effects model 0.8763 [0.7743; 0.9917] -2.09   0.0365

Quantifying heterogeneity:
tau^2 = 0.0096; H = 1.29 [1.00; 1.99]; I^2 = 39.7% [0.0%; 74.6%]
Test of heterogeneity:
   Q d.f. p-value
 9.95    6  0.1269
```

```
Details on meta-analytical method:
- Mantel-Haenszel method
- DerSimonian-Laird estimator for tau^2
```

在上面的输出结果中，第一部分是各个研究的 OR 值及其 95%置信区间，以及分别在固定效应模型和随机效应模型下的权重；第二部分是合并 OR 的结果，分别列出了固定效应模型和随机效应模型下合并的 OR 值及其 95%置信区间，以及显著性检验的结果（z 值和对应的 p 值）；第三部分列出了异质性检验的结果；最后一部分是 Meta 分析所用的具体统计方法，包括合并效应量的方法和计算研究间方差的方法。

对于该 Meta 分析，首先需要看的是异质性检验的结果。异质性检验一般采用 Q 统计量和 I^2 统计量。Q 统计量实际上是各效应量的加权离均差平方和，对于 Q 统计量的 χ^2 检验也称为 Q 检验。当纳入 Meta 分析的研究个数较少时，Q 检验的功效较低。在实际中，为了提高检验效能，Q 检验常以 0.1 为检验水准。在本例中 Q 检验对应的 p 值为 0.1269，可认为纳入 Meta 分析的研究异质性不大。

I^2 统计量是 2003 年 Higgins 等在 Q 统计量的基础上提出的一个评价异质性的指标。其计算公式为

$$I^2 = \frac{Q - (K-1)}{Q} \times 100\%$$

这里，K 为纳入研究的数目。I^2 反映了异质性部分在效应量的总变异中所占的比重，其取值范围是 0～100%（如果为负数时也取 0）。如果 I^2 为 0，表明研究间没有观察到异质性；I^2 越大，异质性越大。一般认为，如果 I^2 不大于 50%，则研究间的异质性不大，可以不予考虑。在本例中，I^2 统计量为 39.7%，小于 50%，认为研究间的异质性尚可接受，可选用固定效应模型进行效应量的合并。

在函数 metabin( )中，参数 method 用于设置合并 OR 的统计方法，默认为"MH"（Mantel-Haenszel 法），还可以设为"Peto"（Peto 法）、"Inverse"（方差倒数法）等。参数 method.tau 用于设置随机效应模型中研究间方差 τ^2 的估计方法，默认为"DL"（DerSimonian-Laird 法），还可以设为"REML"（有约束的极大似然法）、"PM"（Paule-Mandel 法）、"SJ"（Sidik-Jonkman 法）等。

Mantel-Haenszel 法合并 OR 值为 0.8969，95%置信区间为 0.8405～0.9570，有统计学意义（p = 0.0010）。比较固定效应模型和随机效应模型的结果，我们可以看到随机效应模型合并 OR 值的置信区间更宽，即结果相对于固定效应模型来说更保守，其主要原因是相对于固定效应模型，随机效应模型在计算标准误的时候引入了研究间的变异。

Meta 分析的统计分析结果简单而直观的表达形式是森林图（forest plot）。函数 forest( )可以用来绘制森林图。

```
> m <- metabin(event.e, n.e, event.c, n.c, data = Fleiss93, sm = "OR",
+              studlab = paste(study, year))
> forest(m, comb.random = FALSE)
```

我们在函数 metabin( )中设置了参数 studlab，是为了显示研究编号和研究的年份。另外，在函数 forest( )中将参数 comb.random 设为 FALSE，是为了不显示随机效应模型的结果，

只显示固定效应模型的结果。同理，如果需要用随机效应模型合并效应量，只需将参数 comb.fixed 设为 FALSE 即可。如图 14-1 所示，各研究的 OR 值和 95%置信区间、权重、效应量合并值以及异质性检验结果等都包含在该图中。

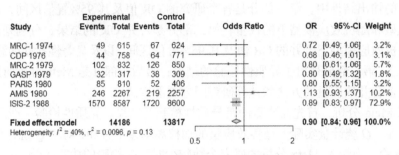

图 14-1 Fleiss93 数据集的 Meta 分析森林图

2. 合并 RR 值

对于前瞻性研究，RR 值的可解释性更好。如果要合并 RR 值，只需将函数 metabin( ) 里的参数 sm 设为 "RR" 即可。

```
> metabin(event.e, n.e, event.c, n.c, data = Fleiss93, sm = "RR")
     RR        95%-CI      %W(fixed)   %W(random)
1 0.7420 [0.5223; 1.0543]     2.9        7.8
2 0.6993 [0.4828; 1.0129]     2.8        7.2
3 0.8270 [0.6487; 1.0545]     5.4       13.6
4 0.8209 [0.5269; 1.2789]     1.7        5.3
5 0.8193 [0.5927; 1.1326]     3.0        8.9
6 1.1183 [0.9411; 1.3289]     9.5       20.4
7 0.9142 [0.8596; 0.9722]    74.7       36.8

Number of studies combined: k = 7
                         RR        95%-CI          z      p-value
Fixed effect model   0.9136 [0.8657; 0.9642]   -3.29    0.0010
Random effects model 0.8929 [0.8006; 0.9959]   -2.03    0.0419


Quantifying heterogeneity:
tau^2 = 0.0074; H = 1.29 [1.00; 1.98]; I^2 = 39.6% [0.0%; 74.6%]
Test of heterogeneity:
   Q    d.f. p-value
 9.93    6    0.1277


Details on meta-analytical method:
- Mantel-Haenszel method
- DerSimonian-Laird estimator for tau^2
```

合并 RR 值的结果的解释类似于合并 OR 值的结果解释，这里不再赘述。

3. 合并 RD 值

对于数据集 Fleiss93，我们也可以选择合并两个率之差（或危险度差），代码如下：

```
> metabin(event.e, n.e, event.c, n.c, data = Fleiss93, sm = "RD")
      RD          95%-CI         %W(fixed)   %W(random)
1 -0.0277 [-0.0601;  0.0047]       4.4        10.8
2 -0.0250 [-0.0506;  0.0007]       5.5        14.8
3 -0.0256 [-0.0583;  0.0070]       6.0        10.7
4 -0.0220 [-0.0714;  0.0274]       2.2         5.6
5 -0.0231 [-0.0619;  0.0156]       3.9         8.3
6  0.0115 [-0.0062;  0.0292]      16.2        21.6
7 -0.0172 [-0.0289; -0.0054]      61.7        28.2


Number of studies combined: k = 7
                      RD          95%-CI          z     p-value
Fixed effect model   -0.0143 [-0.0228; -0.0058] -3.29  0.0010
Random effects model -0.0149 [-0.0276; -0.0023] -2.32  0.0206


Quantifying heterogeneity:
tau^2 = 0.0001; H = 1.32 [1.00; 2.04]; I^2 = 42.6% [0.0%; 75.9%]
Test of heterogeneity:
    Q   d.f. p-value
 10.46   6   0.1065


Details on meta-analytical method:
- Mantel-Haenszel method
- DerSimonian-Laird estimator for tau^2
```

根据异质性检验结果，可采用固定效应模型合并效应量。分析结果表明，使用阿司匹林能够使心肌梗死的死亡率降低约 1.43%（95%置信区间为 0.58%～2.28%）。

14.3.2 发表偏倚的识别

Meta 分析最突出的问题是发表偏倚。识别发表偏倚最常用的方法是作漏斗图（funnel plot）。漏斗图是以效应量为横坐标、以样本量（或效应量的标准误的倒数）为纵坐标作的散点图。漏斗图所基于的假设是效应量估计值的精度随着样本量的增加而增加，其宽度随精度的增加而逐渐变窄，最后趋近于点状，其形状类似一个倒置的对称漏斗，故称为漏斗图。如果漏斗图不对称或不完整，则提示可能存在发表偏倚。meta 包里的函数 funnel( )可用于绘制漏斗图。例如，对于上面合并 OR 值的结果对象 m，使用下面的命令绘制漏斗图，如图 14-2 所示。

```
> funnel(m)
```

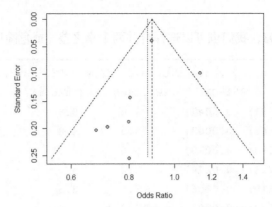

图 14-2　Fleiss93 数据集的 Meta 分析漏斗图

从图 14-2 可以看出，漏斗图中散点的分布不对称，该 Meta 分析存在发表偏倚的可能。对于漏斗图对称性的检验有线性回归法（Begg 法）、秩相关法（Egger 法）、Peters 法等。这些检验都可以用 meta 包里的函数 metabias( )实现。不过，当纳入研究的个数较少时，这些检验的功效都很低。因此，函数 metabias( )对于研究个数小于 10 的 Meta 分析默认不给出偏倚的检验结果，只给出一个警告信息：

```
> metabias(m)
Warning message:
In print.metabias(x) :
  Number of studies (k=7) too small to test for small study effects
(k.min=10). Change argument 'k.min' if appropriate.
```

如果确实想得到漏斗图对称性检验的结果，可以通过改变函数 metabias( )里参数 k.min 的值实现：

```
> metabias(m, k.min = 7)
  Linear regression test of funnel plot asymmetry (efficient score)
data:  m
t = -0.92145, df = 5, p-value = 0.3991
alternative hypothesis: asymmetry in funnel plot
sample estimates:
     bias     se.bias      slope
-0.72587833  0.78775820 -0.05932016
```

检验结果表明，不能拒绝漏斗图对称的假设（$p = 0.3991$）。不过这里纳入的研究只有 7 个，该检验功效较低，结论并不可靠，这里只为说明函数 metabias( )的用法。

除了上述检验，我们还可以用剪补法（trim and fill method）评估发表偏倚。该方法同样基于漏斗图的对称原理，首先剪切掉漏斗图中不对称的小样本研究，用剪切后的对称部分估计漏斗图的中心值，再在漏斗图中心值的两侧添补被剪切部分以及相应的缺失部分，最后用添补后的漏斗图重新估计校正后的效应量。在 meta 包中，函数 trimfill( )可实现用剪补法合并效应量。例如：

```
> tf1 <- trimfill(m, comb.fixed = TRUE)
> summary(tf1)
Number of studies combined: k = 10 (with 3 added studies)
                    OR        95%-CI        z     p-value
Fixed effect model  0.9140 [0.8587; 0.9727] -2.83  0.0047
Random effects model 0.9231 [0.8252; 1.0327] -1.40  0.1622


Quantifying heterogeneity:
tau^2 = 0.0102; H = 1.26 [1.00; 1.83]; I^2 = 37.4% [0.0%; 70.1%]
Test of heterogeneity:
    Q   d.f. p-value
 14.37   9   0.1099


Details on meta-analytical method:
- Inverse variance method
- DerSimonian-Laird estimator for tau^2
- Trim-and-fill method to adjust for funnel plot asymmetry
```

在上面的命令中，我们将函数 trimfill( )中的参数 comb.fixed 设为 TRUE 是为了显示固定效应模型的结果（默认只显示混合效应模型的结果）。结果表明，剪补法共添加了 3 个研究，异质性检验还是没有统计学意义（I^2 统计量为 37.4%，Q 检验的 p 值为 0.1099）。因此，仍然采用固定效应模型，校正后合并的 OR 为 0.9140，95%置信区间为 0.8587～0.9727，有统计学意义（$p = 0.0047$）。绘制用剪补法填补后的漏斗图如图 14-3 所示。

```
> funnel(tf1)
```

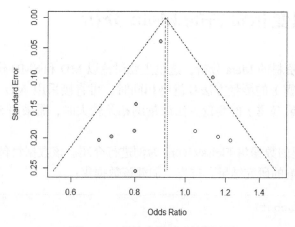

图 14-3　剪补法填补后的漏斗图

14.3.3　敏感性分析

为了解 Meta 分析结论的稳健性，往往还需要对 Meta 分析结果进行敏感性分析。敏感性分析有很多种方法，常见的有：比较固定效应模型和随机效应模型下合并效应量的差异；

剔除质量较低的研究后进行效应量的合并，比较结论的差异；逐一剔除每一个纳入的研究后进行效应量的合并，比较结论的差异。其中，最后一种方法可以用 meta 包中的函数 metainf( ) 实现，代码如下：

```
> metainf(m, pooled = "fixed")
Influential analysis (Fixed effect model)
                     OR          95%-CI         p-value  tau^2   I^2
Omitting MRC-1 1974  0.9027 [0.8452; 0.9641]    0.0023   0.0099  42.3%
Omitting CDP 1976    0.9038 [0.8462; 0.9652]    0.0026   0.0082  37.9%
Omitting MRC-2 1979  0.9025 [0.8443; 0.9648]    0.0026   0.0129  46.3%
Omitting GASP 1979   0.8986 [0.8417; 0.9594]    0.0014   0.0123  48.7%
Omitting PARIS 1980  0.9001 [0.8427; 0.9615]    0.0018   0.0124  47.6%
Omitting AMIS 1980   0.8702 [0.8122; 0.9324]  < 0.0001   0.0000   0.0%
Omitting ISIS-2 1988 0.9020 [0.7965; 1.0214]    0.1040   0.0268  49.7%


Pooled estimate      0.8969 [0.8405; 0.9570]    0.0010   0.0096  39.7%
Details on meta-analytical method:
- Mantel-Haenszel method
```

我们将参数 pooled 设为 "fixed" 是为了采用固定效应模型合并效应量，如果用随机效应模型，只需将参数 pooled 设为 "random" 即可。上述结果表明，如果排除掉最后一个研究（ISIS-2），剩余研究的合并 OR 将没有统计学意义（$p = 0.1040$）。主要原因是该研究的样本量很大（试验组有 8587 例，对照组有 8600 例），在合并效应量时它所占的权重最大，而其结果是有统计学意义的。如果将其排除在外，剩余的都是小样本的没有统计学意义的研究，所以得出了上述结论。

14.4 连续型变量资料的 Meta 分析

对于连续型变量资料的 Meta 分析，这里主要讨论以 MD 和 SMD 作为效应量的情形。如果干预措施（或暴露）的测量方法和量纲相同时，可直接采用 MD 作为效应量进行合并，而当干预措施（或暴露）的测量方法或量纲相差较大时，需采用 SMD 作为效应量进行合并。

下面以 meta 包里的数据集 Fleiss93cont 为例进行介绍。该数据集包含 5 项关于心理健康治疗对医疗利用影响的研究结果。首先，加载该数据集：

```
> data(Fleiss93cont)
> Fleiss93cont
  study year n.e mean.e sd.e n.c mean.c  sd.c
1  Davis 1973  13    5.0 4.70  13   6.50  3.80
2 Florell 1971 30    4.9 1.71  50   6.10  2.30
3  Gruen 1975  35   22.5 3.44  35  24.90 10.65
4   Hart 1975  20   12.5 1.47  20  12.30  1.66
5 Wilson 1977   8    6.5 0.76   8   7.38  1.41
```

在数据框 Fleiss93cont 中，变量 study 表示研究的标签；变量 year 表示研究的年份；变量 n.e 表示治疗组的总人数；变量 mean.e 表示治疗组的均值；变量 sd.e 表示治疗组的标准差；变量 n.c 表示对照组的总人数；变量 mean.c 表示对照组的均值；变量 sd.c 表示对照组的标准差。从治疗组和对照组的均值和标准差可以看出，5 项研究的测量指标之间的变异较大，宜采用 SMD 作为合并效应量。

接下来，使用函数 metacont( )合并 SMD 值，代码如下：

```
> metacont(n.e, mean.e, sd.e, n.c, mean.c, sd.c, sm = "SMD",
+         studlab = paste(study, year), data = Fleiss93cont)
                 SMD        95%-CI          %W(fixed)   %W(random)
Davis 1973    -0.3399 [-1.1152;  0.4354]     11.5        11.5
Florell 1971  -0.5659 [-1.0274; -0.1044]     32.6        32.6
Gruen 1975    -0.2999 [-0.7712;  0.1714]     31.2        31.2
Hart 1975      0.1250 [-0.4954;  0.7455]     18.0        18.0
Wilson 1977   -0.7346 [-1.7575;  0.2883]      6.6         6.6

Number of studies combined: k = 5
                        SMD        95%-CI          z    p-value
Fixed effect model   -0.3434 [-0.6068; -0.0800] -2.56   0.0106
Random effects model -0.3434 [-0.6068; -0.0800] -2.56   0.0106

Quantifying heterogeneity:
tau^2 = 0; H = 1.00 [1.00; 2.10]; I^2 = 0.0% [0.0%; 77.4%]
Test of heterogeneity:
   Q   d.f. p-value
 3.68    4  0.4515

Details on meta-analytical method:
- Inverse variance method
- DerSimonian-Laird estimator for tau^2
- Hedges' g (bias corrected standardised mean difference)
```

结果表明，Q 检验不显著（$p = 0.4515$），且 I^2 统计量为 0.0%，各研究的异质性不大，可选用固定效应模型进行效应量的合并。合并后的 SMD 为−0.3434（95%置信区间为−0.6068～−0.0800），治疗组和对照组的医疗利用的差异有统计学意义（$p = 0.0106$）。

14.5　Meta 分析的注意事项

Meta 分析在选择模型时，应根据各个研究自身的分布特点进行选择，而不能仅仅根据异质性检验具有统计学意义就从固定效应模型转换为随机效应模型。如果纳入研究的异质性较大，首先应考虑是否有异常研究纳入，通过敏感性分析进行排除，或者做亚组分析。若异质性仍然较大，再尝试选择随机效应模型。若异质性过于明显，则应放弃进行 Meta 分析，只对结果进行一般性的统计描述。对于 Meta 分析结果的解释，除了要考虑是否有统计学意义，还应结合专业知识判断结果有无临床意义。

Meta 分析合并的效应量，除了本章介绍的 OR、RR、RD 和 SMD，还可以是相关系数、回归系数、归因危险度等，合并方法可参见相关文献。

14.6 小结

本章主要讨论了 Meta 分析。本章中用到的函数和数据集都来自 meta 包，表 14-3 列出了它们的名字和功能描述。在 R 中还有很多有关 Meta 分析的包。例如，mvmeta 包可以进行单变量和多变量的 Meta 分析和 Meta 回归；meta4diag 包和 mada 包可进行诊断试验准确性的 Meta 分析；dosresMeta 包可以进行剂量-反应关系研究的 Meta 分析。读者在有需要的时候可以借助这些包的帮助文档自行探索。

表 14-3　本章中使用的函数和数据集

函数（或数据集）	来源包	功能描述
Fleiss93	meta	数据集
Fleiss93cont	meta	数据集
forest( )	meta	绘制森林图
funnel( )	meta	绘制漏斗图
metabias( )	meta	检验漏斗图的对称性
metabin( )	meta	二分类结果变量的 Meta 分析
metacont( )	meta	连续型变量资料的 Meta 分析
metacor( )	meta	相关系数的 Meta 分析
metainc( )	meta	发病率的 Meta 分析
metainf( )	meta	Meta 分析的敏感性分析
metamean( )	meta	单个均值的 Meta 分析
metaprop( )	meta	单个比例的 Meta 分析
metarate( )	meta	单个发病率的 Meta 分析
trimfill( )	meta	剪补法校正 Meta 分析的偏倚

14.7 习题

14-1　表 14-4 是国产雷尼替丁治疗消化性溃疡的 4 个随机对照试验，对照药为西咪替丁。试验组的溃疡愈合率均大于对照组，但只有第 3 个研究结果有统计学意义（$p < 0.05$）。请问 4 个研究合并后的结果能否说明国产雷尼替丁治疗消化性溃疡有效？请分别用 OR 值合并法和两个率差值合并法进行 Meta 分析。

表 14-4 国产雷尼替丁治疗消化性溃疡的溃疡愈合率

研究编号	试验组			对照组		
	合计	愈合数	愈合率（%）	合计	愈合数	愈合率（%）
1	7	7	100.0	14	13	92.9
2	36	30	83.3	25	20	80.0
3	62	54	87.1	64	44	68.8
4	32	25	78.1	26	18	69.2

14-2 假设关于某问题有 5 项独立的研究，研究结果见表 14-5，试合并这 5 项研究的效应大小。

表 14-5 5 项独立研究的结果数据表

研究编号	试验组			对照组		
	样本数	均值	标准差	样本数	均值	标准差
1	20	1.9	0.8	21	5.6	2.4
2	25	2.8	1.4	25	7.2	3.5
3	30	2.1	0.5	31	6.9	2.7
4	45	2.5	0.6	45	7.0	2.8
5	50	2.9	1.6	52	6.0	2.6

习题参考答案

第1章　习题参考答案

1-1　代码及输出结果如下：

```
> 2 + 3 * 5
[1] 17
> x <- 4 - pi/2
> x + 1
[1] 3.429204
> print(y <- x + 1)
[1] 3.429204
> round(y, 2)
[1] 3.43
```

1-2　单击 Rstudio 界面右下方的 "Packages"，选择 "Install"，在弹出的对话框中输入 "ggplot2"（或 "dplyr"）后选择 "Install"。或者在控制台输入下面的命令：

```
> install.packages("ggplot2")
> install.packages("dplyr")
```

1-3　输入以下命令：

```
> p <- 0.2
> delta <- p*0.3/2
> n <- 1.96^2*p*(1-p)/delta^2
> n
[1] 682.9511
```

所需的样本量约为 683。

第2章　习题参考答案

2-1　R 语言中的数据结构包括向量、因子、矩阵、数组、数据框和列表等。从直观上看，矩阵与数据框有些相似，但数据框允许不同的列包含不同类型（数值型、字符型等）的数据，而矩阵里面的元素必须属于同一种数据类型。

2-2　代码如下：

```
> mydata <- data.frame(x = letters[1:10], y = 1:10, z = rep(1, 10))
```

2-3　代码如下：

```
> library(survival)
> data(lung)
> ?lung
```

2-4　代码如下：

```
> x <- rnorm(1000, mean = 168, sd = 10)
> hist(x)
```

2-5　代码如下：

```
> data("iris")
> write.csv(iris, file = "iris.csv")
> iris1 <- read.csv("iris.csv")
```

比较原始数据 iris 和读入的数据 iris1 可以看出，读入的数据比原始数据多了一列行号。

第 3 章　习题参考答案

3-1　（1）建立数据文件：

```
> age <- c(13, 11, 9, 6, 8, 10, 12, 7, 10, 9,
+          11, 12, 15, 16, 8, 7, 10, 15,13, 11)
> ucr <- c(3.54, 3.01, 3.09, 2.48, 2.56, 3.36, 3.18, 2.65, 3.01,
+          2.83, 2.92, 3.09, 3.98, 3.89, 2.21, 2.39, 2.74, 3.36, 3.54, 3.01)
> group <- c(rep(1, 8), rep(2, 12))
> group <- factor(group, levels = 1:2, labels = c("Normal", "Patient"))
> UCR <- data.frame(age, ucr, group)
```

（2）为数据框和变量添加标签：

```
> attr(UCR, "datalabel") <- "UCR in Kaschin-Beck disease children"
> attr(UCR, "var.labels") <- c("Age in years",
+                              "Urine creatinine (mmol)",
+                              "Type of children")
```

（3）将数据框保存为 R 数据文件：

```
> save(UCR, file = "UCR.rdata")
```

3-2   代码如下：

```
> load("UCR.rdata")
> subset(UCR, subset = group == "Patient")
```

3-3   加载包和数据集：

```
> library(epiDisplay)
> data(Planning)
> names(Planning) <- tolower(names(Planning))    # 将变量名全改为小写字母
> summary(Planning)
```

查看并修正重复 id：

```
> table(duplicated(Planning$id))
> which(duplicated(Planning$id))                 # 第 216 行的 id 重复
> Planning$id[216] <- 216
```

利用 dplyr 包整理数据：

```
> library(dplyr)
> Planning <- mutate(
+   Planning,
+   relig = ifelse(relig == 9, NA, relig),        # 将变量 relig 中的 9 变成 NA
+   ped = ifelse(ped == 0 | ped == 9, NA, ped),   # 将变量 ped 中的 0 和 9 变成 NA
+   income = ifelse(income == 9, NA, income),     # 将变量 income 中的 9 变成 NA
+   am = ifelse(am == 99, NA, am),                # 将变量 am 中的 99 变成 NA
+   reason = ifelse(reason == 9, NA, reason),     # 将变量 reason 中的 9 变成 NA
+   bps = ifelse(bps == 0 | bps == 999, NA, bps), # 将变量 bps 中的 0 和 999 变成 NA
+   bpd = ifelse(bpd == 0 | bpd == 999, NA, bpd), # 将变量 bpd 中的 0 和 999 变成 NA
+   wt = ifelse(wt == 0 | wt > 99, NA, wt),       # 将变量 wt 中的 0 和大于 99 的值变成 NA
+   ht = ifelse(ht == 0 | ht > 300, NA, ht)       # 将变量 ht 中的 0 和大于 300 的值变成 NA
+ )
```

3-4   使用基本包 stats 里的函数 reshape( )，代码如下：

```
> data(bacteria, package = "MASS")
> wide <- reshape(bacteria, idvar = "ID", timevar = "week",
+                 v.names = "y", direction = "wide")
> long <- reshape(wide, idvar = "ID", varying = list(5:9),
+                 v.names = "y", direction = "long")
> long <- na.omit(long)
```

使用 tidyr 包里的函数 pivot_wider( ) 和 pivot_longer( )，代码如下：

```
> data(bacteria, package = "MASS")
> library(tidyr)
> wide <- pivot_wider(bacteria, names_from = week, values_from = y)
> long <- pivot_longer(wide, -c(1:4),names_to = "week", values_to = "y")
> long <- na.omit(long)
```

3-5　代码如下：

```
> library(VIM)
> data(sleep)
> aggr(sleep, prop = FALSE, numbers = TRUE)
> library(mice)
> imp <- mice(sleep, seed = 1234)
> complete.data <- complete(imp, 3)
```

第 4 章　习题参考答案

4-1　代码如下：

```
> data(women)
> plot(weight ~ height, data = women)
> plot(weight ~ height, type = "b", pch = 19, col = "red",  data = women)
> plot(weight ~ height, type = "l", lty = "dotted", lwd = 2, data = women)
```

4-2　用基本包作箱线图，代码如下：

```
> boxplot(Sepal.Length ~ Species, data = iris)
> boxplot(Sepal.Width ~ Species, data = iris)
> boxplot(Petal.Length ~ Species, data = iris)
> boxplot(Petal.Width ~ Species, data = iris)
```

或者用 ggplot2 包作箱线图，代码如下：

```
> library(ggplot2)
> ggplot(iris, aes(x = Species, y = Sepal.Length)) + geom_boxplot()
> ggplot(iris, aes(x = Species, y = Sepal.Width)) + geom_boxplot()
> ggplot(iris, aes(x = Species, y = Petal.Length)) + geom_boxplot()
> ggplot(iris, aes(x = Species, y = Petal.Width)) + geom_boxplot()
```

4-3　以变量 Sepal.Length 为例，如果用基本包作图，保存图形的代码如下：

```
> pdf("iris.sepal.length.pdf")
> boxplot(Sepal.Length ~ Species, data = iris)
```

```
> dev.off()
> png("iris.sepal.length.png")
> boxplot(Sepal.Length ~ Species, data = iris)
> dev.off()
```

如果用 ggplot2 包作图，保存图形的代码如下：

```
> library(ggplot2)
> p <- ggplot(iris, aes(x = Species, y = Sepal.Length)) + geom_boxplot()
> ggsave("sepal.length.pdf", p)
> ggsave("sepal.length.png", p)
```

4-4　代码如下：

```
> library(ggplot2)
> library(ggpubr)
> data(anorexia, package = "MASS")
> anorexia$wt.change <- anorexia$Postwt - anorexia$Prewt
> my_comparisons <- list(c("CBT", "Cont"), c("CBT", "FT"), c("Cont", "FT"))
> ggplot(anorexia, aes(x = Treat, y = wt.change)) +
+   geom_violin() +
+   geom_point(position = position_jitter(0.1), alpha = 0.5) +
+   stat_compare_means(comparisons = my_comparisons,
+                   method = "t.test") +
+   theme_bw()
```

第 5 章　习题参考答案

5-1　代码如下：

```
> data(Pima.tr, package = "MASS")
> str(Pima.tr)
> summary(Pima.tr)
> library(psych)
> describe(Pima.tr[, 1:7])
> describeBy(Pima.tr[, 1:7], Pima.tr$type)
```

5-2　代码如下：

```
> library(epiDisplay)
> Pima <- tableStack(vars = 1:7, by = type, dataFrame = Pima.tr)
> write.csv(Pima, file = "Pima.csv")
```

5-3　代码如下：

```
> data(birthwt, package = "MASS")
> chisq.test(mytable)
> fisher.test(mytable)
```

结果表明，母亲高血压患病史与婴儿低体重之间没有显著的关系。

5-4　将数据录入 Excel 并另存为.csv 文件"glucose.csv"，然后输入以下命令：

```
> glucose <- read.csv("glucose.csv")
> cor(glucose[,-1])
> pairs(glucose[,-1])
> library(car)
> scatterplotMatrix(glucose[,-1])
```

第 6 章　习题参考答案

6-1　代码如下：

```
> data(thuesen, package = "ISwR")
> fit <- lm(short.velocity ~ blood.glucose, data = thuesen)
> summary(fit)
```

6-2　输入以下代码：

```
> glucose <- read.csv("glucose.csv")
> mod.full <- lm(y ~ x1 + x2 + x3 + x4, data = glucose)     # 建立全模型
> mod <- step(mod.full)                # 用逐步回归法选择变量
> summary(mod)
> install.packages("QuantPsyc")
> library(QuantPsyc)                   # 为了使用函数 lm.beta()
> lm.beta(mod)                         # 求标准化的回归系数
```

由逐步回归法得到的模型简化为：$\hat{y} = 6.50 + 0.40 \times x2 - 0.29 \times x3 + 0.66 \times x4$。3 个变量的标准化回归系数分别为：$0.35$、$-0.36$ 和 0.41。结果表明，血糖的变化与甘油三酯、胰岛素和糖化血红蛋白的水平有线性回归关系，其中与胰岛素水平负相关。由标准化回归系数可以看出，糖化血红蛋白对血糖的影响最大。

6-3　代码如下：

```
> data(cystfibr, package = "ISwR")
> str(cystfibr)
> cystfibr$sex <- factor(cystfibr$sex, labels = c("male", "female"))
```

```
> fit1 <- lm(pemax ~ age + sex + height + weight + bmp, data = cystfibr)
> fit2 <- step(fit1)
> summary(fit2)
```

由逐步回归法得到的模型简化为：pemax = 124.83 + 1.64 × weight −1.00 × bmp。结果表明，最大呼气压与体重存在显著的线性关系，其中体重每增加 1kg，最大呼气压约增加 1.64 个单位。

第 7 章　习题参考答案

7-1　代码如下：

```
> library(epiDisplay)
> data(Ectopic)
> des(Ectopic)
> summary(Ectopic)
> Ectopic$case <- ifelse(Ectopic$outc == "EP", 1, 0)
> Ectopic$case <- factor(Ectopic$case, labels = c("control", "case"))
> mod1 <- glm(case ~ hia + gravi, family = "binomial", data = Ectopic)
> summary(mod1)
> logistic.display(mod1)
```

结果表明，病例组发生宫外孕的概率大约是对照组的 3.7 倍，而怀孕次数对结果变量没有显著影响。

7-2　代码如下：

```
> infert$spontaneous <- factor(infert$spontaneous)
> infert$induced <- factor(infert$induced)
> mod <- clogit(case ~ spontaneous + induced + strata(stratum), data =
infert)
> summary(mod)
```

结果表明，自然流产史和人工流产史都是不孕症的显著影响因素。

7-3　代码如下：

```
> dat <- array(
+   c(41, 27, 23, 19, 21, 15, 25, 21, 23,
+     20, 25, 30, 19, 12, 16, 33, 32, 41),
+   dim = c(3, 2, 3),
+   dimnames = list(
+     age = c("0~", "20~", "40~"),
+     group = c("control", "treatment"),
```

```
+       outcome = c("effectless", "effective", "remarkable")
+    )
+  )
> mydata <- as.data.frame(as.table(dat))
> mydata$outcome <- ordered(mydata$outcome)
> library(MASS)
> mod <- polr(outcome ~ age + group, weights = Freq, data = mydata)
> summary(mod)
```

　　结果表明，在相同的年龄组，试验组的疗效显著优于对照组（OR 为 2.636，95% 置信区间为 1.851~3.772）。

第 8 章　习题参考答案

8-1　代码如下：

```
> library(epiDisplay)
> data(DHF99)
> model.poisson <- step(glm(containers ~ education + viltype,
+                 family = poisson, data = DHF99))
> poisgof(model.poisson)
> library(MASS)
> model.nb <- step(glm.nb(containers ~ education + viltype, data = DHF99))
> poisgof(model.nb)
> summary(model.nb)
```

　　Poisson 回归模型有明显的过度离散问题，因而采用负二项回归模型。结果表明，农村地区蚊虫害的风险是城区的 7.08 倍（95% 置信区间为 2.71~22.16）。
　　8-2　代码如下：

```
> dat <- data.frame(ecg = gl(2, 4),
+             bmi = gl(2, 2, length = 8),
+             smoke = gl(2, 1, length = 8),
+             count = c(47, 10, 8, 6, 25, 15, 35, 30))
>
> str(dat)
> mod1 <- glm(count ~ ecg*bmi*smoke, family = poisson, data = dat)
> mod2 <- glm(count ~ ecg + bmi + smoke + ecg : bmi + ecg : smoke +
+          bmi:smoke, family = poisson, data = dat)
> mod3 <- glm(count ~ ecg + bmi + smoke + ecg : bmi + ecg : smoke,
+          family = poisson, data = dat)
```

```
> library(epiDisplay)
> lrtest(mod1, mod2)
> lrtest(mod1, mod3)
> lrtest(mod2, mod3)
> summary(mod3)
> exp(coef(mod3))
> exp(confint(mod3))
```

结果表明，人群心电图水平、bmi 值、是否吸烟之间的差异具有统计学意义，心电图是否正常和是否超重以及心电图是否正常和是否吸烟之间存在交互效应。心电图异常、超重总人数是正常人数的 6.616 倍（95%置信区间为 3.344～13.788），心电图异常、吸烟总人数是不吸烟总人数的 2.578 倍（95%置信区间为 1.329～5.187）。

第 9 章　习题参考答案

9-1　建立数据框：

```
> dat <- data.frame(time = c(33.7, 3.8, 6.3, 2.3, 6.4, 23.8, 1.8, 5.5,
+                            16.6, 33.7, 17.1, 4.3, 26.9, 21.4, 18.1,
+                            5.8, 3.0, 11.0, 22.1, 23.0, 6.8, 10.8, 2.8,
+                            9.2, 15.9, 4.5, 9.2, 8.2, 8.2, 7.8),
+               event = c(0, 1, 1, 1, 1, 0, 1, 1, 0, 0, 0, 1, 0, 0, 0,
+                         1, 1, 0, 1, 0, 1, 0, 1, 1, 1, 1, 1, 0, 0, 0),
+               group = factor(c(rep(1, 11), rep(2, 19))))
```

估计两组患者的生存率及其 95%置信区间：

```
> surv.group <- survfit(Surv(time, event) ~ group, data = dat)
> summary(surv.group, censored = TRUE)
```

绘制两组患者的生存曲线：

```
> plot(surv.group, mark.time = T, xlab = "生存时间（月）", ylab = "生存率（%）",
+      lty = c(1, 2), col = c("blue", "red"))
> legend(18, 1, legend = c("免疫治疗组", "药物结合免疫治疗组"),
+        lty = c(1, 2), col = c("blue", "red"))
```

对两组患者的生存率进行 log-rank 检验：

```
> survdiff(Surv(time, event) ~ group, data = dat)
```

结果表明，用免疫疗法和药物结合免疫疗法治疗黑色素瘤患者的生存率的差异没有统计学意义（$p = 0.8$）。

9-2　查看死亡年限和删失记录的分布情况，代码如下：

```
> library(epiDisplay)
> data(Compaq)
> summ(Compaq$year, by = Compaq$status)
```

在最初的 5 年里，死亡的分布是均匀的，只有两个删失记录。而在第 5 年和第 6 年期间有很多删失记录，死亡人数很少。在第 10 年之后删失记录出现第二个高峰。有一个病人活了 15.8 年，在研究结束时删失。

绘制两种类型医院的 Kaplan-Meier 生存曲线：

```
> surv.obj <- Surv(Compaq$year, Compaq$status)
> surv.hospital <- survfit(surv.obj ~ hospital, data = Compaq)
> plot(surv.hospital, mark.time = T,
+      lty = c(1, 2), col = c("red", "blue"),
+      main = "Breast Cancer Survival")
> legend("bottomleft", legend = c("Public hospital", "Private hospital"),
+        lty = c(1, 2), col = c("red", "blue"))
```

建立 Cox 回归模型：

```
> cox <- coxph(surv.obj ~ hospital + stage + agegr + ses, data = Compaq)
> summary(cox)
```

结果表明，两类医院患者的生存情况之间的差异有统计学意义（$p = 0.003$），公立医院患者的死亡风险是私立医院的 1.5 倍。

第 10 章　习题参考答案

10-1　根据表 10-4 中的数据建立数据框：

```
> dat <- data.frame(x = c(27.9, 26.4, 23.7, 23.5, 22.8, 22.5, 22.2,
+                         20.8, 20.8, 13.7, 18.9, 18.0, 20.9),
+                    y = c(61.4, 56.8, 74.1, 56.8, 84.5, 81.2, 56.1,
+                          62.9, 59.0, 69.6, 45.1, 60.6, 61.3))
```

（1）计算欧氏距离，由于两个变量的量纲不一致，需要先将数据标准化，代码如下：

```
> dist(scale(dat))
```

使用 10.1 节中的自编函数 dist.ma( )计算马氏距离：

```
> dist.ma(dat)
```

（2）用层次聚类法聚类：

```
> d <- dist(scale(dat))      # 采用标准化后的欧氏距离计算距离矩阵
> HC <- hclust(d, method = "ward.D")     # 采用离差平方和法聚类
> plot(HC)       # 绘制聚类树状图
```

10-2   代码如下：

```
> wine <- read.csv("wine.csv")            # 将数据读入 R 并存为 wine
> d <- dist(wine, method = "euclidean")  # 采用欧氏距离计算距离矩阵 d
> HC <- hclust(d, method = "single")   # 采用最小距离法（single）聚类
> # method 还可以设为"complete"（最大距离法）,"average"（类平均法）,
> # "median"（中间距离法）,"centroid"（重心法）,"ward.D"（Ward 法）等
> plot(HC)    # 绘制聚类树状图
> rect.hclust(HC, 2)
```

10-3   代码如下：

```
> R <- matrix(c(1, 0.936, 0.995, 0.974, 0.610, 0.440, 0.705,
+                0.936, 1, 0.896, 0.977, 0.490, 0.367, 0.890,
+                0.995, 0.896, 1, 0.949, 0.621, 0.441, 0.640,
+                0.974, 0.977, 0.949, 1, 0.612, 0.477, 0.773,
+                0.610, 0.490, 0.621, 0.612, 1, 0.749, 0.150,
+                0.440, 0.367, 0.441, 0.477, 0.749, 1, 0.715,
+                0.705, 0.890, 0.640, 0.773, 0.150, 0.715, 1),
+              nr = 7)
> d <- as.dist(1 - R)
> hc <- hclust(d, method = "average")
> plot(hc, hang = -1)
> rect.hclust(hc, 4)
```

聚四类的结果为：{x1,x2,x3,x4}、x5、x6 和 x7。

第 11 章　习题参考答案

11-1   首先，计算各个类别鸢尾花的均值向量（中心点）：

```
> m.setosa <- colMeans(iris[1:50, 1:4])
> m.versicolor <- colMeans(iris[51:100, 1:4])
> m.virginica <- colMeans(iris[101:150, 1:4])
```

再使用函数 mahalanobis( )计算欧氏距离，将参数 cov 设为四阶单位阵：

```
> d.setosa <- mahalanobis(iris[,1:4], m.setosa, diag(4))
> d.versicolor <- mahalanobis(iris[,1:4], m.versicolor, diag(4))
> d.virginica <- mahalanobis(iris[,1:4], m.virginica, diag(4))
```

然后，找出每个样品距离哪个类的中心点最近，并将其归为相应的类：

```
> d <- data.frame(d.setosa, d.versicolor, d.virginica)
> index <- apply(d, 1, which.min)
> type <- factor(index, labels = c("setosa", "versicolor", "virginica"))
```

最后，作判定类别与真实类别的列联表：

```
> table(type, iris$Species)
```

结果表明，有 11 个鸢尾花样品被判错，正确率约为 92.7%。

11-2　加载包和数据集：

```
> library(MASS)
> data(Pima.tr)
> data(Pima.te)
```

K 最邻近判别法：

```
> train <- scale(Pima.tr[, 1:7])
> test <- scale(Pima.te[, 1:7])
> cl <- Pima.tr$type
> library(class)
> pima.knn <- knn(train, test, cl)
> confusion.knn <- table(pima.knn, Pima.te$type)
> accuracy.knn <- sum(diag(confusion.knn))/nrow(Pima.te)
> accuracy.knn
[1] 0.7289157
```

Fisher 判别法：

```
> pima.ld <- lda(type ~ ., data = Pima.tr)
> pred.ld <- predict(pima.ld, newdata = Pima.te[, 1:7])
> confusion.ld <- table(pred.ld$class, Pima.te$type)
> accuracy.ld <- sum(diag(confusion.ld))/nrow(Pima.te)
> accuracy.ld
[1] 0.7981928
```

Bayes 判别法：

```
> library(klaR)
> pima.bayes <- NaiveBayes(type ~ ., data = Pima.tr)
> pred.bayes <- predict(pima.bayes, newdata = Pima.te[, 1:7])
> confusion.bayes <- table(pred.bayes$class, Pima.te$type)
> accuracy.bayes <- sum(diag(confusion.bayes))/nrow(Pima.te)
> accuracy.bayes
[1] 0.7560241
```

Fisher 线性判别法的判别效果最好，正确率约为 79.8%。

第 12 章　习题参考答案

首先，将相关系数输入 R：

```
> cormat <- matrix(c(1, -0.04, 0.61, 0.45, 0.03, -0.29, -0.30, 0.45, 0.30,
+                    -0.04, 1,-0.07,-0.12, 0.49, 0.43, 0.30, -0.31, -0.17,
+                    0.61, -0.07, 1, 0.59, 0.03, -0.13, -0.24, 0.59, 0.32,
+                    0.45, -0.12, 0.59, 1, -0.08, -0.21, -0.19, 0.63, 0.37,
+                    0.03, 0.49, 0.03, -0.08, 1, 0.47, 0.41, -0.14, -0.24,
+                    -0.29, 0.43, -0.13, -0.21, 0.47, 1, 0.63, -0.13, -0.15,
+                    -0.30, 0.30, -0.24, -0.19, 0.41, 0.63, 1, -0.26, -0.29,
+                    0.45, -0.31, 0.59, 0.63, -0.14, -0.13, -0.26, 1, 0.40,
+                    0.30, -0.17, 0.32, 0.37, -0.24, -0.15, -0.29, 0.40, 1),
+                    nrow = 9)
```

求主成分，并作碎石图：

```
> # 主成分分析
> PCA <- princomp(covmat = cormat)
> summary(PCA, loadings = TRUE)
> screeplot(PCA, type = "lines")
```

由碎石图可以看出，需要保留 2 个或 3 个主成分。

```
> # 因子分析
> library(psych)
> fa.parallel(cormat, n.obs = 123, fm = "ml")
```

碎石图和平行分析的结果表明，需要提取 3 个公共因子。

```
> FA1 <- fa(cormat, nfactors = 3, n.obs = 123, rotate = "none", fm = "ml")
> FA1
> FA2 <- fa(cormat, nfactors = 3, n.obs = 123, rotate = "varimax", fm = "ml")
> FA2
> fa.diagram(FA2, digits = 2)
> FA3 <- fa(cormat, nfactors = 3, n.obs = 123, rotate = "promax", fm = "ml")
> FA3
> fa.diagram(FA3, digits = 2)
```

用正交旋转法和斜交旋转法旋转因子得到的结果很接近。表述 s1、s3、s4、s8 和 s9 在第 1 个因子上的载荷较大，可总结为"医疗因子"；表述 s6 和 s7 在第 2 个因子上的载荷较大，可总结为"自身主观因子"；表述 s2 和 s5 在第 3 个因子上的载荷较大，可总结为"自身客观因子"。

第 13 章　习题参考答案

代码如下：

```
> library(pROC)
> data(aSAH)
> roc1 <- roc(outcome ~ wfns, data = aSAH)
> coords(roc1, "best", best.method = "closest.topleft", transpose = FALSE)
> coords(roc1, "best", best.method = "youden", transpose = FALSE)
> roc2 <- roc(outcome ~ s100b, data = aSAH)
> roc3 <- roc(outcome ~ ndka, data = aSAH)
> auc(roc1)     # Area under the curve: 0.8237
> auc(roc2)     # Area under the curve: 0.7314
> auc(roc3)     # Area under the curve: 0.612
> roc.test(roc1, roc2)
> roc.test(roc2, roc3)
```

变量 wfns 比变量 s100b 和 ndka 对应的 AUC 值大，且差异具有统计学意义。

第 14 章　习题参考答案

14-1　首先，根据表 14-4 中的数据建立数据框：

```
> dat <- data.frame(n.e = c(7, 36, 62, 32),
+                   event.e = c(7, 30, 54, 25),
+                   n.c = c(14, 25, 64, 26),
+                   event.c = c(13, 20, 44, 18))
```

合并 OR 值：

```
> m1 <- metabin(event.e, n.e, event.c, n.c, sm = "OR", data = dat)
> m1
```

$I^2 = 0.0\%$，选择固定效应模型绘制森林图：

```
> forest(m1, comb.random = FALSE)
```

合并 RD 值：

```
> m2 <- metabin(event.e, n.e, event.c, n.c, sm = "RD", data = dat)
> m2
```

$I^2 = 0.0\%$，选择固定效应模型绘制森林图：

```
> forest(m2, comb.random = FALSE)
```

14-2　首先，根据表 14-5 中的数据建立数据框：

```
> dat <- data.frame(n.e = c(20, 25, 30, 45, 50),
+                   mean.e = c(1.9, 2.8, 2.1, 2.5, 2.9),
```

```
+                    sd.e = c(0.8, 1.4, 0.5, 0.6, 1.6),
+                    n.c = c(21, 25, 31, 45, 52),
+                    mean.c = c(5.6, 7.2, 6.9, 7.0, 6.0),
+                    sd.c = c(2.4, 3.5, 2.7, 2.8, 2.6))
```

合并效应量 SMD：

```
> m3 <- metacont(n.e, mean.e, sd.e, n.c, mean.c, sd.c,
+                sm = "SMD", data = dat)
> m3
```

$I^2 > 55\%$，选择随机效应模型绘制森林图：

```
> forest(m3, comb.fixed = FALSE)
```

参 考 文 献

[1] 方积乾，陆盈.现代医学统计学[M].2 版.北京：人民卫生出版社，2015.

[2] 李舰，肖凯.数据科学中的 R 语言[M].西安：西安交通大学出版社，2015.

[3] 黄文，王正林.数据挖掘：R 语言实战[M].北京：电子工业出版社，2014.

[4] 金丕焕，陈峰.医用统计分析[M].3 版.上海：复旦大学出版社，2009.

[5] 沈刚.R 语言基础与数据科学应用[M].北京：人民邮电出版社，2018.

[6] 孙振球，徐勇勇.医学统计学[M].4 版.北京：人民卫生出版社，2014.

[7] 汤银才.R 语言与统计分析[M].北京：高等教育出版社，2008.

[8] 薛毅，陈立萍.统计建模与 R 软件[M].北京：清华大学出版社，2007.

[9] 张铁军，陈兴栋，刘振球.R 语言与医学统计图形[M].北京：人民卫生出版社，2018.

[10] EVERITT B, HOTHORN T. An Introduction to Applied Multivariate Analysis with R[M]. New York:Springer, 2011.

[11] WICKHAM H. ggplot2: Elegant Graphics for Data Analysis[M]. New York:Springer, 2009.

[12]WICKHAM H, GROLEMUND G. R for Data Science: import, tidy, transform, visualize, and model data[M]. Sebastopol, CA:O'Reilly Media, 2016.

[13] BLAND M. An Introduction to Medical Statistics[M]. 3rd ed. Oxford:Oxford University Press, 2000.

[14] DALGAARD P. Introductory Statistics with R[M]. 2nd ed. New York: Springer, 2008.

[15] KABACOFF R I. R in Action[M]. Westampton, NJ: Manning Publications, 2011.

[16] CHONGSUVIVATWONG V. Analysis of Epidemiological Data Using R and Epicalc[M]. 2nd ed. Hat Yai, Songkhla: Chanmuang Press, 2012.

[17] DANIEL W W. Biostatistics: A Foundation for Analysis in the Health Sciences[M]. 8th ed. Hoboken, NJ: John Wiley & Sons, 2005.

[18] VENABLES W N, RIPLEY B D. Modern Applied Statistics with S[M].4th ed. New York: Springer, 2002.

[19] CHANG W. R Graphics Cookbook[M]. Sebastopol, CA: O'Reilly Media, 2013.

函 数 索 引